개정 3판

치기공 전공 학생을 위한

# 구강보건학

ORAL HEALTH SCIENCE

구강보건학연구회 편


共著

권순석 교수 – 경동대학교
고명원 교수 – 광양보건대학교
김경임 교수 – 신구대학교
김지환 교수 – 고려대학교
김홍식 교수 – 김천대학교
류재경 교수 – 신한대학교
문준모 교수 – 호남대학교
박남규 교수 – 제주관광대학교
배은정 교수 – 부천대학교
이광영 교수 – 원광보건대학교
이규선 교수 – 동남보건대학교
이혜은 교수 – 연성대학교
정수하 교수 – 충북보건과학대학교
정재관 교수 – 대전보건대학교
최병환 교수 – 대구보건대학교
최재원 교수 – 부산가톨릭대학교



명문출판사

100세 시대에 들어선 현대인에게 워라벨(Work and Life Balance) 즉 "일과 삶의 균형"을 추구하는 사회 현상은 보편화되고 있으며, 이와 함께 건강하게 오래 사는 것도 삶에 있어서 하나의 보편적 현상(trend)으로 나타나고 있다.

인류는 고대시대부터 장수와 함께 건강에 많은 관심을 가져왔으며, 인터넷과 AI 시대가 도래하면서  더 많은 건강관리와 유지법 및 치료법에 대한 의학 정보의 홍수 속에 살고 있다. 심신의 건강에 대한 중요성과 함께 오늘날에는 구강건강과 신체 건강의 연관성이 증명되면서 다양한 구강질환에 대한 중요성이 증가되고 있다. 치아건강이 오복 중에 하나라고 이야기하는 말속에는 그러한 사회적 인식을 반영하고 있다는 증거라 할 수 있다. 치과 학문은 의학의 일부라는 개념에서 복

# 인사말

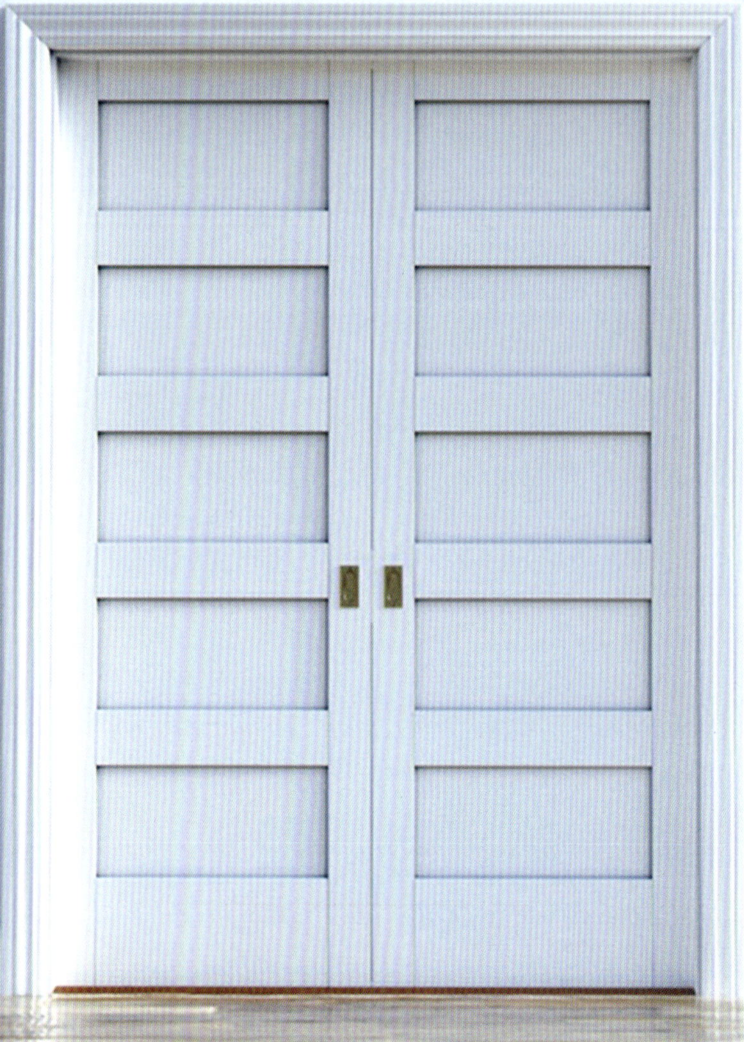

잡하고 좀 더 많은 연구를 해야 하는 분야로 새롭게 인식되고 있다. 이 역시 구강건강 관련 학문의 중요성을 반증하는 것이라 할 수 있으며, 치의학이 과거에는 주로 치료 중심의 학문에 중점을 두어 왔으나 보건학적 관점에서 질병이 발생한 후 치료하는 개념보다 발병 전 예방의 처치로 인한 사회적 비용이나 개인적 이득이 높아 예방과 관련된 조기교육과 진료 비중이 커지며 정책방향의 전환이 이루어지고 있는 실정이다.

구강보건학 과목은 치의학, 치기공학, 치위생학 국가시험 과목으로 없어서는 안 될 중요한 비중을 차지하고 있으나 치과기공사의 임상실무와 연계성이 떨어진다는 이유로 국가시험 과목에서 도외시되는 경향이 있어온 것이 사실이다. 그러나 치과기공사가 제작하는 다양한 보철물이 구강병 발생과 직 · 간접적으로 영향을 미치므로 국가시험 과목에서 기초과목인 구강보건학의 중요성은 의심할 여지가 없다.

그동안 치기공(학)과 학생들을 대상으로 구강보건학의 집필이 없었다는 점에서 치기공학 관련의 구강보건학이 매우 필요하다는 많은 우려와 지적에 따라 전국의 치기공(학)과 재직 담당 교수자들이 열과 성의를 다하여, 본 교재를 수정 보완하고 편집하여 앞으로 구강보건학적 소양을 함양할 수 있도록 집필하였으므로 치기공학을 전공하며 구강보건학에 입문하는 학생들과 실무에 있는 치과기공사에게도 도움이 되었으면 하는 바람이다.

본 교재가 학생들의 학습에 도움이 되도록 최선의 노력을 다하여 집필진이 노력을 하였으나 아직도 수정 보완될 부분이 많을 것으로 생각된다. 앞으로 구강보건학연구회에서는 많은 분들의 조언과 충고를 바라며 부족한 부분과 변화를 위한 새로운 내용들을 교재의 내용에 반영해 나가도록 할 것이다.

끝으로 본 교재가 출간될 수 있도록 정성을 다해 지원을 아끼지 않으신 명문출판사 안영택 대표님과 관계 직원 여러분들의 노고에 진심으로 감사를 드리고, 학사일정으로 바쁘신 가운데도 새로운 교재를 통해 학생들의 지식 발전을 위해 노력해 주신 전국 치기공(학)과 구강보건학 담당 교수님들과 도움을 주신 분들께 감사의 마음을 전합니다.

2024년 2월

구강보건학연구회 일동

CONTENTS

## PART 1 구강건강 및 구강역학 • 9

CONTENTS

## PART 2 구강질환 예방관리 • 55

CONTENTS

## PART 3 구강건강관리 • *125*

CONTENTS

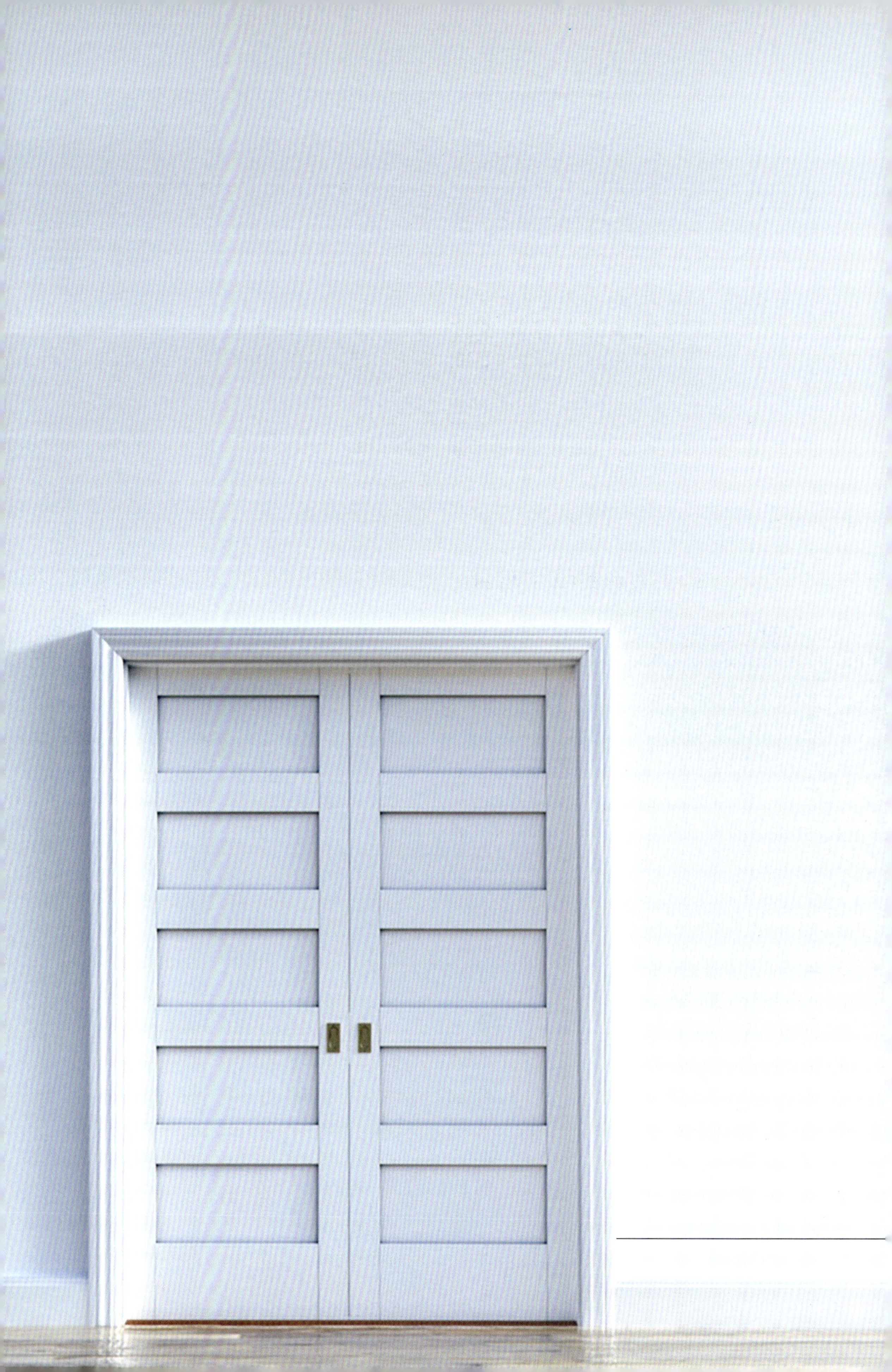

# PART 1

# 구강건강 및 구강역학

1장 건강과 구강건강

2장 구강병 발생원리와 과정

3장 역학 및 구강역학

# 1장 건강과 구강건강

## 1. 건강(健康, health)

우리 삶의 목적은 개개인마다 크게 차이가 있지만 인간 삶의 궁극적인 목적은 행복추구라고 할 수 있다. 행복추구를 위한 필수적인 요소로는 의·식·주를 들 수 있고, 매우 중요한 요소로 우리들의 생명유지와 관련된 건강을 들 수 있겠다.

인류가 지구상에 출현하면서부터 질병이 발생되었고 인류는 질병과 싸우면서 계속 건강을 위한 대안을 마련하고 행복한 삶을 영위하기 위해 부단히 노력해왔다. 옛말에 "건강을 잃으면 인생의 전부를 잃은 것이다"라는 명언이 전해오고 있는 것을 보면 인간의 가장 소중한 재산은 건강임이 틀림없는 사실이다.

또한 건강은 인류 행복의 조건 속에서 최고의 필수조건이며 건강한 육체에 건전한 정신이 깃든다는 말처럼 건강없는 행복은 있을 수 없는 일이다.

세계보건기구(World Health Organization)헌장 전문에 명시된 내용처럼 최상의 건강을 향유하는 것은 인종, 종교, 정치적 개념, 경제적 혹은 사회적 조건 등에 관계없이 모든 기본적인 권리 중의 하나로 건강 증진과 질병예방 관리가 균형 있게 관리되지 못한다면 이것은 인류의 공동위험이 되므로 정부는 국민의 건강에 대해 책임져야 하며 국민 개개인 또한 자신의 행복과 가정의 평화, 국가의 안녕을 위해 전심전력을 다하여 노력해야 한다.

■ 세계보건기구(世界保健機構, World Health Organization)

세계보건기구(WHO)는 1946년 국제보건회의에서 채택한 세계보건기구 헌장에 의거, 1948년 4월 7일 26개 회원국의 비준을 거쳐 정식으로 발족한 국제연합(United Nations)전문기구로써, 세계 모든 인류가 최고의 건강수준에 도달할 수 있도록 보건위생 분야에서 긴밀한 국제협력을 위하여 설립되었다.

스위스 제네바에 본부를 두고 2020년 기준으로 194개국이 가입되었는데 우리나라는 1949년, 북한은 1973년에 가입했다. 2003년 7월 21일 세계보건기구(WHO) 제6대 사무총장에 한국인 최초로 이종욱 박사가 취임하여 5년간의 임무를 수행하였다.

## 2. 건강의 정의

건강은 모든 인류의 소중한 재산이며 최고의 목표라고 해도 과언이 아니다. 누구나가 추구하는 건강을 가치판단의 견해에 따라 무수히 많은 정의를 내릴 수 있으므로 간단히 "이것이다"라고 단언하기에는 무리가 있다고 할 수 있다.

역사적으로 전해 내려오는 건강 개념을 살펴보면 건강의 개념은 세월의 변화에 따라 변천되고 있는데 19세기 중엽까지는 건강의 개념을 "질병에 이환되어 있지 않고 허약하지 않은 신체의 상태"라고 단순하게 정의함으로써 건강의 개념을 단순히 신체적인 측면으로만 평가하였었고 19세기 중엽에는 미국치과의사협회(American Dental Association)에서 건강의 개념을 심신의 개념으로 수정 보완하여 "건강이란 신체가 허약하지 아니하고 질병에 이환되어 있지 않으며 정신이 건전한 상태"라고 정의하여 건강이란 심신의 건강은 당연하고 정신적으로도 정상인 상태로 정신과 육체 모두 건강해야 된다는 주장이다.

19세기 중엽 이후 경제성장과 의학의 발달로 인하여 사회구조가 복잡하고 다양해지면서 인류가 급변하는 사회 환경에 적응하기가 어려워지면서 육체적, 정신적인 면은 물론 사회적인 문제로 건강에 많은 문제점이 대두되었기에 세계보건기구(WHO, World Health Organization, 1948)에서는 보건헌장에 다음과 같이 정의하였다.

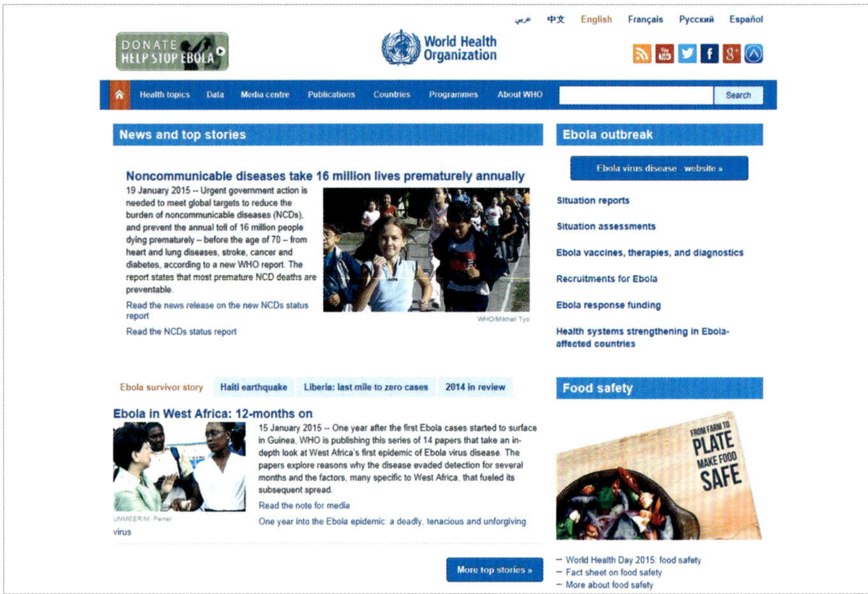

中文 English Français Русский Español
DONATE HELP STOP EBOLA
World Health Organization
Health topics Data Media centre Publications Countries Programmes About WHO Search
News and top stories
Noncommunicable diseases take 16 million lives prematurely annually
19 January 2015 -- Urgent government action is needed to meet global targets to reduce the burden of noncommunicable diseases (NCDs), and prevent the annual toll of 16 million people dying prematurely – before the age of 70 – from heart and lung diseases, stroke, cancer and diabetes, according to a new WHO report. The report states that most premature NCD deaths are preventable.
Read the news release on the new NCDs status report
Read the NCDs status report
Ebola outbreak
Ebola virus disease - website »
Situation reports
Situation assessments
Ebola vaccines, therapies, and diagnostics
Recruitments for Ebola
Ebola response funding
Health systems strengthening in Ebola-affected countries
Ebola survivor story Haiti earthquake Liberia: last mile to zero cases 2014 in review
Ebola in West Africa: 12-months on
15 January 2015 -- One year after the first Ebola cases started to surface in Guinea, WHO is publishing this series of 14 papers that take an in-depth look at West Africa's first epidemic of Ebola virus disease. The papers explore reasons why the disease evaded detection for several months and the factors, many specific to West Africa, that fueled its subsequent spread.
Read the note for media
One year into the Ebola epidemic: a deadly, tenacious and unforgiving virus
Food safety
FROM FARM TO PLATE MAKE FOOD SAFE
– World Health Day 2015: food safety
– Fact sheet on food safety
– More about food safety
More top stories »

세계보건기구(WHO) 사이트

"Health is a Complete state of physical, mental and social well-being and not merely the absence of disease or infirmity"

1948년 4월 7일 세계보건기구(WHO)헌장의 전문에 명시된 건강의 정의가 가장 널리 알려지고 있는데 "건강이란 단지 질병에 이환되어 있지 않고 허약하지 않은 신체의 상태뿐만 아니라 육체적, 정신적, 사회적으로 완전히 안녕한 상태"라고 정의하여 20세기 중엽에 생활개념으로 수정하였다.

이와 같이 사회의 변화에 따른 건강의 정의 또한 변화되어 시대적 흐름에 따라 건강의 정의는 계속 변화될 것이다. 오늘날 건강의 개념은 포괄적으로 다양하게 변화되어가고 있는 실정인데 프랑스의 C. Bernard는 건강이란 외부 환경의 변화에 대해 내부 환경의 항상성이 유지된 상태라고 하였고 미국의 사회학자 T. Parson은 "건강이란 각자 개인들이 사회적인 역할과 임무를 효과적으로 수행할 수 있는 최적의 상태"라고 하였다. 이와 같이 건강의 정의는 시대와 문화적 상황에 따라 변하여 왔으며, 학자에 따라서도 다르게 정의되어 왔다.

[표 1-1] 세계보건기구 [World Health Organization(WHO)]

| 설립일 | 1948년 |
|---|---|
| 설립 목적 | 세계의 모든 사람들이 가능한 한 최고의 건강 수준에 도달하는 것 |
| 주요 활동/업무 | 중앙검역소 업무와 연구자료 제공, 유행성 질병 및 전염병 대책 후원, 회원국의 공중보건 관련 행정 강화와 확장 지원 등 |
| 소재지 | 스위스 제네바 |
| 가입국가 | 194개국(2020년) |

1946년 61개국의 세계보건기구헌장 서명 후 1948년 26개 회원국의 비준을 거쳐 정식으로 발족하였다. 1923년에 설립한 국제연맹(League of Nations) 산하 보건기구와 1909년 파리에서 개설한 국제공중보건사무소에서는 약물을 표준화하고, 전염병을 통제하며 격리 조치하는 업무를 수행하였다.

WHO에서는 이 업무를 이어받아 세계 인류가 신체적·정신적으로 최고의 건강 수준에 도달하는 것을 목적으로 활동한다. 이를 위해 중앙검역소 업무와 연구자료 제공, 유행성 질병 및 전염병 대책 후원, 회원국의 공중보건 관련 행정 강화와 확장 지원 등의 일을 맡아 본다.

헌장에서 건강은 육체적·정신적·사회적으로 완전히 행복한 상태를 말하며, 단순히 질병에 관한 것만을 지칭하는 것이 아니라고 정의한다. WHO는 국제보건사업의 지도적·조정적 기구의 성격을 띠며, 주요 사업은 본부 사무국을 중심으로 한 중앙기술사업과 각 지역 사무국을 중심으로 한 각국에 대한 기술원조로 나누어진다.

주요 기관으로는 총회·이사회·사무국이 있다. 총회는 주요 정책의 결정 기관으로 매년 회의를 개최하고, 이사회는 30여 명의 보건전문가로 구성되며 3년마다 새로 선출한다. 사무국은 전 세계에 설치된 지역사무소와 각 분야별로 행정요원들이 활동한다. 그밖에 전문가자문부회·전문가위원회 및 세계 각 지역에 지역위원회·지역사무국으로 구성된 지역기구가 있다. 재정은 회원국 정부의 기부금으로 충당한다.

2020년 현재 가맹국은 194개국이며 한국은 1949년 제2차 로마 총회에서, 북한은 1973년에 가입하였다. 본부는 스위스 제네바(주네브)에 있다.

[표 1-2] 건강의 개념 변천과정

| 시 대 | 개 념 | 정 의 |
| --- | --- | --- |
| 19세기 중엽까지 | 신체개념<br>(단순히 신체) | 건강이 질병에 이환되어 있지 않고 허약하지 않은 신체의 상태 |
| 19세기 중엽<br>(미국치과의사협회) | 심신개념<br>(육체 + 정신) | 건강이란 신체가 허약하지 아니하고 질병에 이환되어 있지 않으며 정신이 건전한 상태 |
| 20세기 중엽<br>(W.H.O) | 생활개념(심신과 사회적인 요소 첨가) | 건강이란 단지 질병에 이환되어 있지 않고 허약하지 않은 상태만을 의미하는 것이 아니라 육체적, 정신적, 사회적으로 건전한 상태 |
| 21세기 | 다차원적인 개념 | 생활개념의 건강 정의뿐만 아니라 오늘날 다변화하는 현 시점에서는 지적, 도덕적, 영혼적, 종교적, 정서적 차원의 건강의 개념이 포함된 다차원적인 접근이 필요함 |

## 3. 구강건강의 개념

구강은 소화기 계통이 시작되는 최초의 기관으로 음식물을 섭취하고 하악골의 운동과 더불어 음식물을 잘게 부수며 구협을 통하여 인두로 음식물을 내려 보내는 연하기능을 하는 곳이므로 우리 인체에서 없어서는 안 될 매우 소중한 기관이다.

그러나 보통 건강을 이야기 할 때는 건강의 개념을 통합적으로 정의하기 때문에 구강건강을 따로 정의하지는 않고 있는데 오늘날은 구강건강의 중요성이 강조되고 있어 구강병 치료는 물론이고 치아교정치료 등 구강의 미에 대한 관심이 고조되고 있는 실정이다. 그러므로 구강건강의 정의는 다양하게 이야기할 수 있으나 가장 기본적인 내용은 "구강병에 이환되어 있지 않고 정신적으로나 사회적으로 생활하는데 장애가 되지 않는 구강조직 기관의 안녕한 상태"라고 정의할 수 있다. 과거에는 우리 인간들의 가장 기본적인 생활요소인 의(衣)·식(食)·주(住)만 해결하면 된다는 개념에서 출발하여, 요즘 같은 다변화된 사회에 적응하기 위해서는 세 가지 기본요소 외에 교육(敎育), 취업(就業), 건강(健康)의 요소들이 추가되어 인간생활을 영위하는 데 있어서 여섯 가지 기본요소로 등장하게 되었다.

### 1) 구강건강관리의 필요성

(1) 구강병의 발생으로 인한 고통을 받지 않기 위해 합리적으로 예방관리하여야 한다.
(2) 합리적인 건강생활을 위하여 구강건강을 미리 관리하여야 한다.
(3) 생활 시 장애가 없도록 하기 위하여 구강건강을 철저히 관리하여야 한다.
(4) 경제적 부담을 적게 하기 위하여 미리 예방관리되어야 한다.

또한 구강은 기본적으로 크게 3가지 기능을 가지고 있는데 저작기능, 발음기능, 심미기능으로 분류할 수 있다. 이 세 가지 기능 중 저작기능이 가장 중요하고 또한 이 기능은 치아가 담당하고 있으므로 치아의 3대 기본 기능이라고도 한다.

[표 1-3] 구강(치아)의 3대 기본 기능

| 구강의 기능 | 분 류 | 역할 및 영향 |
|---|---|---|
| 저작<br>(mastication) | 절치(incisor tooth)<br>견치(canine tooth)<br>소구치(premolar tooth)<br>대구치(molar tooth) | 음식을 자르는 역할<br>음식을 찢는 역할<br>음식을 부수는 역할<br>음식을 가는 역할 |
| 발음<br>(phonetic) | 혀(tongue)<br>상·하악 전치부<br>상·하순부 | 혀, 상·하악 전치부, 상·하순부 공동작용으로 발음을 하게 되는데 특히 전치부가 탈락될 경우 스, 후, 흐, S 발음이 잘 안되므로 직장이나 사회생활에 장애가 된다. |
| 심미<br>(esthetic) | 상·하 전치부<br>상·하 구치부<br>상·하순부 | 전치부 탈락 시 부족해 보이고 늙어 보인다.<br>구치부 탈락 시 볼이 들어가 안모에 큰 영향을 미친다.<br>상·하순부가 정상이 아닌 경우 음식물이 구강 밖으로 흐르고 안모에 큰 영향을 미친다(심각한 정서 장애). |

## 4. 치학의 분류

### 1) 실용치학(applied dentistry)

(1) 광의의 치료치학(curative dentistry) – ① 치료치학(treatment dentistry)
② 수복치학(restorative dentistry)
(2) 재활치과학(rehabilitative dentistry)
(3) 구강보건학(oral health science) – ① 예방치학(preventive dentistry)
② 공중구강보건학(public health dentistry)

## 2) 기초치학(basic dentistry)

(1) 치과병리학(dental pathology)
(2) 치과재료학(dental materiology)
(3) 치과약리학(dental pharmacology)
(4) 치과방사선학(dental radiology)
(5) 치과생리학(dental physiology)
(6) 치과생화학(dental biochemistry; chmicobiology)

치학(dentistry, dental science, odontology)은 인류의 구강건강을 유지·증진시키고자 하는 실용과학으로 치아와 악안면 구강조직 기관의 질병을 예방하거나 진단하여 치료하는 원리와 방법을 연구·실천하는 학문으로 크게 실용치학(applied dentistry)과 기초치학(basic dentistry)으로 분류할 수 있다. 또한 실용치학은 광의의 치료치학(curative dentistry)과 재활치학(esthetic dentistry) 및 구강보건학(oral health science)으로 분류되고 광의의 치료치학은 다시 치료치학과 수복치학으로 분류되며 구강보건학(orall health science)은 예방치학(preventive dentistry)과 공중구강보건학(public health dentistry)으로 분류된다.

[표 1-4] 치학의 분류 및 내용

| 치학의 분류 | 내 용 |
|---|---|
| 치학(dentistry = dental science = odontology) | 치아와 악안면 구강조직 기관의 질병을 예방하거나 진단하여 치료하는 원리와 방법을 연구·실천하고 치아의 상실된 부위에 인공적인 대용물로 보철하는 원리와 방법을 연구·실천하여 인류의 구강건강을 유지·증진시키고자하는 실용과학이다. |
| 실용치학 (applied dentistry) | 치료치학과 재활치학 및 구강보건학을 포괄하는 학문으로 실제로 인간을 대상으로 임상적으로 치료하는 학문으로 응용치학이라고도 한다. |
| 광의의 치료치학 (curative dentistry) | 구강병이 발생된 부위를 치료하고 상실된 부분을 인공적인 대용물로 수복하여 본래의 기능을 회복시키는 학문으로 치료치학과 수복치학으로 분류된다. |
| 치료치학 (treatment dentistry) | 구강병 발생시 질병이 확대되지 않고 원래대로 정상적인 기능을 발휘할 수 있도록 치료하여 구강건강을 유지·증진시키는 학문이다. |
| 수복치학 (restorative dentistry) | 결손된 치아 및 조직을 인공적인 대용물로써 회복시켜주는 학문으로 재활치학이라고도 할 수 있다. |
| 재활치학 (rehabilitative entistry) | 구강병으로 인해 심각한 저작장애와 발음장애 및 미용장애 등 상실된 치아의 기능을 재활시키는 방법을 연구·실천하는 학문이다. |
| 구강보건학 (oral health science) | 구강병을 예방하고 구강건강을 유지·증진시키는 원리와 방법을 연구·실천하는 학문으로 예방치학과 공중구강보건학으로 분류된다. |

| | |
|---|---|
| 예방치학<br>(preventive dentistry) | 개인과 가정을 상대로 구강병이 발생되지 않도록 예방하여 구강건강을 향상시키고자 하는 응용치학으로 예방을 목적으로 하며 치료치학과 대응되는 학문이다. |
| 공중구강보건학<br>(public health dentistry) | 공동생활을 영위하고 있는 사람들이 조직적인 공동노력으로 구강건강을 유지·증진시키는 원리와 방법을 연구·실천하는 학문으로 구강보건에 장애가 되는 사회적 요인을 추구하고 제거하는데 주안점을 둔다. |
| 기초치학<br>(basic dentistry) | 실용치학의 발전에 필요한 기초지식을 개발·공급하는 학문분야로서 치과병리, 재료, 약리, 방사선, 해부, 생리, 생화학 등을 말한다. |

[표 1-5] 예방(prevention)의 3단계

| 예방 단계 | 내 용 | 예방법 |
|---|---|---|
| 1차 예방<br>(Primary Preventive) | 질병이 발생되기 이전단계로 질병이 발생하는 것을 사전에 예방 | 건강증진<br>특수방호 |
| 2차 예방<br>(Secondary Preventive) | 숙주의 병적 변화가 있는 단계로 질병을 조기발견, 치료하여 악화를 예방 | 조기질환<br>조기치료 |
| 3차 예방<br>(Tertiary Preventive) | 질병이 상당히 진행되어 손상된 기능을 회복시키고 재발방지를 위한 예방 | 기능감퇴제한<br>기능재활 |

## 5. 예방치학(preventive dentistry)

### 1) 예방치학의 개념

예방치학(preventive dentistry)이라는 학문이 기초치학에 속하는가 또는 임상치학에 속하는가에 대해서 많은 논란이 되어 왔는데, 예방치학은 단순히 이론이나 실험 연구로서만 행해지는 학문이 아니고 직접 대상자들에게 구강병을 예방하는 시술을 하고 난 다음 예방효과가 나타났을 때 예방치학의 가치가 있다고 할 수 있으므로 이는 분명히 응용치학 즉, 임상치학에 속한다고 할 수 있다.

예방치학은 간단히 정의하면 치학의 한 분과로 구강병이 발생되지 않도록 예방하는 원리와 방법을 연구하고 실천하는 학문이라고 할 수 있으며 실용적인 관점에서 정의를 한다면 "개인과 가정을 대상으로 구강병이 발생되지 않도록 예방하여 구강건강을 유지 또는 증진시키고자 하는 학문"으로 오늘날 관심의 대상이 되고 있다.

모든 분야에서 마찬가지지만 질병이 발생한 후보다는 발생 전에 미리 예방하는 것이 경제적 또는 시간적, 보건학적으로 좋기 때문에 "예방위주 치료지원"이라는 표어가 예방의 중요성을 간단히 대변해주고 있다. 예방(prevention)은 3가지로 분류할 수 있는데 1차 예방(primary preventive)이란 질병을 완전히 예방하는 방법으로 질병이 발생되기 이전 병원성기에 예방하는 것을 말하는데, 예를 들면 치아우식증 예방을 위해서 음료수 불소화 또는 치면세균막(dental plaque, 치태)과 당분조절법 등이 있다.

2차 예방법(secondary preventive)으로는 이미 질병이 발생하여 치료해야 할 부위가 더 확대되기 전에 조기 발견하여 치료하는 것을 말하는데, 예를 들면 치아우식증이 발생된 부위를 치료하고 점막에 이상이 생긴 부위를 수술하여 치료하는 것을 말한다.

3차 예방법(tertiary preventive)은 매우 복잡한 단계로 구강병이 이미 발생되고 치료가 지연되어 구강병이 최대로 확대된 상태이기 때문에 예방이라기보다는 기능회복단계 즉, 재활치료를 해야 할 단계라고 볼 수 있다.

예를 들면 치아 및 치주치료를 하고 이미 상실된 치아를 인공적인 대용물인 보철물을 제작하여 장착하는 것을 말하므로 예방이란 완전히 못쓰게 되고 기능을 완전히 잃게 될 때까지 장기간의 예방을 모두 포함해야 한다. 그리고 예방치학은 모든 노력을 통하여 개개인의 구강건강을 유지·증진하는 것 등을 모두 포함한다. 그러므로 구강병의 예방법은 3차보다는 2차, 2차보다는 1차 예방법으로 예방하는 것이 가장 좋은 방법이므로 계속구강건강관리제도를 이용하여 구강병이 발생되지 않았더라도 6개월에 1회씩 치과병(의)원에 내원하여 검사를 받아 구강병을 예방할 수 있도록 해야 한다.

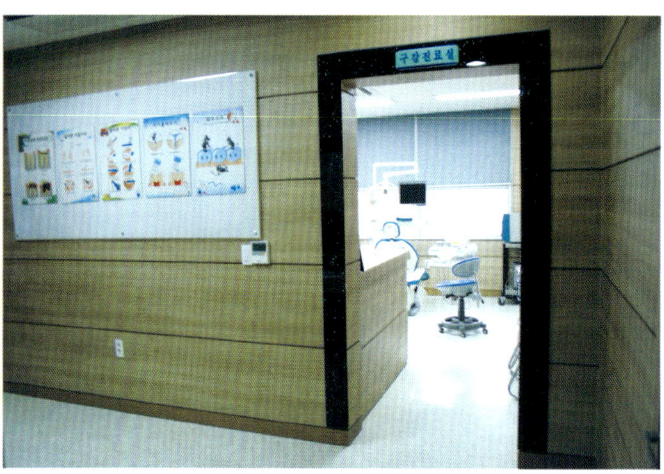


그림 1-1. 구강진료실(보건소)

# 6. 공중구강보건학(public health dentistry)

## 1) 공중구강보건학의 개념

구강보건학(oral health science)에서 구강병이 발생되지 않도록 예방관리하는 원리와 방법을 연구할 때 개인과 가정을 대상으로 하느냐 아니면 집단을 대상으로 하느냐에 따라 예방치학 또는 공중구강보건학으로 분류된다.

"공중구강보건학은 공동생활을 영위하고 있는 사람들이 조직적인 공동노력으로 구강건강을 유지·증진시키기 위한 원리와 방법을 연구·실천하는 학문"이다.

일반적으로 인간집단이 공동으로 생활을 하고 있는 상태를 사회라고 하기 때문에 공중구강보건학을 사회치학이라고도 한다.

그러므로 공중구강보건학은 지역사회의 조직적인 공동노력으로 구강건강을 유지·증진시키는 원리와 방법을 연구한다는 점에서 지역사회 구강보건학(oral health science)이라고 할 수 있으므로 공중구강보건학이라는 학문명칭과 사회치학이라는 용어 및 지역사회 구강보건학이라는 용어는 동의어로 사용되는 경향이 있다. 또한 구강건강 수준을 향상시키기 위해 모든 구강보건진료(예방진료, 치료, 재활조치)가 서로 협조적으로 조화를 이루어 보다 효율적인 구강건강 수준을 향상시키는 포괄구강보건진료(comprehensive dental care)를 공급함으로써 지역사회의 구강건강 수준을 발전시키고자 한다.

그러나 공중구강보건학과 지역사회 구강보건학을 동일 학문으로 보아서는 안된다는 견해도 있다. 그 이유는 결성사회의 조직적인 공동노력으로 구강건강을 유지·증진시키는 경우도 있기 때문에 지역사회 구강보건학은 공중구강보건학의 일부 영역으로 보아야 한다는 의미이다.

그러므로 같은 지역사회에서 이루어질지라도 공중구강보건사업은 개인을 구강진료대상자로 하는 예방구강진료와 구별되는 다섯 가지 특징이 있다.

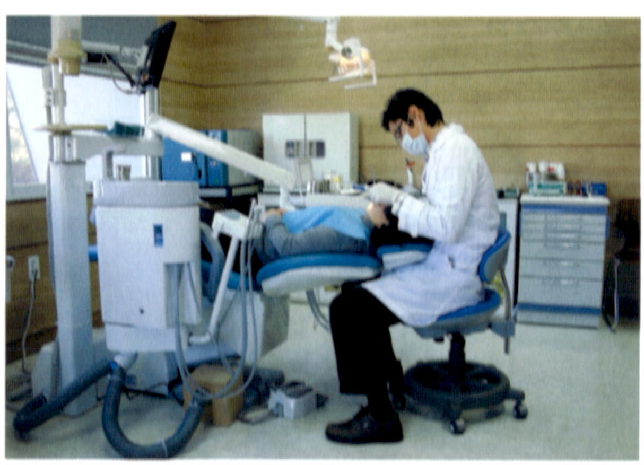

그림 1-2. 구강검진

## 2) 공중구강보건사업의 다섯 가지 특징

(1) 공중구강보건사업은 공동책임이 있는 사회에서 전개된다.
(2) 공중구강보건사업은 팀웍(team-work)의 형태로 전개되는 특성을 가지고 있다.
(3) 공중구강보건사업은 예방사업을 위주로 한다.
(4) 공중구강보건사업은 구강병 발생요인을 복합적으로 관리한다.
(5) 공중구강보건사업은 건강한 사람까지도 대상으로 하는 특성이 있다.

"구강건강을 위한 10가지 수칙"

1. 식사 후와 잠자기 전에 반드시 이를 닦읍시다.
2. 이를 닦을 때는 위아래로 깨끗이 닦읍시다.
3. 충치예방을 위해 일정농도의 불소가 들어있는 물을 마십시다.
4. 단 음식을 적게 먹고 과일과 야채를 많이 먹읍시다.
5. 젖니를 잘 관리하여 덧니 발생을 예방합시다.
6. 6개월마다 정기적으로 구강건강진단을 받읍시다.
7. 정기적으로 스케일링을 받읍시다.
8. 이쑤시개 사용을 자제하고 치실사용을 습관화합시다.
9. 병마개 따기 등 치아에 무리한 힘을 가하지 맙시다.
10. 치아착색, 입냄새, 구강암 등의 예방을 위해 금연합시다.

(자료: 보건복지부)

그림 1-3. 구강건강을 위한 10가지 수칙

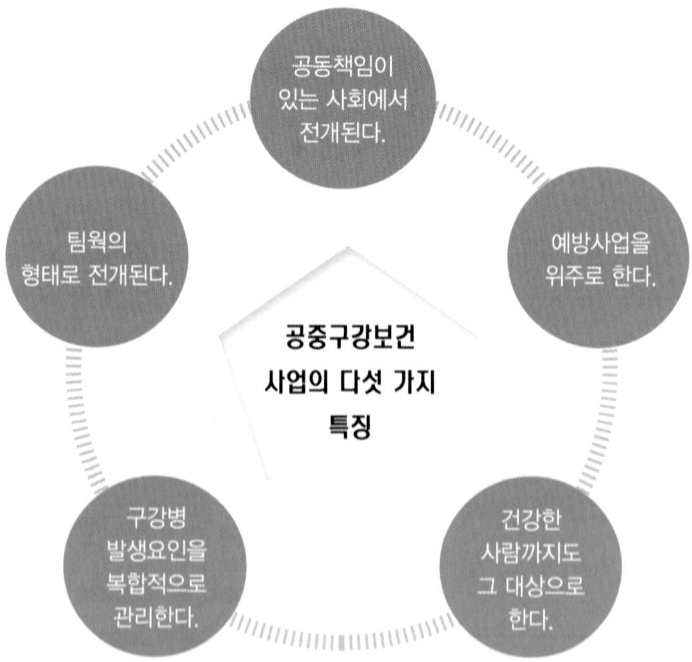


그림 1-4. 공중구강보건사업의 다섯 가지 특징

### (1) 공중구강보건사업이 공동책임이 인식된 사회에서 전개되는 이유

공중구강보건사업은 공동생활을 하고 있는 공중을 대상으로 조직적인 공동노력으로 구강건강을 유지·증진시켜야하기 때문이다.

급성 전염병 환자가 발생되면 그 환자 치료도 중요하지만 더욱 급선무는 주위의 대중들에게 급속도로 전파되어 공동책임이 인식되므로 초기의 예방을 위하여 공동으로 대처를 해야 한다.

### (2) 공중구강보건사업이 팀웍(team-work)의 형태로 전개되는 이유

공중구강보건사업은 대중을 대상으로 하는 예방사업이기 때문에 각 분야마다 팀웍의 형태로 추진해야 효율적으로 공중구강보건사업을 전개할 수 있다.

구강보건인력은 치과의사뿐만 아니라 치과기공사, 치과위생사 등의 전문직종들이 있는데 각각 본연의 임무를 충실히 함과 동시에 구강보건인력들이 서로 협력해야만 공중구강보건사업을 성공적으로 할 수 있다.

### (3) 공중구강보건사업이 예방사업을 위주로 하는 이유

공중구강보건사업은 많은 대중을 대상으로 하는 사업이므로 구강병 발생 전에 예방을 한다면 적은 비용과 인력으로 해결할 수 있지만 구강병 발병 후에는 많은 비용과 인력으로도 치료하기가 어렵게 되기 때문이다. 또한 윤리적, 보건학적, 경제적인 면에서 보더라도 미리 예방하는 것이 효과적이다.

### (4) 공중구강보건사업이 구강병 발생요인을 복합적으로 관리하는 이유

구강병은 여러 가지 원인요소가 복합적으로 작용하여 발생되기 때문에 작용하는 요인과 각각의 요인이 작용하는 기구를 역학적으로 구명하여 몇 가지 관리방법을 복합적으로 적용해야 한다.

### (5) 공중구강보건사업이 건강한 사람까지도 대상으로 하는 이유

공중구강보건사업은 구강병이 발생되기 전에 미리 예방하는 사업이기 때문에 당연히 건강한 사람도 그 대상으로 하여 검사를 받아야 하기 때문이다. 또한 건강한 사람도 언제 어느 때 구강병이 발생될지 모르고 발생 초기에는 환자 자신이 모르기 때문에 전문가로 하여금 정밀검사를 받고 예방과 아울러 조기치료를 해야 한다.

## 7. 구강보건학의 역사

구강보건학의 역사는 오래되었지만 사실상 확실한 근거를 제시할 수 없고 그 수준 또한 한방재료를 이용한 민간요법으로 구강병 진료를 해 오다가 시대가 흐름에 따라 외국의 구강진료법들이 소개되어 발전하였으며 최근에는 눈부시게 발전하여 고차원적인 구강진료가 진행되고 있다.

역사적인 발전과정을 크게 5단계로 분류하면

① 전통구강보건기(~조선조(이조)말엽까지)
② 구강보건 여명기(이조말엽부터~해방될 때까지)
③ 구강보건 태동기(해방 후~50년대 말까지)
④ 구강보건발생기(1960년대)
⑤ 구강보건성장기(발전기, 70년대 이후)로 나누기도 한다.

### 1) 전통구강보건기

전통구강보건기는 태초부터 조선조 말엽까지로 정하였는데 이 시기의 우리 민족들은 한방재료들을 이용한 민간요법으로 각종 구강병을 치료하였다. 이 시기에 외국의 구강진료법들이 소개되어 많은 발전을 가져오게 되었는데 1839년 영국의 Hobson이 영국의 구강진료법을 소개하였고 1885년 미국의 Allen이 미국의 구강진료법을 소개하였으며, 1893년에는 일본의 노다가 일본 구강진료법을 소개하였다.

### 2) 구강보건의 여명기

구강보건의 여명기는 이조말엽부터 해방될 때까지로 분류하는데 1910년 9월 조선 총독부 칙령354호에 의하여 경무 총감부에 위생과를 설치하여 치과의사의 면허에 관한 사항을 취급하여 치과의사의 질을 관리하였으며 1913년 조선치의사 규칙과 입치영업자 규칙이 발표되었다. 1922년 4월 1일 현재 서울대학교 치과대학의 전신인 경성치과의학교가 설치되었는데 해방되기 전까지는 구강보건학이 치과위생학이라는 강좌명으로 강의되기도 하였다.

### 3) 구강보건 태동기

구강보건 태동기는 해방이 된 후부터 50년대 말까지로 분류되는데 1945년 8월 15일 해방이 되어 일본인 교수들이 물러가게 됨으로써 치학 교육이 일시적으로 중단되었으나 1945년 9월 군정법령 제1호로써 위생국이 설치되었고 10월 보건후생국으로 개편된 후 치무과가 설치되어 구강보건행정이 시작되었으며 1945년 11월 1일 경성치과의학교를 경성치과대학으로 개명하면서 치학교육이 다시 시작되었다. 1946년 10월 경성치과의학교가 국립 서울대학교에 흡수되어 활발히 교육이 이루어져가고 있었는데 1950년 6.25동란을 계기로 일본식 치학법에서 미국식 치학법으로 급격히 치학교육법이 전환되었다.

1957년 서울대학교 김주환 교수가 구강위생학 강좌를 전담하면서부터 구강보건학이 체계를 잡기 시작하는 계기가 되었다.

### 4) 구강보건 발생기

구강보건 발생기는 1960년대로 1961년 10월에 대한구강보건학회가 창립되어 구강보건연구의 기초를 마련하게 되었고, 1966년 3월 서울대학교에 예방치학교실이 설치됨으로써 구강보건학이 체계적으로 발전하여 구강보건 전문인력을 양성할 수 있는 기틀이 잡혀 1967년

9월 23일 사단법인 한국구강보건협회(Korea Dental Health Association)가 창립되고, 1968년에 공중구강보건학회가 최초로 설립되었다. 2001년 대한구강보건협회로 명칭이 바뀌었다(www.dental.or.kr).

## 5) 구강보건 성장기

구강보건 성장기는 70~80년대를 말하는데, 1971년~1973년까지 3년동안 우리나라 최초로 층별 다단추출법을 이용하여 전국 규모 구강보건실태조사를 실시하였고 1974년 경기도 연평중학교에서 불소용액 양치사업을 처음 실시하였으며 1977년에는 서울 창경초등학교와 혜원여자 중학교에서도 불소용액 양치사업이 실시되었다.

1977년도부터 1985년까지 9년간에 걸쳐 전국 시·도 초등학교 1개교씩을 선정하여 시범학교 불소용액 양치사업을 확대·실시하였고 1978년 대한구강보건학회와 보사부가 시범도시 상수도 불화사업을 계획하였으며 1980년 11월 상수도 불소투입에 관한 규정이 제정되었다.

국내에서는 1980년에 상수도 불소 주입에 관한 규정을 제정했고, 1981년 경남 진해와 청주를 시작으로 1994년 과천을 비롯한 전국에 확대 실시하였다. 하지만 수돗물 불소화를 놓고 안전성 논란이 끊임없이 제기되자 청주가 2004년 21년 만에 수돗물 불소화를 중단했고 과천(2003년), 포항(2003년)도 사업을 중단하였다. 그러나 최근 수돗물 불소화를 의무적으로 실시하는 내용을 담은 개정 법률안이 추진되어 다시 논란이 되고 있다. 2009년을 기준으로 전국 561개 정수장 중에서 27개 정수장에서 실시하였다.

2017년 말 기준 14개 정수장에서 운영되고 있으며, 10개 지방자치단체에서 약 160만 명의 국민이 불소가 조정된 수돗물을 공급받고 있다.

2011년 이후로 가습기 살균제의 유해성의 피해가 사회 문제와 되면서 수돗물에 화합물질인 불소를 첨가하는 것에 대한 반대가 심해졌고, 우리나라에서는 2018년 6월 이전에 모든 지자체의 모든 정수장에서 수돗물 불소화 사업이 중단되었다.

# 학습문제

1장

1. 건강의 개념 변천과정을 열거하시오.

2. WHO 헌장에 명시된 건강의 정의를 쓰시오.

3. 구강보건학의 정의를 쓰시오.

4. 구강건강관리의 구체적인 필요성을 설명하시오.

5. 공중구강보건학의 정의를 쓰시오.

6. 공중구강보건사업의 특징을 쓰시오.

7. 공중구강보건사업의 대상은?

8. 예방치학의 정의를 쓰시오.

9. 예방치학의 대상은?

10. 근대치과학에서 가장 관심의 대상이 되는 분야는?

11. 포괄적인 구강보건 진료제도를 설명하시오.

12. 지역사회 구강보건학의 정의를 쓰시오.

# 2장 구강병 발생원리와 과정

구강은 음식을 섭취하여 첫 단계로 소화하는 기관이며, 치아는 저작, 발음, 심미 등의 기능을 한다. 구강병이 발생하여 치아의 기능이 상실되면, 음식을 섭취하고, 소화하는데 장애가 되어, 건강을 유지할 수 없으며, 발음기능과 심미기능의 장애로, 사회생활을 하는데 장애가 된다.

치아가 상실되었을 경우에, 비록 치과보철을 할지라도, 구강과 치아의 기능을 완전히 회복할 수 없으므로 치아가 상실되지 않도록 관리하는 것이 보건학적, 경제적, 심미적인 측면에서 볼 때, 더 효과적이다. 이러한 이유로 구강건강은 건강의 필수요소이며, 구강병을 적절히 관리하여, 치아의 기능이 상실되지 않도록 하여야 한다.

구강병은 치아우식증, 치주병, 부정교합, 구강암, 교모증, 치경부마모증, 반상치, 구순열, 구개열, 구강점막의 궤양, 치아의 착색과 침식, 상해, 악골괴저 등이 있다. 이러한 구강병들이 모두 구강보건의 관리대상이 된다.

그중에서 발생빈도가 높고, 치아기능상실의 원인이 되는 치아우식증과 치주병을 양대 구강병 또는 중대 구강병이라고 하며 부정교합은 치아 상실의 간접요인이 되므로, 치아우식증과 치주병 그리고 부정교합을 3대 구강병이라고 한다.

그리고 혹자는 구강암과 반상치를 포함하여 5대 구강질환이라고도 한다.

구강암을 제외한 이러한 구강병은 생명을 잃게 되는 직접적인 원인 질병은 아니지만, 만성화될 우려가 있고, 치아 상실까지 초래할 수 있다.

# 1. 구강병 관리의 원리

## 1) 구강병 발생요인

구강병이 발생하는 데에는, 무수히 많은 원인과 요소가 작용하고 있다. 이러한 구강병 발생요인을 일반적으로는 숙주요인, 병원체요인, 환경요인으로 분류하지만, 숙주요인, 병원체요인, 환경요인, 시간요인 등 네 가지 요인으로 분류하는 구강보건학자도 있다. 그러나 시간요인은 구강병을 예방하기 위해서 제거하거나 조절할 수 있는 직접요인이 아니고, 다른 요인을 제거하거나, 조절함으로써 제거되거나, 조절될 수 있는 간접요인이다.

구강병은 여러 요인들이 작용하여 발생하는데, 이러한 요인들을 크게 분류하면 숙주요인, 병원체요인, 숙주와 병원체가 번시하는 환경요인으로 분류할 수 있다.

### (1) 숙주요인(host factors)

숙주요인(host factor)으로는 치아성분, 치아형태, 치아위치, 치아배열, 타액유출량, 타액점조도, 타액완충능, 감수성, 식균작용, 살균성물질생산능력, 종족특성, 비특이성보호작용, 호르몬, 임신, 식성 등이 있다.

### (2) 병원체요인(agent factors)

병원체요인(agent factor)으로는 세균의 병원성, 독력, 독소생산능력, 외계저항력, 전염성, 전염방법, 병소위치, 침입력, 증식력 등과 산(acid)이 있다.

### (3) 환경요인(environmental factors)

환경요인(environmental factor)으로는 식품종류, 영양소, 음료수불소농도, 구강청결도, 직업, 문화제도, 경제조건, 주거, 인구이동, 토양성질, 지리, 기온, 기습, 공기 등이 있다.

구강병은 숙주요인, 병원체요인, 환경요인에서 구강병 발생요인들이 동시에 작용할 경우에 발생하게 된다.

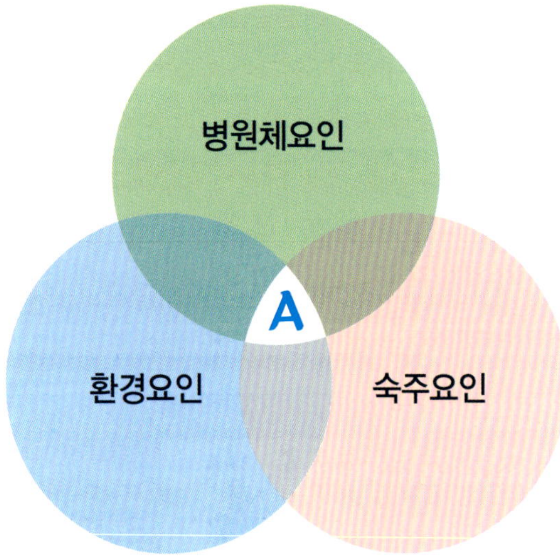


그림 2-1. 구강병의 발생요인과 발생기전 (A: 구강병 발생영역)

구강병 발생요인 중에는 어떤 요인을 제거하거나 작용하는 기전을 단절하면, 구강병이 예방되는 경우가 있고, 예방되지 않는 경우가 있다. 그러므로 구강병 발생요인을 필요요인과 충분요인으로 분류한다.

필요요인(necessary factor)은 어떤 구강병이 발생하는데, 반드시 작용해야 하는 요인을 의미하고, 충분요인(sufficient factor)은 특정인에서 구강병이 발생하는데, 작용하는 전체 요인을 의미한다.

예를 들면 어떤 사람이 치면세균막, 유전인자, 불량구강환경 요인에 의하여 치아우식증이 발생하였다면, 치면세균막, 유전인자, 불량구강환경은 어떤 사람에게 치아우식증 발생에 작용하는 충분요인이 된다. 또 다른 경우, 어떤 사람이 치면세균막, 영양결핍에 의하여 치아우식증이 발생하였다면, 치면세균막, 영양결핍의 두 가지 요인은 어떤 사람에게 치아우식증 발생에 작용하는 충분요인이 된다. 그리고 앞서 언급한 두 가지 예의 경우에는 반드시 공통으로 존재하는 치면세균막 인자는 치아우식증 발생에 작용할 필요요인이 되는 것이다.

### 2) 구강병 관리의 원리

구강병은 구강병 발생 요인들이 동시에 작용할 경우에 발생한다. 구강병을 예방하는 방법은 구강병 발생요인 중에서 가장 제거하기 쉬운, 한 가지 이상의 요인을 제거하는 것이다. 다른 방법은 구강병 발생요인이 작용하는 기전 중에서 가장 단절시키는 것이다. 구강병 관리에서 그 원리는 구강병 발생 시, 작용하는 요인과 요인이 작용하는 기전들을 규명하여, 한 가지 이상의 요인을 제거하거나, 요인들의 작용기전을 단절시키는 것이다. 그리고 구강병이 발생하는 기전들 중에서 필요요인에 작용하는 기전들을 단절시켰다면, 구강병은 반드시 예방될 수 있지만, 충분요인에 해당되는 기전들을 단절시켰다면, 구강병은 예방되지 않을 수도 있다.

- 필요요인(necessary factor) – 구강병 발생 시 반드시 작용하는 원인요소
- 충분요인(sufficient factor) – 특정인에게 구강병이 발생하는데 관련되는 전체요인을 말한다.

구강병 발생에서 환경요인은 마치 저울의 움직임과 비슷한 역할을 한다. 환경저울이 병원체 쪽으로 기울면, 환경이 병원체에 적합하다는 것을 의미하며, 결과적으로 유해한 병원체가 증식하여 구강병이 발생할 수 있다. 반면에 환경저울이 숙주 쪽으로 기울면, 환경이 숙주에 적합하다는 것을 나타내며, 이에 따라 숙주가 건강해지고 병원체가 줄어들면 구강병이 예방될 수 있다. 이렇게 환경요인의 변화에 따라 저울이 기울면서 구강병의 발생 여부가 결정된다고 할 수 있다.

따라서 구강병을 예방하는 방법은 숙주의 저항성을 높이고, 병원체가 약해지거나, 제거될 수 있도록, 환경이 병원체에게는 불리하고, 숙주에게는 유리하도록 조성해야 한다. 즉 환경과 숙주와 병원체 사이의 관계는 설명한 바와 같이 저울 축의 원리와 같음을 의미한다.

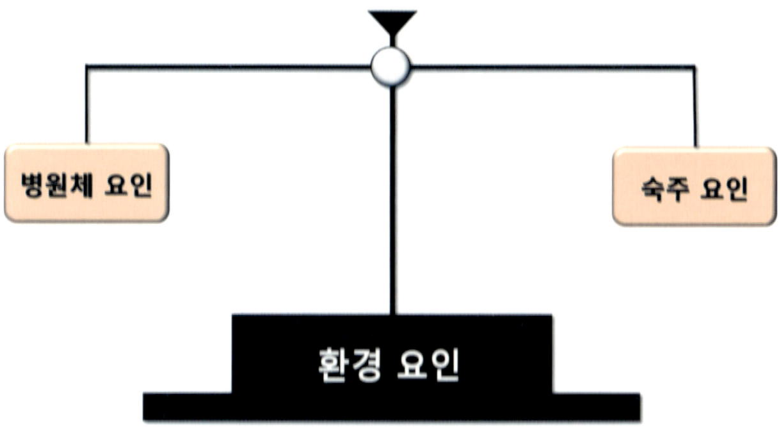

그림 2-2. 환경저울 축의 위치와 구강병 발생

## 2. 구강병 관리의 원칙

### 1) 질병의 진행과정

건강한 사람이 허약해지고, 질병이 발생되어 사망에 이르는 과정은 연속선상에 있다. Leavell과 Clark은 병원성기, 질병기, 회복기 등의 과정에 의하여 질병이 발생되어 진행된다고 하였나.

#### (1) 병원성기

병원성기는 질병에 감염되지 않은 단계로, 1단계 전구병원성기와 2단계 조기병원성기로 세분하기도 한다. 1단계 전구병원성기는 병에 걸리지 않은 건강한 시기를 의미하고, 2단계 조기병원성기는 질병발생요인에 노출되어 있지만, 질병에 감염되지 않은 시기를 의미한다.

#### (2) 질환기

질환기는 질병에 감염된 단계로, 3단계 조기질환기와 4단계 진전질환기로 세분한다. 조기질환기는 질병의 증상과 증후는 나타나지 않았지만, 검진을 통하여 질병에 이환된 사실을 증명할 수 있는 시기를 의미하고, 진전질환기는 질병에 감염되어 증상과 증후가 나타나 있는 시기를 의미한다.

#### (3) 회복기

5단계 회복기는 질병이 출현되었던 증상과 증후는 소멸되었지만, 질병에 기인하여 감퇴되었거나 상실된 기능이 회복되는 단계를 의미한다.

### 2) 구강병의 예방수준

과거의 치과의료는 구강병이 발생한 후에 치료하는 것에 중점을 두었으나, 현대의 치과의료는 예방에서 재활에 이르는 각 수준을 모두 연계하여 적극적으로 다루는 포괄적 치과의료 체계이다. 구강병 예방수준은 병원성기의 구강병관리를 1차 예방이라 하며, 조기질환기의 구강병관리를 2차 예방이라 하고, 진전질환기와 회복기의 구강병관리를 3차 예방이라 한다.

### (1) 1차 예방수준

1차 예방수준은 병원성기의 구강병관리로, 구강건강증진법과 특수방호법이 있다.

#### ① 구강건강증진법

구강건강증진법은 1단계 전구병원성기의 구강병관리로, 구강보건교육, 영양관리, 칫솔질, 치간세정푼사질 등이 있다.

#### ② 특수방호법

특수방호법은 2단계 조기병원성기의 구강병관리로, 교환기유치발치, 도시관급수불소화, 불소도포, 불소복용, 부정교합예방, 식이조절, 치면세마, 치면열구전색 등이 있다.

### (2) 2차 예방수준

2차 예방수준은 3단계 조기질환기의 구강병관리로, 초기 구강병 진단과 초기치료법이 있다. 3단계 조기구강병진단과 초기치료법으로는 부정교합차단, 주기적검진, 초기우식병소충전, 치은염치료 등이 있다.

### (3) 3차 예방수준

3차 예방수준은 진전질환기와 회복기의 구강병관리로, 기능감퇴제한법과 상실기능재활법이 있다.

#### ① 기능감퇴제한법

기능감퇴제한법은 4단계 진전질환기의 구강병관리로, 발치, 부정교합교정, 진행우식병소충전, 치근관치료, 치주병치료 등이 있다.

#### ② 상실기능재활법

상실기능재활법은 5단계 회복기의 구강병관리로, 가공의치보철, 국소의치보철, 총의치보철, 임플란트보철, 악안면보철 등의 치과보철이 있다.

[표 2-1] 구강병 5단계 진행과정

<table>
<tr><td rowspan="2">병원성기</td><td>전구병원성기</td><td rowspan="2">1차 예방</td><td>구강건강증진</td><td>• 구강보건교육<br>• 영양관리</td><td>• 칫솔질<br>• 치간세정푼사질</td></tr>
<tr><td>조기병원성기</td><td>특수방호</td><td>• 교환기유치발치<br>• 도시관급수불소화<br>• 불소도포<br>• 불소복용</td><td>• 부정교합예방<br>• 식이조절<br>• 치면세마<br>• 치면열구전색</td></tr>
<tr><td rowspan="2">질환기</td><td>조기질환기</td><td>2차 예방</td><td>초기치료</td><td>• 부정교합차단<br>• 주기적검진</td><td>• 초기우식병소충전<br>• 치은염치료</td></tr>
<tr><td>진전질환기</td><td rowspan="2">3차 예방</td><td>기능감퇴제한</td><td>• 발치<br>• 부정교합교정<br>• 진행우식병소충전</td><td>• 치근관치료<br>• 치주병치료</td></tr>
<tr><td>회복기</td><td>회복기</td><td>상실기능재활</td><td>• 가공의치보철<br>• 국소의치보철<br>• 총의치보철</td><td>• 임플란트보철<br>• 악안면보철</td></tr>
</table>

### 3) 구강병의 관리원칙

구강병관리는 1차 예방에 의해서 관리하는 것이 원칙이지만, 포괄적으로 관리해야 한다. 포괄적 구강병관리란 구강건강을 최고수준으로 보존할 수 있는 관리방법으로 1차로 1차 예방을 한다. 그러나 병이 발생되었다면, 2차로 2차 예방을 한다. 그렇지만 질병이 진전되어 기능이 감퇴되거나 상실되었으면, 3차로 3차 예방을 해야 한다는 것이다.

구강병관리원칙은 가장 기본적인 구강보건관리 규범인 동시에, 구강보건관리 윤리규범이고, 구강보건관리 경제규범이라고 볼 수 있다. 구강병은 윤리적, 경제적, 보건학적 등의 관점에서 볼 때, 3차 예방보다는 2차 예방으로, 2차 예방보다는 1차 예방법으로 관리하는 것이 효과적이기 때문이다.

## 3. 구강병 계속관리 과정

구강병관리는 관리하는 대상에 따라서 개인 구강병 관리과정과 집단 구강병 관리과정으로 구분한다. 개인이든, 집단이든, 구강병 관리과정은 먼저 구강병의 관리계획을 수립하고 관리한다. 그리고 나타난 성과를 체계적으로 평가하여, 다음 구강병의 관리계획수립에 되돌리는 계속된 순환과정에 의해서 관리해야 한다.

구강병을 관리하기 위한 계획을 수립하기 위해서는 자료를 수집하는 단계와 수집한 자료를 분석하거나 진단하는 단계가 필요하다. 그리고 계획된 사업을 진행하거나 치료를 하기 위해서는 재정적 조치나 치료비를 영수하는 단계가 필요하기 때문에 전통적인 구강병관리과정은 6단계로 관리하는 동적순환과정으로 이루어져 있다.

6단계로 순환하는 과정에 따라 주기적으로 구강건강을 관리하는 제도를 계속구강보건관리제도 또는 계속구강건강관리제도, 계속구강병관리제도라고도 한다.

계속구강보건관리제도의 장점은 구강병을 예방하여 구강보건수준이 향상되고, 구강병을 조기에 치료할 수 있으므로 치아상실을 방지할 수 있으며, 치근관치료와 보철의 수요가 감소하게 된다. 그리고 1회 구강보건관리비용이 감소한다.

### 1) 개인구강건강관리 과정

개인의 구강건강을 일정한 주기로 계속 관리하는 과정을 계속 개인구강건강관리 과정이라고 한다. 전통적인 개인구강건강관리 과정은 검사, 진단, 치료계획, 치료비영수, 치료 그리고 평가 등을 순환하며 관리하는 동적과정이다.

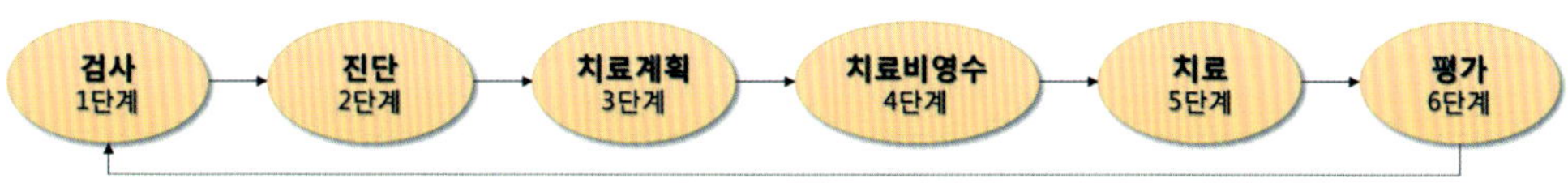


그림 2-3. 개인구강건강관리 과정

개인구강건강관리 과정의 순환주기는 통상 6개월이다. 왜냐하면 진찰 단계에서 관찰하지 못한 인접면의 초기우식병소가 있을 경우, 진찰 후 진행 확대되어 관찰이 가능하게 될 때까지 대략 6개월 정도가 소요되기 때문이다.

2000년 국민구강건강실태조사 결과에서 구강관리를 받은 후 6개월 이내에 치과병의원에 내원한 사람은 20% 이내이며, 구강병을 예방하기 위해서 내원한 환자비율은 내원한 환자의 20% 이내로 나타났다. 국민구강보건수준을 향상하기 위해서는 구강보건전문가는 적극적으로 개인의 구강보건의식을 개발시켜 계속구강보건관리가 성공적으로 이루어질 수 있도록 노력해야 한다.

#### (1) 진찰

진찰(검사)은 치과의사가 진단에 필요한 정보를 수집하는 제반행위로 일반검사와 특별검사로 구분한다.

일반검사는 통상 진찰이라고 하며. 병력을 청취하여 확인하는 문진으로부터 시작하며, 이어서 입술, 구강점막, 혀, 인두, 치아의 순으로 시진에 의하여 검사한다. 그리고 필요하면 청진, 후진, 촉진, 타진 등으로 검사하여 상세히 기록한다.

특별검사는 특별한 방법과 기준에 따라서 실시하는 검사로 X-ray 검사, 혈액검사, 조직검사, 세균검사, 치아우식증 발생요인검사 등이 있다.

(2) 진단

진단은 치과의사가 환자의 질병 상태를 판단하는 것으로 목적이 아니라 합리적인 치료계획을 수립하기 위한 전단계로, 가능한 질병에 대해 잘 아는 전문치과의사가 내려야 한다.

치과의사는 검사 과정에서 수집한 질병과 관련된 정보를 면밀히 분석하여야 하며 구강병명과 구강병의 진행정도까지 정확히 파악하여 결정해야 한다.

최근 치과디지털 장비의 발달로 구강스캐너를 통한 치아우식 검사가 가능해졌으며 X-ray 검사 진행 시 AI 학습을 통한 치아 사이나 치근에 발생한 병소를 찾아내는 기술에 대한 연구와 개발이 진행되고 있다. 더불어 치아내 산도 측정을 통한 치아우식을 찾아 지속적인 관찰을 진행할 수 있는 의료기기의 개발로 유치원이나 어린이집 아이들을 대상으로 한 구강검사를 통한 치아우식 발달과정을 추적 관찰하는 프로그램을 진행하고 있으며 이러한 정보는 치과의사의 질병 판단에 다양한 지표로 활용되고 있다.

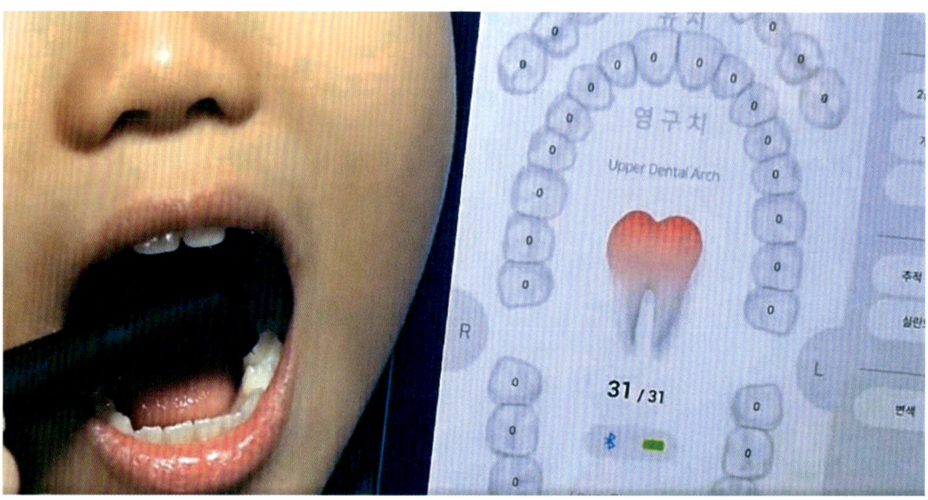


그림 2-4. 진단

### (3) 치료계획

치료계획은 합리적인 치료를 하기 위하여 수립하며, 구체적으로 하여야 한다. 먼저 필요한 치료를 파악하여 순서에 따라 열거하고, 치료 유형별로 세부적인 치료방법을 열거한다. 그리고 필요한 치료와 세부적인 치료방법을 환자가 이해할 수 있도록 말로 설명하고, 치료별 세부적인 치료방법을 선택하도록 한 후 환자가 선택한 치료방법을 조정하여 치료계획을 확정한다.

치료계획을 확정할 때는 환자의 치료비 지불능력을 감안하여야 치료 중에 치료를 중단하는 현상을 미리 예방할 수 있으며, 치료계획은 예방지향적, 포괄적 구강진료가 될 수 있도록 하여야 한다.

### (4) 치료비 영수

치료비는 치료계획을 수립하는 단계에 금액이나 영수방법이 확정된다. 일반적인 치료는 치료를 마친 후 치료비를 영수하지만 보철과 같이 고액이면 보철물을 제작하기 전에 계약금으로 일부 영수하고 보철물을 구강 내에 장착시킨 후 잔액을 영수하기도 한다.

### (5) 치료

치료는 환자가 치료계획을 수락하면 계획에 따라 치료를 진행하는데, 전문적인 치료가 요구되면 해당 전문치과의사의 협력을 받아 치료하도록 한다.

그렇지만 모든 치료에 대한 궁극적인 책임은 진찰 및 진단을 하여 치료계획을 수립한 치과의사에게 있으므로 치료계획을 수립한 치과의사는 치료가 성공적으로 끝날 수 있도록 책임 관리해야 한다. 치료를 마친 후에 치료내용과 예후를 환자가 이해할 수 있는 말로 설명하고 필요한 처방과 지시를 해야 한다.

### (6) 평가 및 계속관리

평가는 치료를 완료하고 일정한 기간(6개월)이 지난 후에 환자를 내원하도록 하여 치료결과를 평가하는 행위를 의미한다.

6개월 전에 검진할 때 발견하지 못한 구강병이나 새로 발생한 구강병이 있는지를 평가하고 구강병이 있으면, 다시 검진하여 치료계획을 수립 후 치료를 진행한다. 이와 같은 관리를 계속구강보건관리라 하며 줄여서 계속관리라 한다.

계속구강보건관리를 할 때 가장 중요한 것은 환자와 치과의사 사이에 신뢰할 수 있는 인간관계를 형성하는 것이다. 성공적인 계속관리를 위해서 치과의사는 먼저 환자와 계속관리일정을 약속하고 계속관리카드를 발부하며, 약속일이 가까워져 오면 약속일을 잊지 않도록 전화 또는 문자 등으로 재확인시켜야 한다.

## 2) 집단구강건강관리 과정

지역사회에서 집단의 구강건강을 일정한 주기로 계속 관리하는 과정을 계속집단구강건강관리 과정이라고 한다. 집단구강건강관리 과정은 실태조사, 분석, 사업계획, 재정조치, 사업수행 그리고 사업평가 등을 순환하며 관리하는 동적과정이다.

집단구강건강관리 과정의 순환주기는 보통 12개월이다. 실태조사단계에서 관찰하지 못한 인접면의 초기우식병소는 12개월 이상 방치하면 치수까지 진행될 가능성이 있기 때문이다.

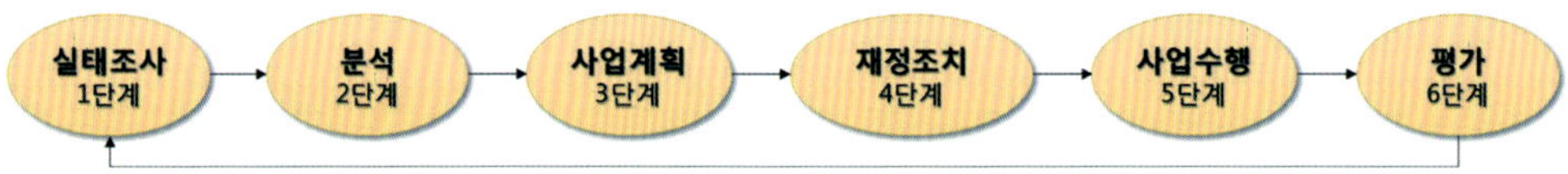


그림 2-5. 집단구강건강관리 과정

### (1) 실태조사

구강보건실태조사는 역학조사라고도 하며, 지역사회에서 제기된 구강보건문제를 해결하고 구강보건진료실태를 파악하기 위하여 실시한다. 지역사회의 구강보건문제는 주민의 신고나 진정에 의하여 제기되며 검진을 통하여 파악할 수 있다.

실태조사를 할 때는 구강병의 발생빈도, 발생경향, 집단의 특성 등의 변수에 대하여 조사하여야 한다. 집단의 특성으로는 규모, 경제, 연령, 성비, 학력, 치과의료기관 수, 치과의사 수 등의 변수에 관하여 조사하여야 한다.

### (2) 분석

실태조사를 할 때 수집한 자료는 구강보건전문가가 분석하여 지역사회구강보건 문제와 현황을 명확하게 파악해야 하고 성취할 구강보건 목표를 설정하는 데 필요한 구강보건 지표를 산출하여 제시해야 한다.

### (3) 사업계획

사업계획은 지역사회에서 성취할 구강보건 목표를 설정하고, 목표에 이를 방법과 재정조치, 사업수행, 사업평가 내용확인 절차를 수립하는 행위이다.

사업계획은 구강보건전문가가 구강보건 목표에 도달하는 방법을 결정한 후에 구강보건 목표에 도달하는 절차와 사업수행에 소요되는 경비의 조달방법과 지출계획을 구체적으로 작성해야 한다. 또한 사업계획은 예측되는 지역사회의 반응도 고려하여 수립해야 한다.

### (4) 재정조치

일반적으로 구강보건사업을 위한 재정은 국고보조나 자치단체의 재정에 의하지만, 사업계획을 할 때 계획한 경비조달방법과 지출계획에 의하여 재정적 조치를 한다.

### (5) 사업수행

구강보건사업은 사업계획이 수립되고 재정적 조치가 되면 시작한다. 사업에 참여하는 많은 사람이 상호간 긴밀한 협조를 하면서 사업전체가 효과적이고 합리적으로 수행될 수 있게 하려고 구강보건전문가는 조정기능과 관리기능을 하여야 한다.

### (6) 사업평가

사업평가는 사업수행 후 일정한 기간(12개월)이 경과한 후에 사업수행결과를 평가하는 행위를 의미한다.

사업평가는 사업계획, 사업수행과정, 사업성과, 사업효율 등에 관하여 평가하여야 한다. 그리고 구강보건사업은 계속된 사업이므로 평가결과는 다음 사업계획에 기초자료로 활용하도록 하여야 한다.

12개월 전에 실태조사를 하고 분석할 때 발견하지 못한 구강보건문제나 새로 발생한 구강보건문제가 있는지를 평가하고, 문제가 있는 경우 다시 실태조사 후 분석하여 사업계획을 수립하고 사업을 수행한다. 이처럼 관리하는 것을 계속집단구강보건관리라 하며 줄여서 계속관리라 한다.

사업평가의 효과를 최대로 하기 위하여 평가는 구강보건전문가가 주도하여야 하고 사업계획에 관련되었던 사람, 사업수행에 참여하였던 사람, 평가에 따라 영향을 받게 될 사람들이 평가에 참여하도록 하여야 한다.

## 2장 학습문제

1. 구강병 중 중대구강병(양대구강병)은?

2. 3대 구강병은?

3. 구강병 발생원인은?

4. 구강병 발생요인 중 숙주요인은?

5. 구강병 발생요인 중 병원체요인은?

6. 구강병 발생요인 중 환경요인은?

7. 구강병 관리 원리를 설명하시오.

8. 구강병 관리 원칙을 설명하시오.

9. 계속구강건강관리제도를 설명하시오.

10. 개인 구강건강관리제도 순환과정을 나열하시오.

11. 개인 구강건강관리제도 순환주기와 이유를 설명하시오.

12. 집단 구강건강관리제도 순환과정을 나열하시오.

13. 집단 구강건강관리제도 순환과정주기와 이유를 설명하시오.

14. 계속구강건강관리제도를 성공적으로 할 수 있는 방법을 설명하시오.

# 3장 역학 및 구강역학

## 1. 역학 및 구강역학의 정의

### 1) 역학(疫學)의 정의

역학(epidemiology)의 어원은 epi=upon(관하여), demos=the people(인구, 인간), ology=science(학문, 과학)라는 의미를 가진 그리스어의 합성어로서, 인간집단을 대상으로 숙주(host), 병원체(agent), 환경(environment)의 3가지 요인과 관련된 질병의 발생과 분포 및 경향의 양상을 관찰 분석하여 그 원인을 명백히 규명하고 그에 대한 예방대책을 수립하는 학문이라고 정의하며 공학적 역학이나 인체의 생체 역학과 엄밀히 구분하여 질병 역학이라고도 칭한다.

G. W. Anderson(1935)은 “역학이란 모든 질병을 집단현상으로 연구하는 학문”이라 정의하였고, F. G. Clark 교수는 역학은 “인간집단의 건강, 질병, 결손, 불구, 무능력 또는 사망 등의 발생과 분포에 영향을 주는 각종 요인과 상태를 연구하는 학문”이라고 정의했으며, 국제 역학회는 “인간집단 내에 발생하는 질병의 빈도와 분포를 결정하는 요인들에 관하여 연구하는 학문”이라고 정의하였다.

이러한 역학의 중요한 목적은 첫째, 인간 집단에서 발생되는 질병의 분포와 크기를 알아내어 기술 또는 서술(describe)하고 둘째, 질병의 발생 원인을 규명하여 셋째, 질병을 예방, 관리하기 위한 건강관리 사업을 계획, 수행, 평가하는데 필요한 기초자료를 제공함으로써 질병발생에 관한 예방대책을 세우는 것이다. 앞서 학자들이 언급한 내용이 약간씩 차이가 있지만 역학의 정의를 정리해 보면, 결론적으로 역학은 인간 집단에서 발생하는 질병 관련 분포 및 자료를 정리 기술하고, 이를 바탕으로 도식화, 분석하며, 이를 근거로 질병의 원인을 규명하여 질병을 예방할 수 있는 대책수립에 기여하는 학문이라고 할 수 있다.

## 2) 역학의 분류

질병 역학의 분류는 주로 질병의 발생 및 분포에 영향을 미치는 요인들을 전반적으로 이해하고 분석하는 거시적 관점에서 사회, 환경, 경제 등의 넓은 범주를 다루며, 여러 수준에서의 영향을 고려하게 된다. 역학의 분류는 그 속성에 따라 매우 다양하게 분류할 수 있다.

### (1) 분야 및 종류에 따른 분류

역학 분류에서는 기존 학문의 특징이 매우 다양한 만큼 모든 분야에 적용이 가능한 역학 특유의 다양성이 존재하게 되는 데, 그것은 다양한 분야와 그 원인에 따른 분류로 표시할 수 있다. 그 예로 감염성 질환 역학, 구강 역학, 분자 역학, 사고 역학, 사회역학, 심혈관질환 역학, 암 역학, 약물 역학, 영양역학, 유전 역학, 임상역학, 직업 역학, 환경역학 등을 들 수 있다. 구강 역학도 치과 분야에서 적용할 수 있는 역학 분류의 한 개념이다.

### (2) 연구 방법에 따른 분류

연구 방법에 따른 역학 연구의 개념적 분류에는 기술역학(descriptive epidemiology), 분석역학(analytic epidemiology), 이론역학(theoretical epidemiology), 실험역학(experimental epidemiology), 그리고 학자들의 의견들은 다르나 작전 역학(operational epidemiology)을 추가로 구분할 수 있다(표 3-1).

[표 3-1] 역학 연구의 개념적 분류

| 개념 분류 | 의미 |
|---|---|
| 기술역학(descriptive epidemiology) | 발생률, 분포, 특성 등을 기술하는 연구 범주(1단계) |
| 분석역학(analytic epidemiology) | 가설 통한 인과성 규명의 연구 범주(2단계) |
| 실험역학(experimental epidemiology) | 실험을 통한 인과성 규명의 연구 범주(2단계) |
| 이론역학(theoretical epidemiology) | 모델이나 이론으로 예측을 수식화하는 연구 범주(3단계) |
| 작전역학(operational epidemiology) | 지역 서비스의 계통적 실행 평가의 연구 범주 |

역학의 연구 형태의 관점에서 분류해 보면 관찰연구와 실험 연구, 준 실험 연구로 구분할 수 있으며 관찰연구는 다시 기술 연구와 분석연구로 구분한다(표 3-2).

[표 3-2] 역학 연구의 형태적 분류

<table>
<tr><th colspan="2">연구 형태</th><th>분류</th></tr>
<tr><td rowspan="2">관찰연구<br>(Observational studies)</td><td>기술 연구<br>(descriptive studies)</td><td>사례보고(case report)<br>사례군보고(case series)<br>생태학적연구(ecological study)</td></tr>
<tr><td>분석 연구<br>(analytical studies)</td><td>단면 연구(cross-sectional study)<br>환자-대조군 연구(case-control study)<br>코호트연구(cohort study)</td></tr>
<tr><td>준실험연구<br>(Quasi-experimental studies)</td><td colspan="2">정책/개입연구<br>실험실연구(일부)<br>임상시험(일부)</td></tr>
<tr><td>실험연구<br>(Experimental studies)</td><td colspan="2">실험실연구(experimental laboratory study)<br>임상시험(clinical trial)<br>지역사회개입연구(intervention study)</td></tr>
</table>

### 3) 구강역학의 정의

따라서 앞서 언급하였던 역학의 범주 안에 포함된 구강역학도 맥락을 같이하고 있으며 치의학 분야에 속하는 구강역학(口腔疫學, oral epidemiology)은 구강병 발생과 분포에 영향을 미치는 요인과 요인들이 작용하는 기전을 찾아내고 원인을 규명함으로써 궁극적으로는 구강병을 예방할 수 있도록 대책을 수립하는데 기여하는 학문이다.

## 2. 역학 및 구강역학 연구의 필요성

### 1) 역학의 필요성

역학의 시작은 지역사회 인구 집단에서 급속히 퍼지는 급성전염병을 효율적으로 관리하기 위해 전염병의 발생 원인과 요인과 요인 간의 작용기전을 규명하는 데서 출발했으며, 1930년대 후반부터 급성전염병뿐만 아니라 비전염성 질환 및 만성 질환을 포함한 모든 질병의 생리적 상태와 이상상태의 집단발생으로 확대 적용되었고, 전염성이 없어도 인구집단에서 발생하는 다발성질환이면 질병의 원인과 분포 규모, 작용기전 등 관리방법을 연구하여 예방대책을 강구하는 데 이용되고 있다.

역학 연구의 대표적인 예는 1854년 John Snow가 콜레라에 대한 역학적인 기술 연구를 통하여 콜레라를 발생시키는 원인이 물과 관계가 있다는 사실의 인과성을 밝혀내고 그 원인인 오염원을 제거하여 주민들의 콜레라 감염을 차단하고 예방하는데 기여하였다. 이를 역학조사라고 하는데 이 사건을 통하여 보건학적으로 많은 발전이 이루어지는 계기가 되었으며, 이러한 기술 역학적인 조사 방법은 최근에도 사람들에게 발생하는 질병뿐만 아니라 동물과 식물 집단에서도 활용되고 있다.

### 2) 구강역학의 필요성

역학적 연구 개념의 적용은 치의학 분야에서도 반드시 필요하다. 구강 역학연구를 통해 지역사회 인구집단에 대한 구강건강 상태를 조사하고 구강보건 정책수립이나 보건의료 수요측정, 보건사업 평가 등을 하는데 중요한 자료와 대책을 마련할 수 있는 근거가 되기 때문이다.

구강 역학에서 연구의 조사과정은 구강병의 발생분포를 조사 및 결정하는 과정과 구강병 발생에 작용하는 요인들 간에 작용하는 원인과 가설을 설정하고 이를 입증하는 과정으로 구분하며, 우선 구강질병의 분포를 확인 및 결정하고, 가설설정과 가설입증이라는 세 단계의 진행을 통해 이루어 진다.

한가지 예로 구강 역학의 연구를 통해 치과의사 Mckay와 Dean이 불소가 치아우식증 예방효과가 있다는 사실을 밝혀낸 것은 구강 역학에서의 연구결과로 공중보건 분야에서 위대한 업적으로 꼽히는 역사적으로 인정된 성과이며, 이후 반점치 발생의 원인규명을 통해 적정 불소농도의 기준을 제시하고 이를 근거로하여 치아우식증을 예방할 수 있는 현재의 불소복용법의 적용은 구강역학을 통해 이루어 낸 응용 사례라 할 수 있다. 최근에는 지역사회 구강 보건의료서비스의 연구에서도 역학적인 연구 방법을 많이 이용하고 있는 추세이다.

## 3. 역학의 역할

역학의 역할은 기술적 역할, 원인규명의 역할, 연구전략 개발의 역할, 질병유행 발생의 감시 역할, 보건사업의 평가의 역할로 분류할 수 있다.

### 1) 기술적 역할

역학과 구강역학의 가장 기본적인 역할로 수집된 자료나 기존자료를 의도적인 설계나 조작 없이 분석하여 지역사회의 건강 및 질병 양상에 대해서 역학적 해설을 붙여 기술하는 것을 말한다. 즉, 질병의 자연사에 관한 기술, 구강건강수준과 구강병 양상에 관한 기술, 기술지수의 개발 및 새로운 구강보건지수 개발에 관한 기술, 질병이나 건강수준 등의 연령별, 지역적, 계절적, 시기적인 분포 등을 기술하는 것을 말한다.

### 2) 원인규명의 역할

역학의 가장 중요한 역할로써, 새로운 질병 또는 기존의 질병발생에 영향을 준 요소, 요인 및 특성과 이에 관련된 요인 간의 상호관계, 유행 등의 원인을 밝혀내는 역할이다.

구강역학에서 원인규명은 그동안 밝혀지지 않은 구강병들의 발생원인과 기전을 알아내고 기존의 여러 구강병 등의 발생에 관한 원인들을 규명하는 것이다.

그 질병의 원인을 알아야 백신을 개발하고 사전에 예방할 수 있기 때문이다.

### 3) 연구전략 개발의 역할

의학이나 구강 역학에서 모두 연구하는 대상이 인간이기 때문에 실험할 때 윤리적으로나 도덕적인 면에서 크게 제약을 받고 있다. 그러므로 이러한 조건들에 위배되지 않으면서도 건강이나 구강건강에 미치는 원인을 명백히 증명해 줄 수 있는 연구방법의 개발이 필요하다.

### 4) 질병유행 발생의 감시 역할

질병의 유행이 발생되면 즉시 조치를 취해야 확산되는 것을 방지할 수 있으므로 질병의 이상 상태를 실시간으로 감시해야 한다. 이것은 감염의 발생, 유병률 및 분포를 모니터링 하여 질병 자료를 수집, 분석을 통한 해석을 하는 것을 의미하는데, 이러한 조사 자료는 국공립 연구소 자료, 법정 전염병 신고, 병원 의무기록, 현지조사 및 기타 연구자료 등이 존재 한다.

구강역학에서는 일반 구강병들은 대개 만성 질환이기 때문에 감염병처럼 전염이 급속히 확산되지는 않지만 특히 반상치(mottled tooth)는 그 지역사회의 특성에 따라 서서히 발생되므로 사전에 조사된 자료를 이용해 그 원인을 알아보고 대책을 세워야 한다.

### 5) 보건사업 평가의 역할

이 역할은 보건사업의 필요도를 측정, 평가하고 새로 시행될 사업계획과 설계에 대한 평가를 하며, 사업의 진행과정과 그 효율성에 대한 평가를 한 후 실제로 그 사업으로 인해 창출된 효과를 평가하여 다음 사업진행 시 참고자료로 이용된다. 보건사업의 평가와 구강보건사업의 평가는 주로 작전역학에서 수행되고 있다.

## 4. 역학 연구의 분류

역학은 인구집단에 발생하는 질병의 빈도, 분포 및 결정요인에 대해 연구하는 학문으로 역학적 연구방법이란 질병의 원인 및 발생에 관계되는 요인, 숙주 및 환경의 모든 관계를 연구하는 것으로 실험과 관찰로 분류할 수 있다.

인간을 대상으로 하는 역학은 도의적인 면에서 실험을 한다는 것은 매우 제한적이고 어려운 일이기 때문에 대부분 관찰(observation)로 이뤄지지만 새로운 치료약의 효과판단 등의 경우 제한된 조건에서 실험(experiment)을 하는 경우도 있다.

앞서 서술한 바와 같이 역학 분야에서의 개념적 연구는 기술역학, 분석역학, 이론역학, 실험역학, 작전역학으로 구분되며, 관찰이 필요한 역학적 연구의 형태는 기술연구와 분석 연구로 분류할 수 있는데 기술연구는 주로 인적, 지역적, 시간적 특성들의 서술 연구로 사례보고, 사례군보고, 생태학적 연구가 이에 해당하며, 분석연구에는 단면 연구, 환자군-대조군 연구, 코호트 연구가 여기에 속한다. 또한 역학연구에는 많은 시간과 비용이 소모되므로 연구의 효율성을 위해 기술역학을 통해 얻은 자료를  분석하여 질병발생의 가설을 설정하고, 가설의 정, 부를 판단하기 위해 분석역학을 실시하며, 입증된 가설의 결과를 수식화하는 이론역학으로 이어지는 순환과정으로 수행된다(그림3-1).

〈역학 연구의 개념적 분류〉

1) **기술역학**(descriptive epidemiology): 1단계 역학, 질병의 자연사 기술
- 인적 특성: 연령, 성, 인종, 사회계층, 직업, 결혼상태, 기타 인적 변수
- 사회적 특성: 지역, 직업, 인구밀도, 교통, 사회문화, 경제 및 교육 수준
- 생물학적 특성: 연령 특성, 성별 특성, 종족 특성 등 숙주의 생체적 특성
- 지역적 특성: 지방성(토착성), 유행성, 산발성, 범발성
- 시간적 특성: 추세변화, 주기변화(순환변화), 계절변화, 불규칙변화

2) **분석역학**(analytic epidemiology): 2단계 역학, 질병과 원인의 인과관계 규명
- 단면 연구(cross-sectional study)
- 환자 - 대조군연구(case - control study)
- 코호트연구(cohort study)

3) **이론역학**(theoretical epidemiology): 3단계 역학, 질병 발생 유행현상을 수식화

4) **실험역학**(experimental epidemiology): 질병 발생 원인을 실험적으로 규명

5) **작전역학**(operational epidemiology): 계통적 연구를 통한 서비스 향상

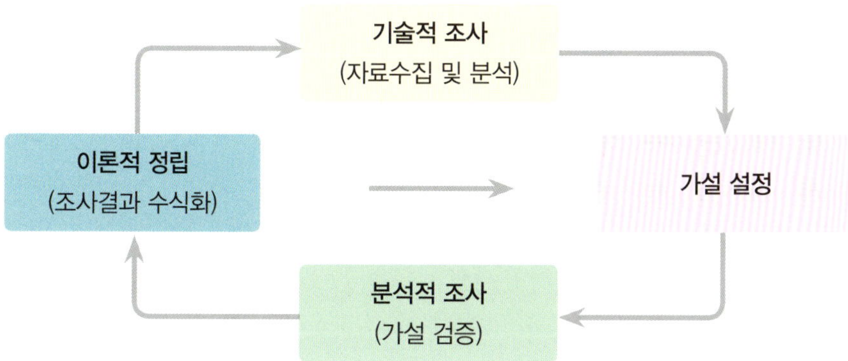


그림 3-1. 역학연구의 순환과정(epidemiological study cycle)

## 1) 기술역학(descriptive epidemiology)

기술역학은 1단계 역학으로 인구집단에서 발생하는 모든 질병의 규모와 분포를 있는 그대로의 상황으로 파악하여 기술함으로써 질병발생의 원인에 대한 가설을 얻기 위하여 시행한다. 인간 집단에서 발생하는 질병들은 독특한 집단현상이 나타나며 이러한 집단현상을 역학현상이라 하는데, 이러한 질병 발생 현상을 조사하기 위해 기술역학이 다른 역학들과 접근법에서 상이한 점은 어떤 하나의 사실에 대해서 구체적인 가설을 증명하기 위한 연구를 하는 것이 아니라 상황을 그대로 파악하고 기술하여 그 기초가되는 가설을 제공하는데 있다.

기술역학은 인간집단에서 발생하는 질병에 대하여 처음 발생 시부터 종료될 때까지 주로 질병의 자연사와 관련된 내용을 기술하는 것으로, 인적(인구학적) 특성, 지역(지리)적 특성, 시간적 특성이 기술역학의 주요변수들이다. 대체로 사례보고, 사례군보고, 생태학적 연구가 이에 속한다.

### (1) 인적 특성

#### ① 연령별

역학적 연구에서 가장 기본적으로 많이 사용되는 변수로 발병률 및 사망률과 깊은 관계를 갖고 있으며, 연령에 따른 질병빈도 차이와 질병 발생간의 연관성이 있기 때문에 항상 고려되어져야 한다.

#### ② 성별

질병의 이환율과 사망률, 발병률 등에서 성별에 차이가 많이 있으며, 이는 남·녀 간의 유전적인 소인과 호르몬의 특성 그리고 생활습관이나 환경의 차이가 있기 때문이다.

③ 인종별

질병발생과 인종 간에는 많은 차이가 있는데, 일반적으로 흑인과 백인 간에 질병 발생 종류나 사망률 등이 많이 다르게 나타나고 있다. 이러한 차이는 환경적 요인, 생활습관, 의료수혜 정도의 차이라고 알려지고 있으며, 유전적인 소인의 영향도 있다고 볼 수 있다.

④ 사회계층별

즉 직위 등에 따라 실병 발생 양상이 다르게 나타나는데, 낮은 사회계층일수록 감염성 질환이 많이 발생되는 이유로는 생활환경이 나쁘기 때문에 비위생적일 수 있고 건강관리를 소홀히 하여 조기 진찰·진단 및 치료받을 시기를 놓치는 경우가 많기 때문이다. 질병의 분포 양상, 사망률과 이환율, 문화권과 생활권의 변화에 따라 다양한 변수로 작용한다.

⑤ 직업별

인간의 외적 활동과 관계가 깊은 관계로, 직업에 따라 각각 다른 작업환경에서 근무하기 때문에 질병 또한 각기 다른 직업병이 발생되는 경우가 많다. 직업과 관련된 질병원인으로는 물리적 요인과 소음, 화학물질, 진동 등 스트레스 등이 있다.

⑥ 결혼 상태별

결혼 여부에 따라서 일상생활의 특이성과 생활의 리듬이 달라지고 가족 구성원들의 성격에 따라 질병 예방에 대한 관심도가 달라지기 때문에 육체적·정신적인 건강에 많은 영향을 미치게 되므로 사망률에도 많은 차이가 나타나고 있다. 이혼하거나 독신으로 생활하고 있는 사람보다는 정상적으로 결혼 생활을 하고 있는 사람들의 사망률이 적은 것으로 조사되고 있다.

⑦ 기타 인적 변수

질병의 발생이나 사망 등에 관계되는 다양한 변수로 개인의 연령, 성격, 종교, 혈액형, 영양상태 등이 있고, 가족 구성원들이 미치는 영향으로 가족 수, 부모 연령, 부모 생존여부 등 기타 인적 변수들이 다양하다.

(2) 사회적 특성(social factors)

질병이 발생하는 원인요소가 사회적인 환경요인에 의해 영향을 받기 때문에 발생되는 질병의 유행이 달라지는 것을 말한다. 사회적 환경요인으로는 지역(도시, 농어촌), 직업의 종류, 인구밀도, 교통사정, 사회문화, 경제정도, 의료혜택 등의 특성이 있다. 도시 사람들이 농어촌 사람들보다 치아우식증 발생률과 치아우식증 경험률이 높으며, 치주병은 교육수준이 낮을수록 발생률이 높다.

### (3) 생물학적 특성(biological factors, 생체적 현상)

연령별, 성별, 종족별 등 숙주요인의 생물학적 특성에 따라 질병의 유행양상이 달라지는 현상을 말한다. 숙주 체내에 병원체가 침입하였다고 해도 반드시 감염 또는 발병되는 것이 아니고 그 숙주의 특성에 따라 저항력(resistance)이 있어 방어할 수도 있으며 또는 숙주가 감수성 상태에 있을 경우 감염되거나 발병될 가능성도 있다.

일반적으로 동일한 조건 속에서도 어떤 사람은 감기에 걸리는 사람이 있고 걸리지 않는 사람이 있는데 연령에 따라서는 성인보다는 어린이가, 성별에 따라서는 남자보다는 여자가 비교적 걸리는 확률이 높다. 결핵의 경우 백인보다 흑인이 발생률이 높다.

또한 구강 역학적으로 보면 치아우식증(dental caries)의 경우 성인보다는 어린이가, 흑인보다는 백인이 발생률이 높고, 치아우식증 경험률 역시 연령과 정비례 관계가 있는데 유치에서는 남자가 여자보다 높고 영구치에서는 여자가 남자보다 높게 나타난다.

치주병(periodontal disease)의 경우 어린이보다는 성인에게서 많이 발생하고, 특히 사춘기 이후에 급격히 발생률이 증가하기 때문에 연령과 정비례하며, 남성이 여성보다 유병률이 높게 나타난다.

이와 같이 질병의 발생은 숙주의 특성 즉, 질병에 저항할 수 있는 저항력(resistance)과 침입한 병원체에 대항하지 못하는 감수성(susceptibility)에 따라 상당한 차이가 있다.

### (4) 지역적 특성

지역(지리)의 특성에 따라 계속적으로 특정질병이 발생하는 현상으로 산맥, 바다, 사막 등 지리적으로 인하여 질병 발생 유행 양상이 다른 경우를 말한다. 그 이유는 그 지역 주민들의 사회적 습관, 문화적인 차이, 유전적인 소인 등의 영향이 원인이라고 볼 수 있다. 지리적 변수로는 지방성(풍토성), 유행성, 범발성, 산발성으로 분류되고, 감염성과 비감염성이 추가되기도 한다(표 3-3).

[표 3-3] 지역적 특성

| 분류 | 내용 | 발생질병 |
|---|---|---|
| ① 범발성<br>(汎發性-<br>pandemic) | 질병 발생지역이 일부지역에 국한되지 않고 전 세계적으로 여러 나라에서 발생하고 유행하는 질병발생 양태를 말한다. | • 치아우식증 • 치주병<br>• 인플루엔자 • COVID-19 등 |
| ② 유행성<br>(流行性-<br>epidemic) | 어떤 특정 국가의 다수의 지역에서 질병이 발생하거나 유행하여 많은 환자가 발생된 경우를 말한다. | • 장티푸스<br>• 외래유행병<br>• 콜레라 |

| | | |
|---|---|---|
| ③ 지방성<br>(地方性–<br>endemic) | 지방성 또는 풍토성이라고도 하는데 어떤 지역에서 특정 질병이 오랫동안 계속적으로 발생하는 것을 말한다. 우리나라에서는 낙동강 유역에서 기생충 질환이 많이 발생된다. | • 음료수에 불소이온 농도가 높은 지역: 반상치 발생<br>• 하천, 강 부근지역: 간디스토마 발생 |
| ④ 산발성<br>(散發性–<br>sporadic) | 질병의 발생이 특정 지역으로 집중되는 것이 아니라 일부 한정된 지역에서 개별적·산발적으로 발생되는 양상을 말한다. | • 렙토스피라증 |
| ⑤ 감염성<br>(communicable) | 병원성 미생물과 독성 산물이 옮겨지면서 발생되는 것 | • 신종독감 • 조류독감(AI)<br>• 중동호흡기증후군(MERS,) |
| ⑥ 비감염성(non-communicable) | 질병의 발생원인이 병원균이 아닌 사회, 문화적 요인으로 발생되는 것 | • 영양장애 • 비만<br>• 고혈압 • 대사성증후군 등 |

(5) 시간적 특성

질병 발생의 변동양상이 일정한 시간의 경과에 따라 주기를 가지고 유행하는 것을 시간적 특성이라고 하는데 그 질병 발생 주기의 크기에 따라서 추세변화(secular change or trend), 순환변화(cyclic change), 계절변화(seasonal change), 불규칙변화(irregular change)로 분류된다(표 3–4).

**[표 3–4]** 시간적 특성

| 분류 | 내용 | 발생질병 |
|---|---|---|
| ① 추세변화<br>(secular change or trend) | 장기변화라고도 하는데 질병 발생이 수십 년에 이르는 장기적인 주기를 가지고 유행하는 질병의 특성을 말한다. | • 장티푸스 – (30~40년)<br>• 인플루엔자 – (30년)<br>• 디프테리아 – (10~24년)<br>• 성홍열 – (10년) |
| ② 순환변화<br>(cyclic change) | 주기적 변화라고도 하는데 질병발생 빈도가 수년간을 주기로 반복적으로 발생하는 현상을 말한다. | • 인플루엔자 B형 – (4~6년)<br>• 인플루엔자 A형 – (2~3년)<br>• 일본뇌염 – (3~4년)<br>• 백일해 – (2~4년)<br>• 홍역 – (2~3년) |
| ③ 계절 변화<br>(seasonal change) | 질병발생 분포가 1년을 주기로 하여 계절적 특성에 의해 발생하는 것으로 순환변화의 한 부분에 속한다고 볼 수 있다. | • 소화기성 질환 – (여름)<br>• 급성호흡기 질환 – (겨울)<br>• 유행성 출혈열 – (6, 11월말) |
| ④ 불규칙 변화<br>(irregular change) | 일일변화, 돌연유행, 불시유행으로 어떤 질병이 일시적으로 국한된 지역에서 발생되는 현상으로, 외국에서 전염병이 여러 경로를 통해 국내로 전염되어 돌발적으로 유행하는 경우를 말한다. | • 수인성 전염병<br>• 호흡기 질환<br>• 외래 전염병<br>• 콜레라(대표적인병) |

## 2) 분석역학(analytic epidemiology)

분석역학은 2단계 역학이라고도 하는데, 기술역학에서 관찰을 통하여 얻어진 결과를 바탕으로 질병 발생에 대한 가설을 구체적으로 설정하고, 그 가설의 진위여부를 규명하는 과정이다. 분석역학에서의 연구 형태로는 단면 연구(cross-sectional study), 환자-대조군 조사연구(case-control study), 코호트 연구(cohort study) 등이 있다.

### (1) 단면 연구(cross-sectional study)

단면 연구란 현재의 시점에서 원인요소와 질병을 동시에 조사하여 서로 간의 관련성을 보는 방법으로, 일정한 인구집단을 대상으로 하여 특정한 시점 또는 기간 내에 질병을 조사하고 각 질병과 그 인구집단이 가지고 있는 속성과 관계를 찾아내는 연구방법을 말한다.

기술역학의 연구 방법 중 기술연구와 단면 연구의 차이점은 가설이 있는지 없는지에 따라 다른데 기술연구는 가설 없이 상황을 알아보기 위한 것이고, 단면 연구는 구체적인 가설을 가지고 검증하기 위해 시행된다는 점이 다르다.

또한 단면 조사연구는 한 번에 대상 집단의 질병양상과 여러 속성을 동시에 파악할 수 있고 유병률을 알아낼 수 있으므로 유병조사(prevalence study)라고도 한다.

### (2) 환자-대조군 연구(case-control study)

본 조사의 목적은 연구하고자 하는 질병에 이환된 환자군과 질병이 없는 대조군을 선정하여 어떤 질병의 요인이 된다고 의심되는 인자나 속성에 폭로된 정도를 비교 검토함으로써 의심되는 요인과 질병발생과의 원인관계를 규명하는 연구방법이다.

이 방법은 현재의 결과에 대한 것을 과거에서 그 원인을 찾고자 하는 것으로 환자의 선택과 대조군의 선택이 매우 중요한데 진단기준이 정확해야 하고 대조군 선택 시 가장 중요한 문제는 환자군과 대조군의 모든 조건이 동일해야 하며, 조사하고자 하는 질병만 가지고 있다는 점만 달라야 한다. 즉, 연령, 성별, 인종, 경제상태 등이 비슷하여야 정확하게 규명할 수 있기 때문이다.

### (3) 코호트 연구(cohort study)

코호트(cohort)란 의미는 동일한 특성을 가진 인구집단의 뜻으로 코호트 조사연구는 연구하고자 하는 질병에 이환되지 않은 집단을 대상으로 하되 그 질병발생의 요인이 있다고 생각되는 인구집단과 질병발생의 요인을 가지고 있지 않은 두 집단을 계속 관찰하여 질병의 발생률을 비교, 분석하는 방법이다. 처음에는 집단 전체의 유병조사(prevalence study)를 하는 것이 일반적이며, 어떤 질병의 요인에 폭로된 군과 비폭로된 군으로 나눈 후 두 집단 간에 질병 발생률을 비교하는 연구라고 할 수 있다.

또한 코호트 연구는 전향성 코호트 조사(prospective cohort study)와 후향성 코호트 조사(retrospective cohort study)로 분류되는데 전향성 코호트 조사는 질병에 이환되지 않은 집단을 대상으로 하고 후향성 코호트 조사는 과거 기록이 있는 확실한 대상으로 과거기록에 근거를 두고 질병 발생률을 비교하는 조사인데 과거의 기록이 충분하지 못할 경우 적절한 조사 및 연구를 수행하기 어려운 점이 있다.

**[표 3-5] 분석역학의 분류 및 장 · 단점**

| | 1. 단면 연구<br>(cross-sectional study) | 2. 환자-대조군 연구<br>(case-control study) | 3. 코호트 연구<br>(cohort study) |
|---|---|---|---|
| **대상자** | 일정한 인구집단 | 질병에 이환된 환자군과 질병이 없는 대조군 | 동일한 특성을 가진 인구집단 중 질병에 이환되지 않은 집단 |
| **장점** | ① 질병 양상과 관련된 여러 속성을 한 번에 파악, 비교할 수 있다.<br>② 특정 질병의 유병률을 알 수 있다.<br>③ 짧은 시간에 결과를 얻으므로 시간과 경비가 적게 든다.<br>④ 환자-대조군 연구보다 편견(bias)이 적다.<br>⑤ 자료의 정확도가 높다.<br>⑥ 연구결과의 모집단 적용이 가능하다. | ① 단기간에 수행이 가능하다.<br>② 시간, 경비, 노력이 적게 든다.<br>③ 조사대상자의 표본이 적어도 가능하다.<br>④ 기존자료를 활용할 수 있다.<br>⑤ 잠복기가 긴 질병과 희귀 질병에 가능하다.<br>⑥ 많은 가설을 한 번에 시험할 수 있다. | ① 비교적 신뢰성과 사회성이 높은 자료를 얻을 수 있다.<br>② 여러 가지 가설을 한 번에 검증할 수 있다.<br>③ 질병의 자연사 파악이 가능하다.<br>④ 인과관계를 구체적으로 확인할 수 있다.<br>⑤ 질병발생의 위험률을 직접 구할 수 있다.<br>⑥ 연구결과의 모집단 적용이 가능하다. |
| **단점** | ① 급성전염병은 발병기간이 짧기 때문에 조사의미가 상실될 수 있다.<br>② 유병률이 낮은 질병은 실행하기 어렵다.<br>③ 상관관계는 알 수 있으나 인과관계는 분별하기 어렵다.<br>④ 대상 인구집단이 비교적 커야 한다. | ① 대조군 선정과 요건을 맞추기가 매우 어렵다.<br>② 기억에 의해 조사되므로 편견이 작용할 수 있다.<br>③ 모집단이 없는 경우 응용에 문제가 있다.<br>④ 수집된 정보가 부정확할 수 있다.<br>⑤ 인과관계의 질을 확인할 수 없다. | ① 시간, 노력, 경비가 많이 든다.<br>② 장기간 추적조사로 인해 정확도가 떨어질 수 있다.<br>③ 연구기간이 길어 추적조사에 변동이 생길 수 있다.<br>④ 발생률이 낮은 질병에 이용이 곤란하다.<br>⑤ 연구대상자에게 노출되어 연구결과에 영향을 준다. |

### 3) 이론역학(theoretical epidemiology)

이론역학은 3단계 역학이라고 할 수 있는데 전염병 발생모델과 유행현상을 수리적으로 분석하여 이론적으로 유행법칙이나 현상을 수식화하는 역학이다. 이론역학은 이론적 모형을 설정하고 수학적 공식에서 얻어진 이론치를 비교 검토함으로써 그 타당성을 검정하거나 요인들의 상호관계를 수리적으로 규명해내는 역학으로서 계량역학(quantitative epidemiology)이라고도 하며 전염병의 발생이나 유행을 예측하는데 활용될 수 있다.

### 4) 실험역학(experimental epidemiology)

실험역학은 질병의 발생 원인을 실험을 통해서 그 결과를 보는 가장 확실한 방법이라고 할 수 있다. 그러나 실험대상이 인간집단이므로 윤리적인 면에서 제약이 따르기 때문에 인간에게 피해를 줄 수 있는 실험은 할 수 없으며, 실제 적용은 새로운 치료약의 효과 판단이나 예방 접종 등 극히 제한된 임상 실험에서만 활용되고 있으므로 임상역학이라고도 한다.

실험역학에서 가장 중요한 세 가지 전략은 다음과 같다.

첫째, 실험군(experimental group)과 대조군(control group)을 정할 때 동일한 확률에 의거하여 연구대상을 무작위 추출 할당 하여 두 집단 간에 조작 여부 외에 다른 요소들이 같도록 해야 하고 둘째, 연구자나 피연구자 모두가 본인이 어느 군에 소속되어 있는지 모르도록 함으로써 실험 중 행위가 달라져서 실험결과에 영향을 미칠 가능성을 배제하기 위한 이중맹검법(double blinded method)을 사용해야 하며 셋째, 이 방법을 완전하고 확실히 수행하기 위해서는 약리작용 이외의 심리적 작용(placebo effect)으로 발생하는 편견을 제어하여 정확한 결과를 얻기 위한 위약투여법(placebo administration)을 사용하는 것이 좋다.

- **이중맹검법**(double blinded method): 실험 약의 효과를 객관적으로 평가하고자 실험이 끝날 때까지 진짜 약과 가짜 약을 피검자에게 무작위로 투여하고, 연구자들에게도 누가 진짜 약을 투여받았는지 알리지 않는 방법으로 실험시 편향의 작용을 예방하는 효과가 있음
- **위약투여법**(placebo administration): 투약자와 복용자 모두 실험에 사용하는 약품을 알 수 없도록 약의 맛, 색상, 냄새, 형태 등은 똑같고, 약리작용만 없는 약을 투여하여 실험에서 심리적 작용으로 발생할 수 있는 편견을 배제하는 방법

### 5) 작전역학(operational epidemiology)

작전역학은 Omran에 의해 처음 소개된 이론으로 보건의료서비스를 포함하는 지역사회 서비스(community services)의 운영에 관한 계통적 연구를 의미하며 서비스의 향상을 목적으로 하는 것이라고 정의하고 있다.

작전역학은 여러 가지 요인과 함께 작용하여 구별하기 어렵지만, 원인을 제거함으로써 인과관계의 예방효과를 측정할 수 있고 실용적인 활용으로 증명이 가능하기 때문이다. 특히 보건사업의 운영 및 평가에서는 작전역학을 지역사회 보건서비스 연구에 응용하고 있으며, 최근에는 여러 학문들에서 이러한 역학적 개념을 많이 적용하며 활용하고 있는 실정이다.

작전역학에서 수행하는 연구의 예를 살펴보면 보건사업과 구강보건사업의 효과 평가, 사업운영 과정에 관한 연구, 보건사업에 투입된 예산, 경비, 노력에 대한 효과와 결과의 연구, 사업의 수용 또는 거부반응에 영향을 미치는 요인의 규명, 지역사회 보건 및 구강보건 문제를 해결하기 위한 여러 가지 접근방법의 비교 평가 그리고 관련된 문제점, 장애요인, 개선방안, 다양한 제안과 같은 내용들이 주제이며, 이러한 내용들이 작전역학의 범위에 모두 포함되는 것이다.

# 학습문제

3장

1. 역학의 정의를 쓰시오.

2. 구강역학의 정의를 쓰시오.

3. 역학의 지역적 특성에서 지방성(풍토성)에 대하여 설명하시오.

4. 역학의 지역적 특성에서 유행성에 대하여 설명하시오.

5. 역학의 지역적 특성에서 범발성에 대하여 설명하시오.

6. 역학의 지역적 특성에서 산발성에 대하여 설명하시오.

7. 역학의 시간적 특성에서 추세변화에 대하여 설명하시오.

8. 역학의 시간적 특성에서 순환변화에 대하여 설명하시오.

9. 역학의 시간적 특성에서 계절적 변화에 대하여 설명하시오.

10. 역학의 시간적 특성에서 불규칙변화에 대하여 설명하시오.

11. 역학의 특성에서 사회적 현상을 설명하시오.

12. 역학의 특성에서 생물학적 현상을 설명하시오.

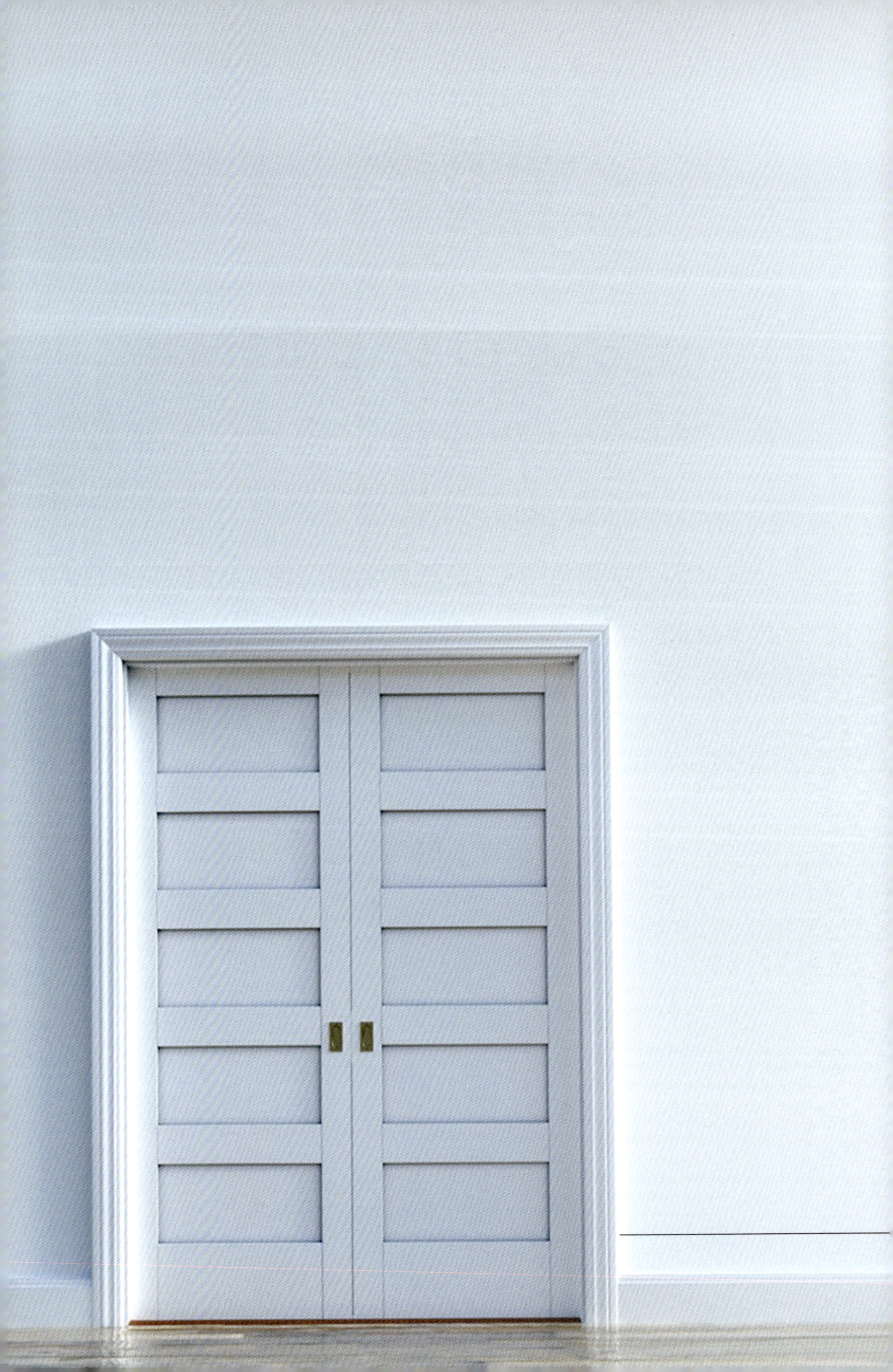

PART 2

# 구강질환 예방관리

# 4장 치아우식증 예방관리

## 1. 치아우식증(dental caries)의 정의

치아우식증은 치아경조직 질환으로, 세균에서 발생된 산의 작용으로 치질 중 무기질이 탈회된 후 남아있는 미량의 유기질이 세균에 의하여 파괴되어 생긴다.

치아우식증을 방치하여 계속 진행되면, 급성장액성치수염이나 급성화농성 치수염을 유발하여 참을 수 없는 치통이 유발될 수 있고, 만성치수염이나 치수괴사를 유발하여 치조골에 농양이나 낭종이 유발되며, 골수염과 급만성 상악동염이 유발될 수도 있다. 기원전 12,000년 이전에 살던 장두개골 인류들은 치아우식증이 발생하지 않았으나, 기원전 12,000~3,000년의 신석기 시대에 살던 단두개골 인류들은 2.94%가 발생하였다. 그리고 청동기시대 사람은 21.68%가 발생하였으며, 철기시대 사람은 40.67%가 발생하였다는 보고가 있다.

치아우식증은 치아경조직 질환으로써 치질 중 무기질이 탈회되고 유기질이 파괴되어 치아 경조직의 결손을 초래하는 질환으로 전세계 인류들에게 가장 빈발하는 범발성(pandemic) 만성질환이다.

한번 발생되면 치료를 완벽하게 한다고 해도 평생동안 그 흔적이 남아있고 연령, 성별, 직업에 관계없이 유치(milk teeth)와 영구치(permanent teeth)에 발생하여 이에 대한 확실한 대책이 없다. 다만 예방에 힘을 기울여서 부분적인 효과를 나타내고 있는 실정이다.

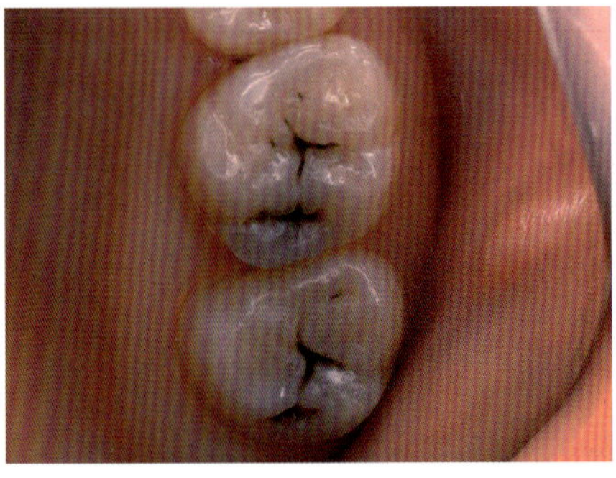

그림 4-1. 치아우식증 발생

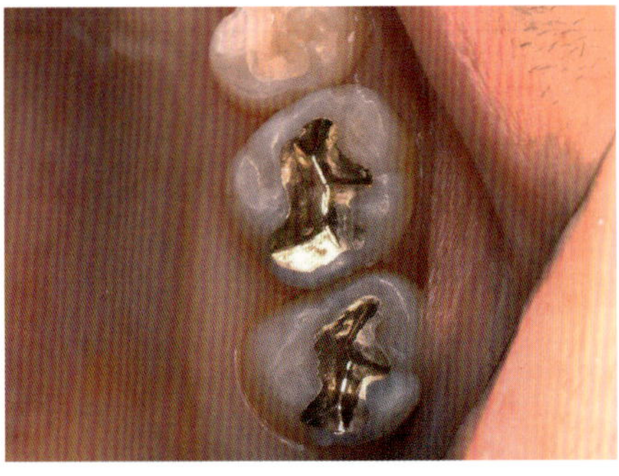

그림 4-2. 치아우식증 보철 치료

[표 4-1] 주요 OECD 국가별 12세 청소년의 우식경험 영구치아 수의 변화

| 국가명 | 우식경험 영구치아수(개) | |
|---|---|---|
| | 이전 (조사연도) | 최근 (조사연도) |
| 그리스 | 2.7 (1998) | 2.1 (2010) |
| 네덜란드 | 1.1 (2000) | 0.6 (2012) |
| 뉴질랜드 | 1.6 (2000) | 0.9 (2015) |
| 덴마크 | 1.0 (2000) | 0.6 (2010) |
| 대한민국 | 3.3 (2000) | 2.1 (2010) |
| 독일 | 1.2 (2000) | 0.5 (2014) |
| 미국 | 1.2 (2000) | 0.4 (2018) |
| 스웨덴 | 1.0 (2000) | 0.7 (2015) |
| 스위스 | 0.9 (2000) | 0.8 (2009) |
| 아이슬란드 | 1.5 (1996) | 2.1 (2005) |
| 아일랜드 | 1.5 (1996) | 1.1 (2002) |
| 영국 | 0.9 (2000) | 0.8 (2013) |
| 일본 | 2.7 (2000) | 1.3 (2010) |
| 핀란드 | 1.2 (2000) | 1.3 (2016) |
| 호주 | 0.9 (2000) | 1.3 (2010) |

[자료출처: 보건복지부 홈페이지 (http://www.mohw.go.kr)]

*우식경험치아수는 국가간 측정방법이 거의 유사하기 때문에 비교가 가능함

[표 4-2] 우리나라 12세 청소년의 우식경험 영구치아 수의 변화

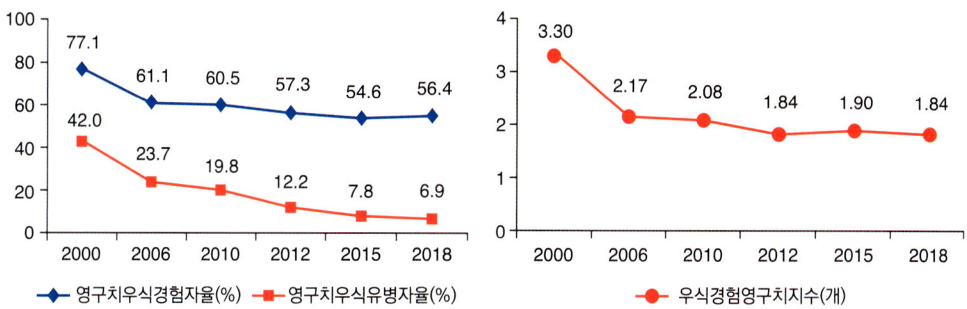


※경제협력개발기구(OECD) 가입국 평균 1.2개보다 많음

*우식경험자율: 우식 경험(현재 우식 발생 또는 치료 완료)한 대상자의 비율

우식유병자율: 현재 치아에 우식이 발생한 대상자의 비율

[자료출처: 보건복지부 홈페이지(http://www.mohw.go.kr)]

## 2. 치아우식증의 역학적 특성

치아우식증(dental caries)은 원시인들이나 소위 문명인과 멀리 떨어져 살고 있는 에스키모인 등과 같은 사람들에게서는 발생률이 매우 낮은 반면 가공식품을 섭취하는 현대 문명인들은 높은 발생률을 보이고 있는 것을 보면 섭취하는 음식의 영향이 매우 크다는 사실을 알 수 있다.

[표 4-3] 12세 청소년 1인 평균 보유 우식경험 영구치아 수(WHO, 2000)

| 국가명 | 년 도 | 지 수 | 정 도 |
|---|---|---|---|
| 오스트레일리아 | 2009 | 1.05 | 매주 낮음 |
| 브라질 | 2002~2003 | 2.8 | 보통 |
| 캐나다 | 2007~2009 | 1.0 | 매주 낮음 |
| 중국 (스촨지역) | 2015~2016 | 0.9 | 매주 낮음 |
| 덴마크 | 2014 | 0.4 | 매주 낮음 |
| 이집트 | 2001~2002 | 0.4 | 매주 낮음 |
| 핀란드 | 2009 | 0.7 | 매주 낮음 |
| 프랑스 | 2006 | 1.2 | 낮음 |
| 독일 | 2014 | 0.5 | 매주 낮음 |
| 홍콩 | 2011 | 0.4 | 매주 낮음 |
| 이탈리아 | 2012 | 1.2 | 낮음 |
| 일본 | 2011 | 1.4 | 낮음 |
| 뉴질랜드 | 2014 | 1.0 | 매주 낮음 |
| 사우디아라비아 | 2014 | 2.8 | 보통 |
| 싱가폴 | 2011 | 0.6 | 매주 낮음 |
| 스웨덴 | 2011 | 0.8 | 매주 낮음 |
| 스위스 | 2011 | 0.9 | 매주 낮음 |
| 영국 | 2013 | 0.6 | 매주 낮음 |
| 미국 | 1999~2004 | 1.19 | 매주 낮음 |
| 페루 | 2002 | 3.7 | 보통 |
| 인도네시아 | 2014 | 3.2 | 보통 |

[자료출처 : 세계보건기구(WHO) 홈페이지(http://www.whocollab.od.mah.se)]

[표 4-4] 12세 청소년 1인 평균 보유 우식경험 영구치아 개수의 변화 추이 (단위 : 개)

| 조사연도 | 전국 | 대도시 | 중소도시 | 농촌 |
|---|---|---|---|---|
| 1972 | 0.6 | – | | – |
| 1979 | 2.2 | 2.5 | | 1.7 |
| 1990 | 3.0 | 2.9 | | 3.3 |

| 1995 | 3.1 | 3.0 | | 3.6 |
|---|---|---|---|---|
| 2000 | 3.3 | 3.1 | 3.5 | 3.4 |
| 2003 | 3.25 | 3.4 | 3.3 | 2.66 |
| 2015 | 1.9(전국) | 1.74(특·광역시) | 2.01 (도지역 시) | 2.19(도지역 군) |
| 2018 | 1.84(전국) | 1.93 (특·광역시) | | 1.777(도지역) |

※1972년 조사에서는 도시와 비도시로 구분하여 조사하지 않았고, 2000년과 2003년 조사에서는 도시를 대도시와 중소도시로 보다 세분하여 조사하였음.

[자료출처: 1972년-한국구강보건협회조사결과, 1979년, 1990년-서울치대 예방치학교실 조사결과 1995년-국민구강보건연구소 조사결과, 2000년, 2003년, 2018년-보건복지부 조사결과
통계청 홈페이지(http://kosis.kr)]

[표 4-5] 치아우식증의 역학적 특성

| 특 징 | 세부내용 |
|---|---|
| 현대인이 고대인이나 근대인보다 발생률이 높다. | 치아우식증은 일명 문화병이라고 할 만큼 현대인들의 음식문화가 발달하여 탄수화물이 많이 함유된 정제된 식품이 개발되어 간단하게 먹을 수 있고 수시로 간식을 자주 먹기 때문이다. |
| 아동들이 성인보다 발생률이 높다. | 아동들은 원래 당분이 함유된 음식물을 좋아하는 반면 칫솔질을 소홀히 하고 치아관리를 스스로 하기가 어렵기 때문이다. |
| 선진국 국민들이 후진국 국민들보다 발생률이 높다. | 선진국은 여러 분야에서 후진국보다 발달하였지만 특히 음식문화의 변화로 당분이 많이 함유된 인스턴트 식품을 생산하게 되고 바쁜 생활 속에서 자주 섭취하게 되기 때문이다. |
| 영구치는 여자가 남자보다 발생률이 높다. | 여자가 영구치 맹출(붕출)이 빨라 일찍부터 치아우식증이 발생할 수 있는 환경에 접하게 되고 음식물도 당분이 많이 함유된 음식을 자주 간식으로 섭취하는 경향이 있기 때문이다. |
| 유치는 남자가 여자보다 발생률이 높다. | 유치 치아우식경험률이 연령과 반비례하는 현상은 치아우식증으로 인하여 발치될 치아우식 경험 유치는 조사대상 치아우식 경험 치아에서 제외되었기 때문이다. 또한 치아맹출(붕출)이 남자보다 여자가 더 빠르기 때문이다. |
| 흑인보다는 백인에서 우식빈도가 높다. | 미국인 백인이 흑인보다 우식빈도가 높고, 중국인, 인디언보다 발생률이 높다. 이러한 현상을 종족의 특성과 문화발달의 차이라고 볼 수 있다. |
| 음식물 섭취와 관련성이 있다. | 음식물과 치아우식증과는 아주 밀접한 관련이 있다. 음식물이 치아에 작용하는 성질에 따라 보호 식품, 청정 식품, 우식성 식품으로 분류되는데 특히 우식성 식품(함수탄소성 식품)을 선호하는 사람들이 치아우식증 발생률이 높다. |
| 서서히 진행되는 만성 질환이다. | 치아우식증은 초기에는 환자가 쉽게 발견할 수 없을 정도로 발생되고 통증도 별로 못 느끼면서 서서히 진행되어 만성화되기 때문에 주기적인 구강검진을 통해 미리 예방하고 초기발견 시 신속히 치료해야 한다. |

| | |
|---|---|
| **발생 후 후유증이 잔류된다.** | 치아우식증으로 인해 상실된 부위나 치아는 인공적인 대용물로 기능회복은 할 수 있지만 원상태로 치질 자체를 회복할 수는 없다. |
| **원인이 복합적인 다인성 질환이다.** | 치아우식증이 발생되기까지는 많은 원인이 복합적으로 작용하여 발생된다. 즉, 숙주요인, 병원체요인, 환경요인이 복합적으로 작용하여 발생되기 때문이다. |
| **전세계적으로 발생되는 범발성 질환이다.** | 치아우식증 발생은 인종별, 연령별, 성별, 지역별, 개인별로 약간의 차이는 있지만 전 세계, 전 인류들에게 발생되는 범발성 질환이다. |
| **문화수준에 정비례한다.** | 치아우식증은 일명 문화병이라고 할 만큼 저개발 국가보다는 문화수준이 높아지는 개발도상국, 선진국으로 갈수록 발생률이 높아지는데 그 이유는 음식물이 인스턴트화되고 섭취빈도가 높기 때문이다. 최근에는 사회보장이 잘 된 선진국에서 예방진료나 예방사업이 활성화되어 낮아지고 있다는 보고도 있다. |
| **어린이에게 발생률이 높아 치아를 발치하는 첫 번째 원인이다.** | 어린이들은 당분이 많이 함유된 식품을 선호하고 있는 반면 치아관리는 소홀히 하는 경향이 있으므로 치아우식증으로 인해 치아를 상실하는 경우가 많다. |
| **구강 내에서 주위조직에 질병을 발생시키는 원인병이다.** | 치아우식증이 발생된 구강 내 환경은 다른 구강질환도 잘 발생될 수 있고 또 치아우식증 발생 부위의 기능장애로 인접 주위조직에 염증을 일으킬 수도 있다. |
| **조기 치아탈락으로 부정교합을 발생시킬 수 있다.** | 치아는 서로 간에 접촉점을 통해 궁(arch)상으로 되어있고 상하악간에 서로 대합을 이루면서 정상적인 기능을 하고 있는데, 만약 치아가 탈락되면 그 공간으로 인접 치아가 경사지면서 치열이 흩어지고 대합치아 역시 탈락치 공간으로 돌출되면서 부정교합을 유발시키게 되므로 탈락 즉시 대책을 세워야 한다. |

**[표 4-6]** 한국인 연령별 구강건강수준 (자료 : 보건복지부)

| 구분 | 년도 | 12세 | 15~19세 | 35~44세 | 65~74세 | 비고 |
|---|---|---|---|---|---|---|
| 영구치 우식경험자율(%) | 2012 | 57.33 | 71.12 | – | – | 2022년도 12세 58.4 |
| 우식경험영구치지수(개) | 2012 | 1.84 | 3.26 | – | – | |
| 치면세마 필요자율(%) | 2000 | 27 | 43 | 77 | 80 | |
| 현존 영구치아수(개) | 2000 | 27.13 | 28.09 | 28.26 | 16.25 | |

※ 영구치우식경험자율 : 영구치 우식증을 경험한 사람의 비율
우식경험영구치지수 : 한 사람이 보유하고 있는 평균우식경험영구치아의 수
치면세마필요자율 : 치면세마(스케일링)가 필요한 사람의 비율
현존 영구치아수 : 한 사람이 보유하고 있는 평균 영구치아의 수(총28~32개)
[자료출처: 보건복지부 홈페이지(http:www.mohw.go.kr 통계청 홈페이지(http://kosis.kr)]

[표 4-7] 연령계층별 현존하는 자연 영구치아 개수(제3대구치 제외) (단위 : 개)

| 연령계층 | 전국 | 대도시 | 중소도시 | 농촌 |
|---|---|---|---|---|
| 35-44세 | 26.70 | 26.79 | 26.69 | 26.28 |
| 45-54세 | 24.85 | 24.99 | 24.78 | 24.40 |
| 55-64세 | 20.88 | 21.58 | 20.25 | 20.37 |
| 65-74세 | 15.76 | 17.24 | 15.44 | 13.78 |
| 75세 이상 | 10.17 | 10.97 | 9.55 | 9.95 |

[자료출처: 대한구강보건학회 2002년도 제1차 학술집담회 자료집(부록) 2000년 국민구강건강실태조사 결과표 수정. 2002.]

[표 4-8] 설탕이 치아우식증에 미치는 효과 및 현상

| 효 과 | 현 상 |
|---|---|
| 극단통제효과 | 설탕을 많이 첨가한 식품을 섭취한 사람들은 치아우식증 발생률이 높고 설탕을 전혀 첨가하지 않은 식품을 섭취한 사람들은 치아우식증 발생률이 낮게 나타나는 현상을 말한다. |
| 설탕 소비량 증가효과 | 설탕 소비량이 증가되면 치아우식증(dental caries) 발생이 증가되는 현상을 말한다.<br>① 국민 설탕 소비량 측정법<br>② 가정 설탕 소비량 측정법<br>③ 개인 설탕 소비량 측정법 |
| 우식성 식품 성상차이효과 | 섭취하는 음식에 함유된 설탕의 성상에 따라서 치아우식증이 발생하는 정도에 차이가 나타나는 현상을 말한다. |
| 설탕섭취빈도 증가효과 | 설탕이 많이 함유된 음식을 자주 간식으로 섭취하는 아동에서 유치의 우식경험률이 증가하는 현상을 말한다. |
| 설탕 대치효과 | 설탕 대신 비우식성 당미제를 첨가한 식품을 섭취하는 사람들에게 치아우식증 발생빈도가 낮아지는 현상을 말한다.<br>ex) 솔비톨, 자일리톨, 아스파탐, 전화당 |

## 3. 치아우식증 발생에 작용하는 요인

치아우식증은 구강병 중에서 가장 발생률이 높은 범발성 질환으로 우리나라 사람들이 치아를 상실하는 원인 중에 치아우식증이 87.67%, 치주질환 약 10% 정도로 나타나고 있다. 치아우식증의 발생원인은 아직도 구체적으로 규명되지는 않았으나 치아우식증을 효과적으로 관리하기 위하여 각 요인과 요인들이 작용하는 기전을 규명할 수 있도록 노력하여야 한다.

치아우식증 발생에 작용하는 요인은 보통 크게 숙주요인, 병원체요인, 환경요인으로 분류하며 숙주요인은 다시 치아, 타액(saliva), 구강외 신체요인(전신적 요인, systemic factor)으로 분류되는데 일부 학자들은 식품요소(diet factor)를 추가로 분류하기도 한다. 또한 환경요인은 구강내 환경요인과 구강외 환경요인으로 분류되며 구강외 환경요인은 자연환경요인과 사회환경요인으로 구분된다.

그러나 학자들마다 상당히 다른 견해 차이가 있다.

[표 4-9] 치아우식증 발생에 작용하는 요인

<table>
<tr><th>요 인</th><th>분 류</th><th colspan="2">종 류</th></tr>
<tr><td rowspan="3">숙주요인<br>(host factor)</td><td>치아요인</td><td colspan="2">치아성분, 치아형태, 치아위치, 치아배열이상</td></tr>
<tr><td>타액요인</td><td colspan="2">타액의 성분, 수소이온농도, 타액유출량, 타액점조도, 타액완충능, 타액의 항균작용</td></tr>
<tr><td>구강외 신체요인<br>(전신요인)</td><td colspan="2">종족, 유전, 연령, 성별특성, 발육장애, 정서장애, 임신과 수유</td></tr>
<tr><td>병원체요인<br>(agent factor)</td><td colspan="3">산생성균, 산 – 확실히 규명되지 않음<br>예전에 치아우식증 원인균이라고 알려졌던 호산성유산균은 근거가 없고 현재는 뮤탄스 연쇄상구균(strepto-coccusmutans)이 원인균으로 지배적이다.</td></tr>
<tr><td rowspan="3">환경요인<br>(environmental factor)</td><td>구강내 환경요인</td><td colspan="2">구강청결도(환경)</td></tr>
<tr><td rowspan="2">구강외 환경요인</td><td>자연 환경요인</td><td>음료수 불소이온농도, 기온</td></tr>
<tr><td>사회 환경요인</td><td>경제 수준, 생활환경, 식품, 구강보건의식, 전쟁</td></tr>
</table>

※ 학자들의 견해에 따라 치아우식증 발생요인에 대한 의견 차이가 있음

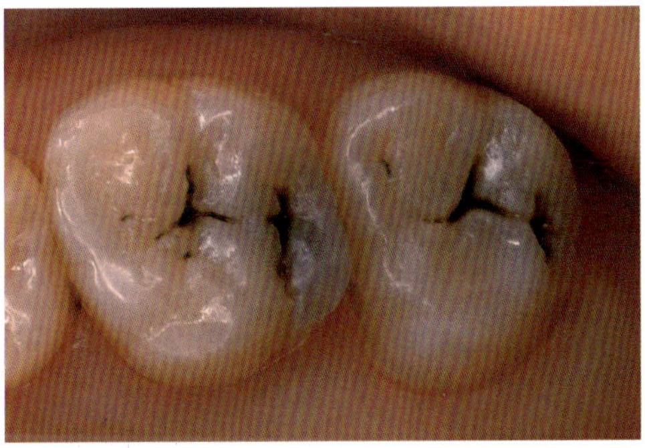

그림 4-3. 치아우식증

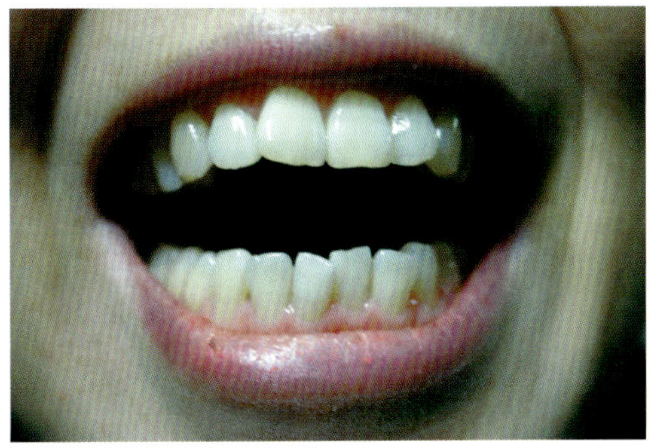

그림 4-4. 하악 치아총생

## 1) 숙주요인(host factor)

숙주란, 기생하는 동식물에게 영양을 공급해 주는 동식물로 기주라고도 한다.

치아우식증은 사람의 치아에 발생하므로 작용하는 요인은 치아요인(teeth factor), 타액요인(saliva factor), 전신적 요인(systemic factor)으로 분류된다.

[표 4-10] 숙주요인(host factor)의 분류

| 요 인 | 내 용 |
|---|---|
| 치아요인<br>(teeth factor) | • 치아성분, 치아형태, 치아위치, 치아배열이상 등이 있다.<br>• 치아성분 – 불소함량은 우식치질보다 건전치질에 많다. 법랑질의 칼슘, 인, 마그네슘, 탄산염 등과는 관련성을 발견할 수 없었다.<br>• 치아형태 – 깊고 좁은 교합면, 열구나 협설면, 소와 등에 음식물 잔사가 잘 부착되어 세균증식이 많으므로 치아우식증이 발생된다.<br>• 치아의 위치 – 치아의 위치나 배열이 불규칙한 경우 자정작용이 잘 되지 않으므로 음식물 잔사 부착이 많아져서 치아우식증 유발률이 높아진다. |
| 타액요인<br>(saliva factor) | • 타액과 치아우식증은 밀접한 관계를 가지고 있다.<br>• 타액의 양, 성분, 수소이온농도, 완충능, 점조도, 항균능력 등이 중요한 요소로 작용한다.<br>• 타액의 성분 – 칼슘(Ca)과 인산(PU4)이 직접적으로 영향을 미친다고 볼 수는 없다.<br>• 타액의 유출량 – 유출량이 적으면 우식활성도가 높다.<br>• 타액의 점조도 – 타액 성분 중 점조도가 높으면 우식활성도가 높다.<br>• 타액의 수소이온농도 – 타액의 수소이온농도가 높으면 즉, 평균 pH값이 낮은 사람에서 우식활성도가 높게 나타난다. 그러나 타액의 수소이온농도는 변화가 심해서 확실한 결론을 내릴 수 없다.<br>• 타액의 항균능력 – 치아우식증에 저항성이 있는 사람의 타액은 우식감수성이 높은 사람의 타액보다 유산균에 대한 항균작용이 크게 나타난다는 보고가 있으나 타액의 항균작용과 치아우식증 발생은 무관하다는 의견도 있으므로 좀 더 심도있는 연구가 요망된다. |

| 요 인 | 내 용 |
|---|---|
| 전신적 요인 (systemic factor) = 구강외 신체요인 | • 구강내 국소적인 조건을 제외한 전신적 요소로 연령, 유전, 임신, 수유 등이 있다.<br>• 연령 – 아동의 연령별 우식경험유치면지수, 영구치면지수가 연령과 정비례한다.<br>• 유전성 – 유전적인 요소가 큰 영향을 미치지는 못하지만 종족간의 우식 감수성의 차이나 실험 동물 중에서는 우식 감수성이 높은 혈통이 존재한다는 점 등으로 보아 유전적인 요소가 우식발생에 영향을 미친다는 보고가 있다.<br>• 임신과 수유 – 임신부와 수유부는 칼슘과 인이 소실되어 치아우식증이 발생될 수 있다고 생각되어 왔으나 조사해 본 결과 칼슘과 인이 소실되지 않았기 때문에 직접적인 원인이 아니고 임신부나 수유부는 몸의 변화와 생활습관의 변화로 구강관리를 소홀히 하기 때문에 치아우식증이 발생될 수 있는 조건이 된 것으로 추정된다. |

## 2) 병원체요인(agent factor)

치아우식증 발생원인 세균을 규명하기 위해 그동안 많은 학자들이 연구 발표하였으나 아직까지 뚜렷하게 원인을 규명하지는 못하고 있다.

그러나 현재 치아우식증 발생원인을 가장 잘 설명하는 학설은 1890년 W.D.Miller가 화학설(chemical theory)과 세균설(parasitic theory)을 통합하여 발표한 화학세균설(chemoparasitic theory)로 구강내 미생물에 의해 생성된 산(acid)이 치아경조직을 파괴시켜서 치아우식증이 발생된다고 하였고, 그 후 1897년 Williams가 치면세균막(치태, dental plaque)을 발견하면서 치아표면에 치면세균막(치태)이 형성되면서 발생된 산의 작용에 의해 치아우식증이 발생된다고 주장하였다.

한때 치아우식증의 원인일 것이라고 여겨졌던 호산성 유산균(lacto–bacillus acidophillus)은 원인균이 아니라고 밝혀졌고, 뮤탄스 연쇄상구균(strepto–coccus mutans)이 요즘 병원체요인으로 제시되고 있으나 현재까지 치아우식증이 발생하는데 작용하는 세균이 확실히 규명되었다고 볼 수는 없다.

## 3) 환경요인(environmental factor)

환경요인은 구강내 환경요인과 구강외 환경요인으로 분류할 수가 있고 구강외 환경요인은 자연환경요인과 사회환경요인으로 분류할 수 있다.

치아우식증을 발생시키는 요인은 섭취식품과 구강환경 청결이라고 볼 수 있으며 가장 기본적인 구강위생 관리방법은 칫솔질이다(표 4–11).

[표 4-11] 환경요인(environmental factor) 분류

| 요 인 | 내 용 | |
|---|---|---|
| 구강내 환경요인 | • 구강위생 – 구강을 청결히 함으로써 치아우식증을 예방할 수 있으므로 항상 구강을 청결히 하기 위해서는 가장 기본적인 칫솔질을 철저히 해야 된다. | |
| 구강외 환경요인 | 구강외 환경요인 | • 음료수 불소이온농도 – 음료수에 함유된 불소의 농도(0.8~1.2 ppm)에 따라 치아우식증이 예방될 수 있으나 너무 과량을 장기간 섭취할 경우에는 반상치(mottled teeth)가 발생될 수 있으므로 농도조절이 중요하다.<br>• 기후 – 기후에 따라 음료수 복용량이 다르기 때문에 더운 지방에서는 음료수 복용량이 많으므로 이온농도를 낮게하고 추운 지방에는 음료수를 적게 복용하므로 농도를 높게 하여야 한다. |
| | 사회환경 요인 | • 경제 수준 – 경제 수준이 높을수록 치아우식증 발생률이 증가하므로 문화병이라고도 한다.<br>• 생활환경 – 생활환경이 향상되어 구강위생 관리를 잘할 수 있는 조건이 되기도 하지만 음식문화의 발달로 우식성식품을 쉽게 접할 수 있으므로 관리를 철저히 해야 된다.<br>• 식품 – 식품의 성상과 종류 및 섭취시기 및 방법에 의해 치아우식증 발생률이 다르게 나타나므로 당질(함수탄소)식품 섭취를 제한하고 청정식품과 보호식품 섭취를 증가시켜야 된다.<br>• 구강보건의식 – 구강보건에 관하여 지식을 가지고 치아우식증을 철저히 관리하는 사람은 미리 예방할 수 있지만 무지한 사람들은 발생률이 높아지므로 구강보건에 관한 교육이 필요하다.<br>• 전쟁 – 전쟁시기에 구강을 청결하게 할 수 없지만 당질(함수탄소)식품 섭취가 제한되어 치아우식증 발생률이 낮아진 경우도 있다. |

## 4. 치아우식증 발생 원인설

치아우식증의 원인을 일반적으로 직접적인 원인이나 많은 간접적인 요소들이 상호 복합적인 작용에 의해 발생될 것이라고 추정은 되지만 아직도 정확히 밝혀내지는 못한 상태이고 다만 많은 학자들이 여러 가지 원인설을 내놓았는데 그 중 1890년 W.D. Miller가 제창한 화학세균설(chemicoparasitic theory)이 치아우식증 발생 원인을 가장 이상적인 것으로 인정되고 있고, 그 다음에는 단백용해설(proteloytic theory)과 단백용해킬레이션설(proteolysis chelation theory) 등도 주시해 볼만한 원인설로 평가되고 있다.

### 1) 화학세균설(chemicoparasitic theory)

1890년 W.D. Miller가 제창한 가설로 화학설(chemical theory)과 세균설(parasitic theory)을 합성시킨 학설인데 1897년 William이 화학세균설의 개념을 다시 확실하게 정리, 보고하였다.

#### (1) Miller의 화학세균설

치아에 형성된 치면세균막(치태, dental plaque)에서 세균에 의해 법랑질 피막(Enamel cuticle)이 파괴되고 구강내 잔존하고 있는 함수탄소가 세균에 의해 발효되어 산(lactic acid)을 형성하면 이 산이 법랑질의 무기질을 탈회시키고 파괴된 곳에 각종 세균이 침입해서 유기질을 파괴하여 치아우식증이 발생한다는 학설이다. 그러나 최근에도 치아우식증 원인으로서 세균들의 역할에 대해서는 확실히 규명되지 않았고 연쇄상구균(streptococci)과 유산균(lactobacillus)을 포함한 많은 세균들이 우식치아에서 발견되어 그 가능성을 추측할 수 있을 뿐이다. 또한 세균에 의해 구강내 탄수화물이 산을 형성하는 정확한 기전은 아직 밝혀지지 않았고 주로 당효소 파괴에 의해 유산(lactic acid)이 생성되어 일어난다고 추정되고 있다.

#### (2) Miller의 실험 결과

구강에서 분리하여 배양한 미생물들이 산을 만들어 치아우식증을 발생시킬 수 있고 각종 식품(설탕, 빵 종류)을 타액과 혼합하여 37℃에서 배양하면 치관전체를 탈회시킬 수 있으며 타액과 탄수화물을 혼합하여 배양하면 유산(lactic acid)이 형성된다고 하였다. 그리고 구균, 간균, 나선균 등 미생물들이 우식된 상아질에 침투한다는 사실을 밝혀냈다.

### 2) 단백용해설(proteolytic therory)

1944년 Gottlieb의 학설로 단백용해설은 법랑질(enamel) 등 같이 유기질이 많은 부분에서 세균의 가수분해 작용과 액화반응(liquefaction)으로 유기질이 분해되고, 확장된 침입로를 통해 2차적으로 침투한 산 생성균에 의하여 치질 중 무기질이 탈회되어 치아우식증이 발생된다고 발표하였는데 이 학설은 화학세균설을 부정하고 만든 학설이다.

그러나 Gottlieb는 포도상구균(staphylococcus pyogenes)이 유기질에서 먼저 작용하는 세균이라고 암시하였으나 실제 치아우식증을 발생시키는 세균인지는 확인하지 못하였다.

### 3) 화학설(chemical theory)

1819년 Parmly가 생기설을 부정하고 발표한 것으로 아직 확인되지 않은 어떤 화학물질의 작용으로 발생된다는 학설로 음식물 잔사가 부패되어 치질을 충분히 용해시킬 수 있는 물질이 발생되므로 법랑질 표면에서부터 치아우식증이 발생된다는 학설이다.

### 4) 단백용해 킬레이션설(proteolysis chelation theory)

1954년 Schatz와 Martin이 화학세균설에 이의를 제기하고 새로 발표한 학설로 세균의 작용으로 법랑질 중 유기질이 파괴되고 이 과정에서 생긴 킬레이터(chelator)와 음식물 잔사가 세균에 의해 분해되어 생긴 킬레이터가 치질 중 무기질을 탈회시킴으로써 치아우식증이 발생한다는 학설이다.

단백용해 킬레이션설의 특징은 유기질의 파괴와 무기질의 탈회가 동시에 일어나고 중성이나 알칼리성에서도 킬레이터에 의해 치질의 탈회가 일어난다고 보았으며 산은 단백용해 세균의 성장을 방해함으로써 치아우식증을 예방할지 모른다고 하였으나 실험적으로 검증되지 않았고 당분섭취 증가시 치아우식증이 증가되는 이유와 치아우식증 활성이 높은 사람에게 유산균이 증가하는 이유 그리고 불소의 치아우식증 예방효과를 확실히 입증하지 못하였다.

### 5) 세균설(parasitic theory)

1843년 Erdl이 나선상 세균을 치아표면에 형성된 피막에서 발견하였고 Ficinus가 나선상의 미생물을 치아우식증 와동으로부터 채취한 후 치균(denticle)이라고 발표하였는데 이 치균은 법랑질을 분해시킨 후 상아질을 분해시킴으로서 치아우식증을 발생시킨다고 하였다. 그러나 미생물들이 치질을 어떻게 파괴시키는지 정확히 밝히지는 못하였다.

### 6) 설파타제설(sulphatase theory)

Pincus가 주장한 학설로 단백용해설이라고 볼 수도 있으며 단백용해균이 치질에 침입하여 법랑소주를 파괴함으로서 법랑소주가 떨어져나가고 그람음성간균의 설파타제가 법랑질의 점액성 황산염(mucoitin sulfate)이나 상아질의 연골성 황산염(chondroitin sulfate)을 가수분해하여 유리된 황산(sulfuric acid)이 칼슘과 함께 탈회되어 치아우식증이 발생된다고 하였으나 확실하게 증명하지는 못하였다.

### 7) 인산염 탈취설(phosphate sequestration)

1967년 Eggers Lura가 주장한 학설로 세균들이 치면세균막(치태)에서 함수탄소 이용시 인산염을 필요로 하게 되는데 법랑질의 무기인산염이 탈취 이용되기 때문에 치아우식증이 발생된다는 학설이다. 그러나 무기인산염이 타액내에서 항상 흐르고 있어 치아표면을 감싸고 있으므로 법랑질에 함유된 인산염보다 더 쉽게 이용되기 때문에 인정을 받지 못했다.

### 8) 세균성알칼리성 혜린 효소설(bacterial alkaline phosphatase theory)

1969년 Kreitzman lrving Naula Harris 등이 주장한 학설로 세균성 알칼리성 혜린효소가 법랑질의 인단백에 작용하여 치아우식증의 발생에 영향을 미친다고 주장한 학설이다. 그러나 인정은 받지 못하고 있는데 그 이유는 세포 내 효소인 세균의 알칼리성 혜린효소가 유리되기 위해서는 용해되어야 하기 때문이다.

### 9) 영양장애설(nutritional deficiency theory)

1969년 Stanton이 발표한 학설로 식품에 칼슘과 인산염의 비율이 부적합하거나 인산염의 섭취가 부족할 때 치아우식증이 발생한다는 내용이다.

치아의 건강에 중요한 역할을 하는 주성분은 칼슘과 인 및 마그네슘이라는 것은 사실이지만 이 학설의 내용을 증명할 만한 실험적 근거가 없고 통계적으로도 타당성이 인정되지 않아 가설에 불과하다라고 볼 수 있다.

### 10) 생기설(vital theory)

18세기말에 제안되어 19세기 중엽까지 통용된 학설로 치아우식증이 골괴저와 마찬가지로 치아내에 자체적으로 생기는 현상이라고 믿는 개념이다. 그 당시 많은 지지를 받을 수 있었는데 그 이유는 치아우식증 병소 입구는 아주 적어도 상아질과 치수까지 확대되어 있을 수도 있기 때문이다.

### 11) 체액설(humors theory)

고대 그리스의 학설로 사람들은 혈액, 점액, 흑담액, 황담액 등의 체액들이 적절하게 배치되어 있다고 생각하였는데 인간의 모든 질병과 치아우식증은 이 체액들의 배합균형이 맞지 않아 발생된 것이라고 주장하였다.

### 12) 충설(worms theory)

민속적인 개념으로 벌레가 치질을 파먹어 생긴 치아의 결손이 치아우식증이라는 학설이다. 이러한 개념은 우리나라뿐만 아니라 일본, 중국, 인도, 핀란드, 스코틀랜드 등에서도 같은 맥락으로 전해지고 있으며 치통을 벌레가 갉아먹는 것같은 통증이라고 표현하여 충치라고 부르는 것도 이러한 개념에서 전해진 것이라고 볼 수 있다.

## 5. 치아우식증 예방관리법

치아우식증(dental caries)의 효율적인 관리는 오늘날 치과의학의 가장 큰 당면 과제 중의 하나이다. 일단 발병되면 영원히 원상태로 회복되지 않고 아무리 완전한 보존치료를 한다 하더라도 2차적 우식병소가 계속 발생되며 대개는 치료하지 않고 그대로 방치되어 치아발거의 가장 큰 원인질환이 되기도 한다.

치아를 발거하게 되면 치주조직 질환이나 부정교합, 인접치나 대합치의 우식감수성 증가로 인해 복잡한 보철물을 장착해야 하는 문제점을 야기시키게 되어 저작기능을 감소시키고 심미적, 심리적 장애를 유발시키므로 치아우식증 발생 후 치료하는 것보다는 미리 예방하는 것이 경제학적 측면이나 보건학적 측면 그리고 윤리적인 측면에서 효과적인 방법이다.

가급적이면 3차 예방보다는 2차 예방, 2차 예방보다는 1차 예방법으로 예방하는 것이 구강병 관리의 원칙이다.

치아우식증 예방법은 화학적 방법, 물리적 방법, 식이조절 등 크게 3가지로 분류할 수 있으나 오늘날은 4단 치아우식증 예방법으로 예방 관리하고 있다.

그러나 치아우식증 발생원인을 제거하는 예방법으로는 크게 세 가지로 분류할 수 있는데 숙주요인 제거법, 병원체요인 제거법, 환경요인 제거법이 있다.

### ▶ 4단 치아우식증 예방법(quadriphasic dental caries prevention program)

(1) 불소도포(topical fluoride)

불화된 상수도수를 공급받지 못한 지역사회 주민들에게 치질의 내산성을 증대시켜 치아우식증 발생을 감소시키는 방법으로 치과의사나 치위생사가 하는 전문가 불소도포법과 자신이 직접 도포하는 자가불소도포방법이 있다.

(2) 식이조절(diet control)

치아우식증을 예방하기 위하여 당분섭취의 회수와 양을 줄이고 섭식습관과 식단을 조절하는 방법인데 주로 우식성 식품을 제한하고 청정 식품과 보호 식품을 적당량 섭취하도록 하는 다발성 우식증 환자 관리에 효율적인 방법이다.

(3) 치면세균막(치태) 관리(plaque control education)

치아우식증 예방을 위하여 세균막이 치면에 형성되지 못하도록 관리하거나 이미 형성된 세균막을 제거하는 방법을 말하는데, 가장 기본적이고 효과적인 방법이 칫솔질이다. 칫솔질 방법은 3.3.3법으로 하는데 가장 이상적인 칫솔질법은 회전법(rolling method)이다.

(4) 치면열구전색(pit and fissure sealing)

구치 교합면 부위에 치아우식증 발생률이 높기 때문에 교합면의 깊고도 좁은 열구나 소와에 발생하는 치아우식증을 예방하기 위해 복합레진으로 전색하여 음식물 잔사나 세균들이 끼지 못하게 하는 방법으로 치아 홈메우기라고도 말한다.

[표 4-12] 치아우식증 예방법

| 예방법 종류 | 세부예방법 종류 | |
|---|---|---|
| 1) 숙주요인 제거법 | (1) 치질 내산성 증가법(불소이용법) | |
| | (2) 세균침입로 차단법 | ① 질산은(초산은) 도포법<br>② 염화아연 시안화칼륨 도포법 |
| | (3) 치면 열구전색법 | |
| 2) 병원체요인 제거법 | (1) 함수탄소분해 억제법<br>(당질분해억제법) | ① 비타민 K 이용법<br>② Sarcoside(싸코사이드세치제 사용법) |
| | (2) 세균증식 억제법 | ① 요소와 암모니아 화합물 이용법<br>② 수용성 엽록소 사용법<br>③ Nitrofuran(질산섬유소)<br>④ 페니실린(항생제 배합세치제 사용법) |
| 3) 환경요인 제거법 | (1) 식이조절법 | |
| | (2) 구강청결법 | ① 칫솔질<br>② 치간세정<br>③ 양치질<br>④ 치면세마<br>⑤ 껌저작 |

## 1) 숙주요인 제거법

숙주요인 중 가장 영향을 많이 미치는 요인이 치아요인인데 치아우식증을 예방하기 위해서 불소를 이용하는 치질 내산성 증가법(불소이용법), 질산은과 염화아연 시안화칼륨을 도포하여 차단하는 세균침입로 차단법, 구치 교합면 열구나 소와를 메워주는 치면열구 전색법이 있다.

### (1) 치질 내산성 증가법(불소이용법)

치질의 내산성을 증가시켜 치아우식증을 예방하는 방법으로 불소화합물을 이용하는데 불소를 복용하는 방법과 불소를 치면에 직접 도포하는 불소도포법이 있다. 불소 복용법으로는 여러 가지 방법이 있지만 그 중에 가장 경제적이고 실용적이며 안정성이 있는 방법으로 상수도수불화법이 있다.

1945년 미국에서 처음 사용한 후 계속 증가되고 있고 음료수를 불소화할 때 불화나트륨(불화소다)을 0.8~1.2 ppm(온대지방)이 되게 하는데 1.0 ppm의 불소가 함유된 음료수를 섭취할 경우 60% 정도 치아우식증 예방효과가 있는 것으로 나타났다.

또 다른 방법으로 불소도포법이 있는데 상수도수를 공급받지 못하는 사람들에 적용하기 위해 개발된 방법으로 자가불소도포법과 전문가불소도포법이 있다.

### (2) 세균 침입로 차단법

세균 침입로 차단법은 질산은(silver nitrate) 도포법과 염화아연 시안화칼륨(zinc chloride potassium ferrocyanide) 도포법이 있다.

[표 4-13] 세균 침입로 차단법

| 도포법 종류 | 세부 내용 |
|---|---|
| 질산은(초산은)<br>(silver nitrate) | 질산은의 치아우식증 예방효과에 대해서는 아직도 확실한 결론을 내릴 수 없으나 과거에 유기질과 무기질의 세균 침입로를 폐쇄시킨다는 고전적 개념과 몇몇 학자들의 우식발생 억제에 대한 보고로 치아에 도포한 적이 있으나 효과가 없다는 보고도 있어 오늘날에는 사용되지 않고 있으므로 좀 더 세심한 연구가 요구되고 있다. |
| 염화아연시안화칼륨<br>(zinc chloride potassium ferrocyanide) | 치아우식증 발생원 중 단백용해설에 의거하여 법랑질의 유기성 세균 침입로를 차단해야 한다고 생각하여 염화아연과 시안화칼륨을 법랑질에 침투시키면 우식성세균의 침입로를 차단하는 효과가 있다고 하였으나 실험적으로 우식성 예방효과를 인정받지 못해 현재 사용되지 않고 있다. |

(3) 치면열구 전색법(pit and fissure sealing)

구치 교합면 부위의 깊고 좁은 소와나 열구에는 음식물 잔사가 잘 침착되고 세균막이 형성되어 치아우식증 발생률이 높으므로 복합 레진으로 전색하여 치아우식증을 예방하는 방법이다. 치면열구 전색법은 치아가 맹출(붕출)하는 시기에 해주는 것이 효과가 크다.

## 2) 병원체요인 제거법

병원체요인으로 인해 발생되는 치아우식증을 예방하기 위한 방법으로 크게 함수탄소분해억제법과 세균증식억제법이 있는데 함수탄소분해억제법은 비타민 K 이용법과 sarcoside 이용법이 있고, 세균증식억제법에는 요소와 암모니움 화합물, 수용성 엽록소, nitrofuran(질산섬유소), 페니실린(penicillin)을 이용한 방법이 있다.

(1) 함수탄소분해억제법

구강내에서 함수탄소가 분해되어 산(acid)이 형성되는 과정에서 효소의 활성을 억제하는 물질로서 비타민 K와 sarcoside가 있는데 이를 이용하여 치아우식증을 예방하는 방법이다.

[표 4-14] 함수탄소분해억제법 종류

| 종 류 | 세부 내용 |
|---|---|
| 비타민 K 이용법 | 비타민 K가 포도당을 이용한 산의 형성을 방해한다는 보고와 함께 임상적으로 껌을 사용한 비타민 K의 투여에서 치아우식증 예방효과가 있는 것으로 나타났다(Fosdick와 공동연구자들).<br>※ Burrill과 그의 공동연구자들의 비타민 K 효과 평가내용<br>비타민 K가 함유된 껌을 매 식사 후 10분간 씩 저작한 아동이 비타민 K가 함유되지 않은 껌을 매 식사 후 10분간 저작한 아동에 비하여<br>12개월 후 – 48% 감소<br>18개월 후 – 42% 감소 된 것으로 나타나 계속 연구가 요망된다. |
| Sarcoside 이용법 | Sarcoside 중 sodium-lauroyl sarcosinate와 sodium dihydroacetate는 치면내로 침투하여 함수탄소에 의해 이 세균막 내 pH가 5.5 이하로 떨어지는 것을 방지한다는 것을 바탕으로 이물질이 치면세균막(치태) 내에서 효소의 작용을 억제함으로써 치아우식증 예방효과를 나타낸다는 보고가 있다.<br>그러나 아무런 영향을 미치지 못하였다는 반대 주장도 있었다.<br>또한 Fosdick는 대학생들을 대상으로 sarcosinate 세치제를 이용하여 조사한 결과 실험군이 대조군에 비하여 신생우식치면이 약 57% 적게 발생되었다고 보고하였으며, Volker와 그 공동연구자들은 법랑질 분막의 용해도를 감소시키는 효과는 sodium lauroyl sarcosinate 보다 sodium palmitoyl sarcosinate가 커서 0.01~1.00%의 농도에서도 불화나트륨(불화소다)의 효과와 같다고 보고하였다. |

(2) 세균증식억제법

살균성 물질(bacteriocidal agents)이나 정균성 물질(bacteriostatic agent)로 알려진 물질들이 많이 존재하지만, 인체에 무해하면서 특히 구강점막에 아무런 유해영향을 미치지 않은 물질을 사용해야 치아우식증을 예방하고 건강을 향상시킬 수 있다.

그러나 구강에 아무런 건강장애를 주지 않으면서 치아우식증을 예방할 수 있는 물질이 그리 많지는 않다.

[표 4-15] 세균증식억제법 종류

| 종 류 | 세부 내용 |
|---|---|
| 요소와 암모니아 화합물 이용법 | 요소와 암모니아 화합물의 효과는 크지는 않으나 이 물질들의 요소는 요소분해 효소(urease)에 의해 분해되어 암모니아를 형성하고, 이 암모니아가 함수탄소의 분해로 생성된 산을 중화시키며 세균의 증식을 억제하므로 치아우식증 예방효과를 나타내는 것으로 알려져 있다. |
| 엽록소(chlorophyll) 이용법 | 수용성 엽록소는 구취를 제거하고 치은염을 완화시키는 작용을 하는 것으로 알려져 있지만, 치아우식증 예방효과에 관한 임상적 실험결과는 없으나 시험관 내에서 함수탄소를 혼합시킨 타액의 pH를 떨어지지 않게 하고 동물 실험에서 우식 발생률이 감소된 것으로 보아 치아우식증 예방제로 연구가 요구된다. |
| 질산섬유소(nitrofurans) 이용법 | 정균내지 살균작용을 가지고 있으므로 우식성 세균의 산 생성을 억제한다고 생각되며 껌에 nitrofurans을 함유하여 실험한 결과 치아우식증 예방효과를 나타냈으나 상반된 의견도 많아 계속적인 연구가 요구된다. |
| 페니실린(penicillin) 이용법 | 1929년 영국의 세균학자 Fleming에 의해 보고된 항생제로 항생물질 중 제일 먼저 개발된 약품으로서 세균의 증식을 억제하고 살멸시키는 작용을 하는 것은 사실이다. 그러나 문제는 처음 사용 시에는 구강내 유산균 수가 확실히 감소되나 수개월간 penicillin 사용을 중지할 경우 다시 유산균이 증식하고 계속 사용할 경우 세균들이 페니실린에 대한 내성이 생기게 되며 사용자들에게 과민반응을 일으켜 알러지를 유발시킬 수 있으므로 사용에 제한받는 단점이 있다. |

## 3) 환경요인 제거법

환경요인으로 인해 발생되는 치아우식증을 예방하기 위해 개인의 섭식습관과 식단을 조절하여 함수탄소성 식품의 섭취 횟수와 양을 제한하고 필수 영양소를 제공하기 위한 식이조절법과 여러 가지 구강용품과 기구를 이용하여 구강을 청결하게 하기 위한 구강청결법이 있다.

(1) 식이조절법

개인을 상대로 치아우식증을 예방하기 위하여 설탕 함유 식품 섭취를 제한하고 청정 식품과 보호 식품 섭취를 적당량 조절하는 방법으로 다발성 우식증(rampant caries) 예방관리에 효율적인 방법이다. 식이조절 과정은 식이조사, 식이분석, 식단상담, 식단처방 순서로 한다.

### (2) 세치법(구강 청결법)

치아우식증을 예방하기 위하여 치아표면에 음식물 잔사를 제거하는 방법으로 칫솔질(tooth brushing), 치간세정(interdental cleaning), 양치질(mouth rinsing), 치면세마(oral prophylaxis), 껌(chewing gum) 저작 등이 있는데 이러한 방법들은 치아표면에 침착된 음식물 잔사나 치면 세균막을 제거하여 세균증식을 억제할 수 있는 비교적 좋은 치아우식증 예방법이다.

**[표 4-16]** 세치법의 종류

| 종 류 | 세부 내용 |
|---|---|
| 칫솔질<br>(tooth brushing) | 칫솔질은 구강청결을 위해 가장 기본적이고 가장 효과적인 방법으로 알려져 있으며 치아우식 예방에 좋은 효과를 가지고 있다.<br>국민구강 보건향상을 위해 3.3.3법을 준수하도록 하고 있는데 중요한 것은 치아나 구강내 조직을 손상시키지 않으면서 치면이나 치간을 골고루 닦을 수 있고 특히 교합면의 소와나 열구의 음식물 잔사 또는 치면세균막(치태)을 깨끗이 제거할 수 있어야 한다. 칫솔질 방법마다 장·단점이 있지만 가장 이상적인 방법은 회전법(rolling method)이다. |
| 치간세정(청결)<br>(interdental cleanser) | 음식물 섭취 후 치아와 치아 사이의 치간에 음식물 잔사가 많이 남게 된다. 특히 치아우식 부위나 치주병이 있는 부위에 더 잘 끼게 되며 구취를 발생시키므로 이것을 제거해야 하는데 대개 이쑤시개를 많이 사용하게 된다. 그러나 과도한 이쑤시개질은 치간을 이개시킬 수 있으므로 경제적으로 약간 부담이 될 수 있지만 치과용 푼사(dental floss silk)를 이용하는 것이 좋기 때문에 치과의사들도 권장하고 있다. 요즘은 보조구강용품으로 물사출기(water-pik)를 이용하여 음식물 잔사를 제거하기도 한다. |
| 양치질<br>(mouth rinsing) | 구강청결을 위해서는 칫솔질과 같은 물리적인 방법이 효율적이지만 경우에 따라서는 양치질을 시행함으로써 쉽고 간단하게 시간절약도 할 수 있고 칫솔질로 접근할 수 없는 부위도 청결히 할 수 있는 장점도 있다. 양치질 용액은 상용 양치액(cosmetic mouth rinse)과 치료용 양치액(therapeutic mouth rinse)이 있다. 양치질은 양치액으로 구강내 치아와 치아 사이를 헹구는 행위를 말하는데 불소용액 양치질 시 용액성분은 불화나트륨(불화소다) 0.5 g, 증류수 1,000 ml 적당량의 감미료 및 향료가 포함되어 있으며 양치 후 30분 동안은 음식물을 섭취하거나 음료수를 마시면 양치를 하는 효과가 없어지므로 주의해야 한다. |
| 치면세마<br>(oral prophylaxis) | 치아표면에 부착되어 있는 음식물 잔사와 치면세균막(치태)을 제거하기 위하여 깨끗이 닦고 연마하는 것을 말한다. 치면 세균막은 완전히 제거되었다 하더라도 수시간, 또는 2~3일만 경과하면 다시 형성되므로 치주질환 관리를 위하여 3~6개월 간격으로 치석을 제거하고 치면을 윤택하게 하면 치면세균막(치태) 형성이 지연되어 치아우식증이 예방에 도움이 된다. |
| 껌(chewing gum)<br>저작 | 껌을 씹으면 처음에는 껌 속에 함유된 당분 때문에 좋지 않을 것이라는 것이 일반적인 상식으로 알고 있으나 당분이 다 소실된 후까지 오래 씹으면 치아표면이 기계적으로 청결해지므로 치아우식증을 예방하는데 약간의 도움이 된다. |

# 학습문제

1. 치아우식증이란?

2. 치아우식증의 특징을 쓰시오.

3. 치아상실의 가장 큰 원인질환은?

4. 치아우식증 발생률이 낮은 지역부터 높은 지역으로 나열하시오.

5. 치아우식증 발생빈도가 가장 높은 치아는?

6. 치아우식증의 발생요인 중 숙주요인에서 구강외 신체요인을 나열하시오.

7. 고대인의 치아우식증 발생빈도를 높은 시대부터 나열하시오.

8. 치아우식증이 발생되는데 가장 영향을 많이 미치는 영양소는?

9. 우식성 식품 성상차이 효과란?

10. 설탕 대신 사용되는 비우식성 감미제를 나열하시오.

11. 구강내에서 타액의 역할은?

12. 극단통제 효과란?

13. 설탕 소비량 증가 효과란?

14. 설탕섭취빈도 증가 효과란?

15. 설탕 대치 효과란?

16. 상·하악 치아 중에서 치아우식증 발생률이 가장 높은 치아는?

17. 치아우식증이 발생되는데 가장 큰 영향을 미치는 당질의 다른 명칭은?

18. 치아우식증 발생요인 중 숙주요인의 종류는?

19. 치아우식증 발생요인 중 숙주요인에서 가장 큰 영향을 미치는 요인은?

20. 치아요인의 종류를 나열하시오.

21. 치아우식증 발생요인 중 타액요인을 나열하시오.

22. 치아우식증 발생요인 중 구강내 환경요인은?

23. 치아우식증 발생을 예방할 수 있는 가장 기본적인 방법은?

24. 치아우식증 발생을 감소시킬 수 있는 타액 조건을 나열하시오.

25. 임신과 수유 시 발생되는 치아우식증의 주원인은?

26. 치아우식증 원인설 중 생기설을 부정하고 창도한 학설은?

27. 치아우식증 원인설 중 가장 인정되는 학설은?

28. 화학세균설을 창도한 사람은?

29. 화학세균설에서 치아우식증이 발생되는 과정을 열거하시오.

30. 4단계 치아우식증 예방법을 나열하시오.

31. 치질의 내산성을 증가시켜 치아우식증을 예방하는 방법은?

32. 섭식습관과 식단에 우식성식품을 감소시켜 조절하는 치아우식증 예방법은?

33. 치아우식증 예방을 위하여 깊고 좁은 교합면 열구를 합성수지로 메워주는 방법은?

34. 치아우식증을 예방하는 방법(요인 제거법)의 종류를 나열하시오.

35. 치아우식증을 예방하기 위하여 당분섭취를 제한하는 방법은?

36. 불소복용법 중 가장 안전하고 경제적이면서 효과적인 방법은?

# 5장 치주질환 예방관리

## 1. 치주질환(periodontal disease)의 정의

치주질환이란 치아주위 조직의 질환, 즉 치아 주위의 잇몸과 치아를 지지하는 치조골에 염증이 발생하여 진행되는 질환으로 치주조직병이라고도 한다.

치주질환은 치은염(gingivitis)과 치주염(periodontitis)으로 분류되며 치은에 침착된 치태가 주위의 치주조직에 작용하면 치은염이 유발되고 염증이 지속되면 상피성 부착이 파괴되어 치주낭이 형성된다. 염증이 더욱 깊은 부위로 진행하면 치조골 흡수를 동반하는 치주염으로 진행된다.

치은염에서는 치은의 발적, 종창, 출혈과 같은 치은에 국한된 증상이 나타나며 치주염으로 이행되면 치은이 퇴축되어 치아의 노출부분이 많아 지고 치주낭으로부터의 출혈이나 배농, 구취, 치조골 흡수에 의한 치아동요나 교합통과 같은 치주조직 전체에 미치는 증상이 나타나 서서히 치아가 기능을 잃게 된다.

구강에 발생하는 만성병으로 사춘기 이전에는 발생률이 낮으나 사춘기 이후에 급격히 발생되어 성인기에는 치아를 상실할 수 있는 원인이 된다.

치주병은 시간이 흐름에 따라 점차 확대되어 치조골을 흡수시키고 결국에는 치아를 탈락시키는 원인이 되므로 예방하는데 최선을 다해야 한다.

[표 5-1] 연도별 치주질환으로 인한 내원 수

| 구분 | 2012년 | 2013년 | 2014년 | 2015년 | 2016년 | 증감 (2012년 대비) | 증감률 (2012년 대비) |
|---|---|---|---|---|---|---|---|
| 진료인원 | 7,072,246 | 8,728,396 | 9,980,785 | 10,466,946 | 11,072,246 | 4,000,000 | 56.6 |
| 남자 | 3,628,846 | 4,443,806 | 5,032,217 | 5,268,420 | 5,550,291 | 1,921,445 | 52.9 |
| 여자 | 3,443,400 | 4,284,590 | 4,948,568 | 5,198,526 | 5,521,955 | 2,078,555 | 60.4 |

[자료출처: 국민건강보험공단이 건강보험 빅데이터를 활용하여 최근 5년 간(2012~2016년) 건강보험 적용대상자가 '치주질환' 으로 요양기관을 이용한 자료. 2018]

## 1) 치주병의 역학적 특성

| | |
|---|---|
| 남자가 여자보다 발생률이 높다. | 건강행태의 차이와 구강위생에 대한 관심 등의 이유로 인해 치주질환의 유병율이 남자가 여자보다 높다. |
| 치주병의 유병률은 교육수준, 경제수준과 반비례한다. | 소득수준과 교육수준이 높은 사람일수록 구강건강관리와 치과치료에 더 큰 관심을 가지게 되기 때문이다 |
| 전 세계적으로 발생하는 범발성 질환이다. | 범발성 질환의 하나인 치주질환은 치아우식증과 더불어 구강내에 대표적 만성질환이다. |
| 성인들의 치아상실의 주 원인이 된다. | 치은출혈과 치은퇴축, 치주낭 형성 및치조골 파괴 등과 같은 치주조직의 파괴와 치아상실을 초래한다 |
| 치주병의 유병률은 연령과 정비례한다. | 연령이 증가할수록 치주질환의 유병율이 증가하는 이유는 치태나 치석 등의 국소인자가 치주조직에 영향을 미치는 시간에 따른 질환의 축적된 결과이다. |
| 사춘기 이후에 급격히 발생된다. | 19-39세에 비해 40-59세에서 4.519배, 60세 이상은 4.649배의 높은 위험도를 보여 가장 높은 치주질환의 위험요인으로 확인되었다. |
| 만성치은염으로 시작되어 만성치주염으로 변화된다. | 만성치주염은 부착소실과 골소실을 포함하는 비가역적인 단계로 치태유도 치은염으로 시작되는 만성 치은염이 치료되지 않는 상태로 남겨진다면 이로 발전될 수 있다. |
| 치주병이 확대 진행되면 회복이 어렵다. | 치주염의 증상이 치조골까지 진행되어 스케일링을 포함한 일반적인 치주치료만으로는 질환이 개선되기 어렵다. |

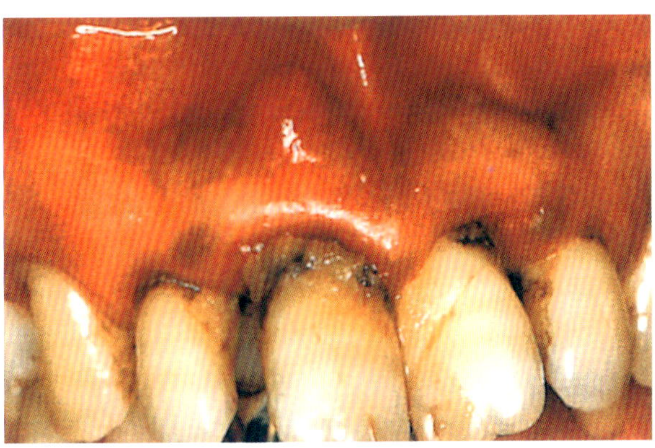

그림 5-1. 치주염

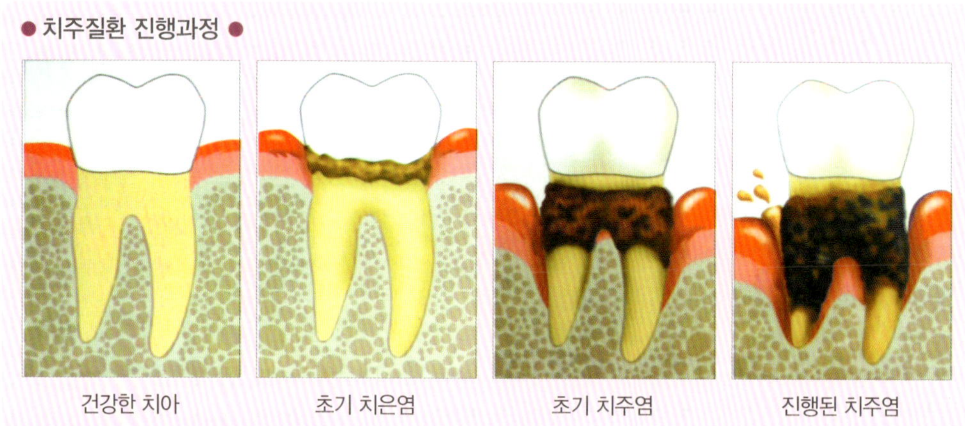


그림 5-2. 치주질환 진행과정

[표 5-2] 보건의료 빅데이타를 활용한 치주질환 분석

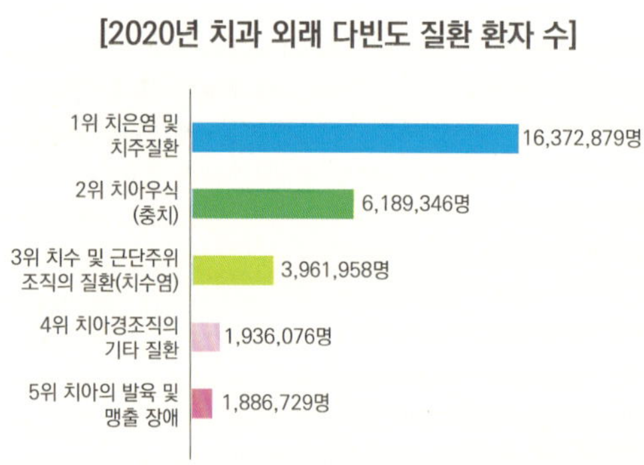


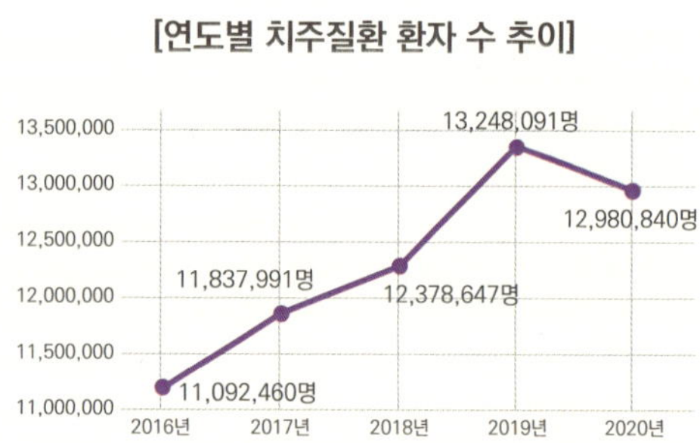


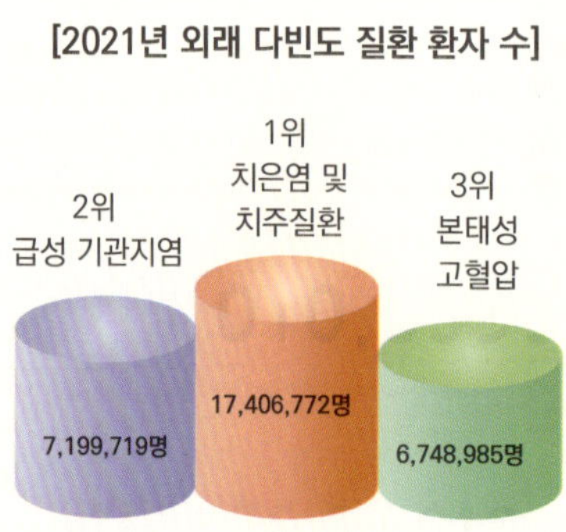


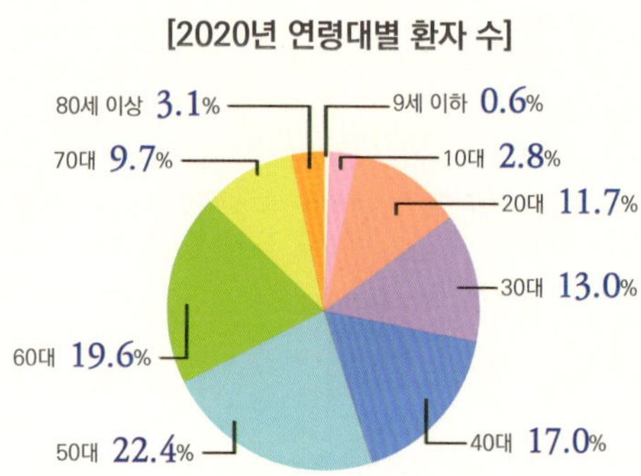


[자료출처: 대한치주과학회, 국민건강보험공단 2022;287(9)]

## 2. 치주질환 발생에 작용하는 요인

치주질환의 발생원인은 크게 숙주요인, 병원체요인, 환경요인 세 가지로 분류되는데 병원체요인은 뚜렷하게 밝혀지지 않아 국소요인과 구강외 신체요인으로 구분하기도 한다.

치주질환의 가장 큰 원인은 구강위생상태가 불량할 경우인데 구강위생을 불량하게 하는 것은 음식물 잔사, 치면세균막(치태), 치석 등의 침착과 구강내 미생물의 작용, 불량보철물 장착 등이 직접적인 원인이 되고 임신과 내분비 장애 등은 전신적인 원인이 된다.

### 1) 숙주요인(host factor)

연령, 성별, 부위, 내분비 장애, 외상성교합, 치아관계, 치아기능 부전, 직업성 습관, 신경증, 구강외 신체질환 등이 있는데 숙주요인을 국소요인과 구강외 신체요인(전신요인)으로 분류해 보면 국소요인은 치아상실, 치아총생, 외상성교합, 치아기능 부전, 악습관(이갈이) 등이 있고 구강외 신체요인으로는 영양장애, 대사장애, 당뇨병, 요독증, 임신 등이 있다.

그러나 이러한 요인을 똑같이 가지고 있는 경우에도 결과가 다르게 나타나는 경우가 많다. 사람마다 저항력이 다르기 때문이며 구강외 신체요인을 정확히 밝혀내기는 쉽지 않기 때문에 실질적인 치주병 예방법은 국소요인 제거법이라 할 수 있다.

### 2) 병원체요인(agent factor)

병원체요인으로 세균, 독소, 치석, 물리적 자극, 화학 자극 등이 있지만 실제로 이러한 요인들이 치주병을 발생시킨다는 확실한 근거는 없다. 하지만 치석이 치주조직에 물리적, 화학적으로 작용하여 치주병을 발생시킨다는 보고가 있을 뿐이다.

### 3) 환경요인(environmental factor)

치주병의 발생과 관련된 환경요인으로는 구강내 환경요인과 구강외 환경요인으로 분류할 수 있다.

#### (1) 구강내 환경요인

- 칫솔 오용, 치석, 치면세균막(치태), 불량 보철물 장착, 음식물 잔사

(2) 구강외 환경요인

– 교육수준, 경제적 여건, 도시화 정도, 섭취 식품 종류

이렇게 구강 내·외 환경요인으로 분류되고 있으나 사실상 환경요인을 상세히 분류하기란 어려운 일이다.

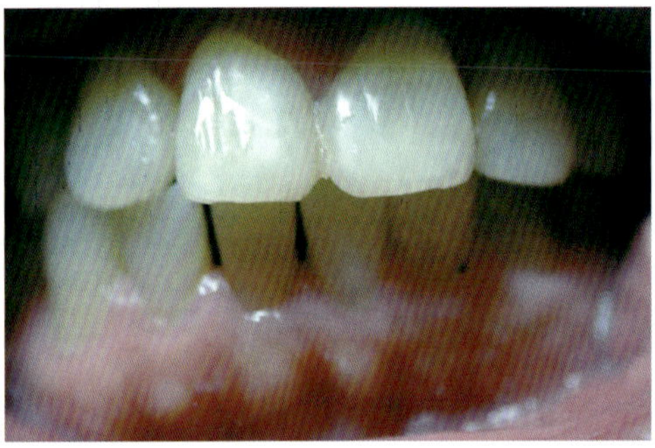

그림 5-3. 치은염

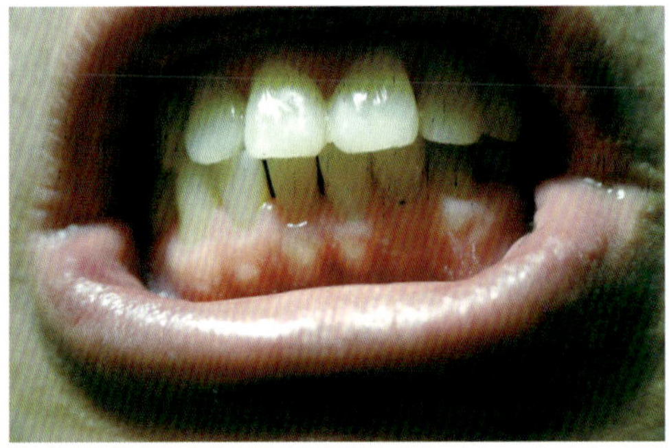

그림 5-4. 치주염

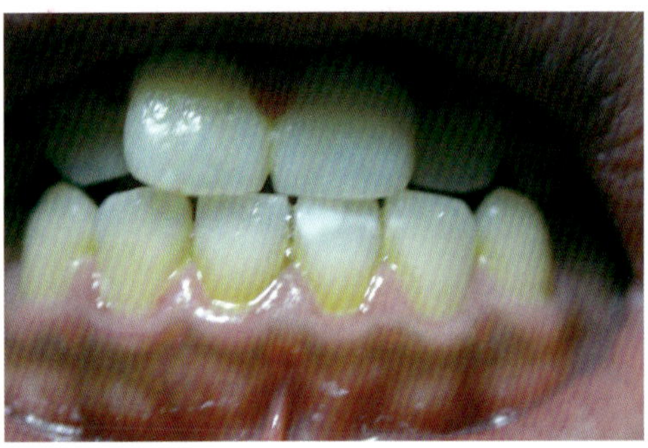

그림 5-5. 치은염 및 치주염

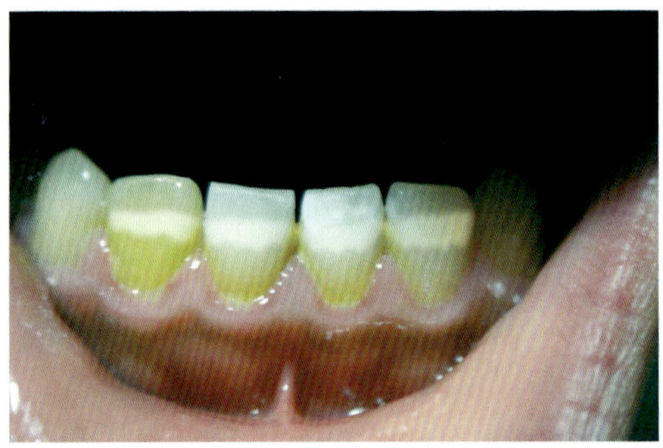

그림 5-6. 치은연상 치석

[표 5-3] 치주병 발생원인

| 발생요인 | 세부내용 | |
|---|---|---|
| 숙주요인 | 국소요인 : 치아총생, 치아상실, 외상성교합, 치아기능 부전, 악습관(이갈이) | |
| | 전신요인 : 영양장애, 대사장애, 당뇨병, 요독증, 임신 | |
| 병원체요인 | 세균, 독소, 치석, 물리적 자극, 화학 자극 – 확실히 규명되지 않음 | |
| 환경요인 | 구강내 환경요인 | 칫솔 오용, 치석, 치면세균막(치태), 불량보철물 장착, 음식물 잔사 – 명확히 규명되지 않음 |
| | 구강외 환경요인 | 경제적 여건, 섭취 식품 종류, 도시화 정도, 교육수준 – 명확히 규명되지 않음 |

※발생원인에 대해 학자들간의 견해 차이가 있고 요인들이 확실히 규명되지 않음

[표 5-4] 진행정도별 치주질환 유병실태 (단위 : %)

| 연령 | 치주조직 건전자 | 치주질환 진행정도 | | | |
|---|---|---|---|---|---|
| | | 치은 출혈자 | 치석 부착자 | 얕은 치주낭 형성자 | 심한 치주낭 형성자 |
| 12세 | 40.4 | 33.0 | 26.3 | 0.2 | 0.0 |
| 15세 | 32.2 | 29.7 | 37.7 | 0.5 | 0.0 |
| 35~44세 | 13.5 | 11.6 | 52.7 | 19.7 | 2.3 |
| 65~74세 | 7.9 | 9.0 | 33.0 | 32.8 | 9.1 |

[자료출처: 보건복지부. 2003년 국민구강건강실태조사. 2003]

## 3. 치주병 예방법

치주병의 발생률이 아주 높다는 것이 오늘날 치과 분야의 중요한 문제점 중의 하나로 대두되고 있는데 이러한 치주병은 치아우식증과 함께 치아 상실의 주 원인질환이므로 초기 발견 및 치료가 중요하다. 치주병이 발생하여 진행되면 치아가 상실되고 상실된 치아 주위의 인접 치아들이 이동함으로써 부정교합이 형성되어 대합치와 인접치 간에 문제점을 야기시키게 되므로 환자에게는 경제적 부담과 시간적, 심리적으로 상당히 많은 어려움이 가중된다. 그러므로 치아우식증을 비롯한 치주병은 질병이 발생하기 전에 미리 예방하는 것이 매우 중요하다.

치주병 예방법으로는 국소요인 제거법과 구강외 신체요인 제거법으로 분류하기도 하고 숙주요인 제거법, 병원체요인 제거법, 환경요인 제거법으로 나누기도 한다.

[표 5-5] 치주병 예방법 종류

| 종 류 | 세부내용 | |
|---|---|---|
| 숙주요인 제거법 | 저항성 증가법(예방접종법)<br>외상성교합예방법<br>부정교합교정 | |
| 병원체요인 제거법 | 구강위생상태 청결, 외상성교합제거 – 확실히 규명되지 않음 | |
| 환경요인 제거법 | 구강환경 관리법(청결법) | • 칫솔질<br>• 치간 세정<br>• 치면세마 |
| | 불량의치와 보철물 사용 방지법 | |

※ 학자들 간의 견해 차이가 있음

## 1) 숙주요인 제거법

환자 자신의 구강내 원인으로 인해 발생되는 요인을 제거하는 방법으로 치주병이 발생되지 않도록 하기 위해 저항성을 증가시키는 방법과 치주조직에 너무 심하게 가해지는 교합력인 외상성교합 예방법이 있으며 비정상적인 교합이나 치아위치를 정상적으로 회복시켜서 구강위생을 청결하게 관리할 수 있도록 부정교합을 교정하는 방법을 말한다(표 5-6).

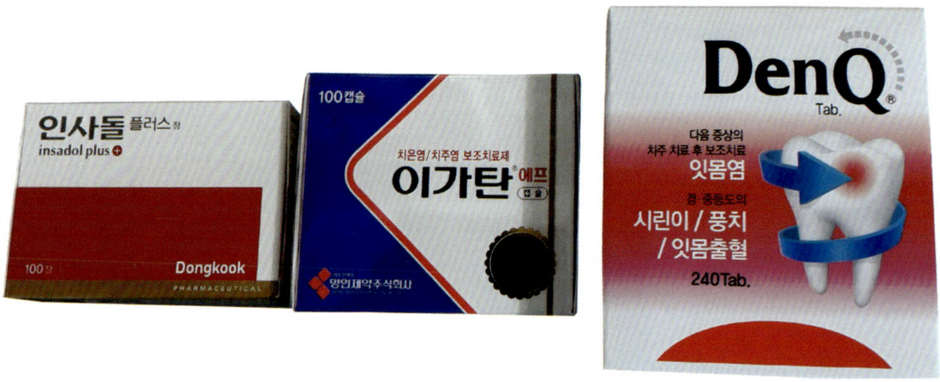


그림 5-7. 잇몸 질환 보조치료제

## 2) 병원체요인 제거법

치주병(periodontal disease)은 외부적인 국소자극에 대한 치아 주위조직의 병적인 반응이라고 할 수 있고 치은염증이 주위조직 내로 전가되어 발생되는데 이 치은은 근본적으로 국소자극에 대한 잇몸의 반응이다.

치주병 전문의들의 대부분이 전신요소보다는 국소요소가 치주병의 원인에 있어서 중요한 사실에 의견을 일치하고 있는데 아무런 증상이 없이도 국소적인 요인에 의하여 치주병이 유발된다는 보고가 있지만 실제로 치주병을 유발시키는 병원체가 명확하게 밝혀지지 않은 실정이다. 다만, "세균, 치석, 물리적 자극, 화학적 자극에 의해서 발병될 것이다"라고 예측하고 구강위생상태를 청결하게 하기 위해서 음식물 잔사(food debris), 치면세균막(치태, dental plaque), 치석(dental calculus) 등을 제거하는데 역점을 두어야 한다. 또한 병원체요인 제거법으로 외상성교합제거법을 개발하여 실용화하고 있다는 견해도 있다.

[표 5-6] 치주병 예방법에서 숙주요인 제거법

| 종 류 | 세부내용 |
|---|---|
| (1) **저항성 증가법** | 치주병은 국소요인과 구강외 신체요인이 함께 복합적으로 작용하여 발생되는데 구강외 신체요인을 제거함으로써 국소요인에 대한 치주조직의 저항성을 강화하게 되어 치주병을 예방하게 된다.<br><br>※ El – Ashiry의 연구결과<br>치면세마 → 치은염 약 30% 감소효과<br>합성 비타민 C 투여 → 치은염의 45% 감소효과<br>치면세마 + 합성비타민 C 투여 → 치은염의 67% 감소효과<br><br>항생제를 투여하면 치석의 형성을 감소시킬 수도 있고 식품에 항생제를 첨가하여 복용하면 치면세균막(치태)의 형성을 저하시키고 치은의 감염을 억제할 수 있을 것이라고 하나 항생제를 장기 사용했을 경우 내성이 생기고 알레르기 반응이 있을 수 있어 사용하는데 제한성이 있다.<br>영양소를 이용하여 치주병을 예방할 수 있다고도 하나 현재 연구결과가 확실치 않아 심도 있는 연구가 요망되며 치주조직의 감염에 대한 면역성을 부여하는 백신 개발이 요구되고 있다. |
| (2) **부정치열 및 교합 교정법** | 부정치열은 부정교합을 초래하고 부정교합은 구강위생상태를 청결하게 유지하는데 장애가 되어 치아우식증과 치주병을 유발시키므로 치아상실의 간접적인 원인이 된다.<br>또한 부정교합은 심미적, 정서적 뿐만 아니라 인격형성에 커다란 장애가 되고 음식물 저작, 부정확한 발음으로 인해 사회생활에 문제가 될 수 있으며 특히 부정치열은 음식물 잔사 제거가 어려워 치석이 잘 형성되고 치면세균막(치태)이 침착되어 치주병을 발생시킬 수 있는 요인이므로 초기 예방을 위해 노력해야 한다. |

### 3) 환경요인 제거법

오늘날 치주병의 발생 원인요소를 일반적으로 국소요인 제거법과 구강외 신체 환경요인 제거법 두 가지로 분류하는데 그 중에 국소요인 제거법이 환경요인에 해당된다. 크게 두 부분으로 분류하면 구강위생관리법과 불량 보철물 사용방지법으로 대별할 수 있다.

#### (1) 구강위생(환경)관리법

구강내 환경을 청결하게 하여 치주병을 예방하기 위한 방법으로 칫솔질(tooth brushing), 치간세정(interdental cleaning), 치면세마(oral prophylaxis) 등의 방법이 있다.

#### (2) 불량 치과보철물 사용방지법

치과보철물이란, 치아 및 구강 내 주위조직이 여러 가지 원인에 의해 손상되었을 때 원래의 기능을 회복하기 위하여 인공적인 대용물로 제작해서 사용하는 것을 말하는데 불량보철물로 제작된 것을 사용한다면 본래의 기능 발휘보다는 오히려 구강내에서 각종 구강병을 야기시킬 수 있으므로 정확하고 안정성 있는 보철물을 제작하여 사용할 수 있도록 엄격히 규제를 해야 한다.

치과보철물 제작 시 대부분 정밀하게 제작해야 하지만 특히 정밀하게 제작해야 할 부분은 치은연과 적합도, 접촉점(contact point)의 위치와 형태 그리고 크기, 치관 외형의 형태 및 크기 그리고 적합도, 가공치(pontic crown) 연결부위의 형태 및 견고성, 가공치의 협설 폭과 풍융도, 각종 치관들의 교합상태, inlay, crown의 margin 적합도 및 교합상태, 국소의치(partial denture) 주연결장치(major connector)의 형태 및 폭경, 그리고 clasp의 위치, 형태, 길이, 총의치(full denture)의 고경, 치은의 두께·길이, 치아교정장치(tooth orthodontic appliance) 등이 있다(표 5-8~11).

[표 5-7] 치주병 예방법에서 환경요인 제거법

| 종 류 | 세부내용 |
|---|---|
| 칫솔질<br>(tooth brushing) | 칫솔질의 목적은 구강을 청결하게 유지하여 구강내 기분을 상쾌하게 하고 치아우식증과 치주병을 예방함으로써 심미를 증진시키는 데 있다. 이러한 목적 달성을 위해서 칫솔은 치아 표면을 닦고 치은을 잘 마사지할 수 있는 도구로서의 역할을 충분히 해야 하고 사용방법, 시기, 보관조건 등도 중요하다. 칫솔질로 인해 치주병을 예방하는 기전은 구강을 청결히 하는 작용과 치은을 마사지하는 작용이다.<br><br>※ 구강청결을 위해<br>• 음식물 섭취 후 즉시 칫솔질을 해야 한다.<br>• 올바른 방법으로 칫솔질을 해야 한다(환경요인 제거법이 좋다.).<br>• 칫솔의 크기는 모든 치면에 도달할 수 있도록 두부가 작은 것을 사용하는 것이 좋다.<br>• 구강병을 예방한다는 목적하에서 칫솔질을 해야 한다.<br><br>※ 치은 마사지의 영향<br>• 치은조직에 혈액을 원활하게 공급하여 건강한 치은을 만든다.<br>• 치은상피를 각화시켜 치은감염에 대한 저항성을 높여주어 치주병을 예방하게 된다. |
| 치간세정<br>(interdental cleaning) | 치간이란 치아와 치아 사이에 형성된 공간을 말하는데 이 부위에 음식물 잔사가 잘 끼게 되어 치간 유두에 치주병이 잘 발생된다. 치간을 청결히 하기 위해서는 칫솔질도 철저히 해야 되지만 칫솔질만으로 되지 않을 경우도 많다. 이러한 경우 칫솔 외에 다른 보조구강위생용품을 사용해야 되는데 이쑤시개, 고무원추(rubber tip), 치과용 푼사(dental floss silk), 치간 칫솔(interdental brush), 물 사출기(water pik) 등을 사용하여 치간을 청결하게 함으로써 치아우식증과 치주병을 예방할 수 있다. |
| 치면세마<br>(dental prophylaxis) | 일반적으로 치면세마란 치아를 청결하게 하기 위한 시술이라고 말하는데 구체적으로 말하면 구강병을 예방하기 위해 치아 표면에서 치아우식증과 치주병의 원인이 되는 치면세균막(치태), 치석, 음식물 잔사, 외인성 색소 등의 국소적인 요인을 제거하고 치아표면을 활택하게 연마(polishing)하는 행위라고 할 수 있다.<br><br>※ 치면세마의 범위<br>① 치주병을 예방할 목적일 경우 – 스케일링(scaling) 또는 치근면평활술이라고 한다.<br>② 구강병을 예방할 목적일 경우 – 치면세마(dental prophylaxis)라고 한다.<br>치면세마의 가장 기본적인 목적은 치은염을 유발하는 치석(dental calculus)과 치면세균막(치태, dental plaque)과 괴사된 백악질(cementum)을 치아표면에서 제거하기 위한 것인데 치면세마 시 육안으로 쉽게 구별할 수 있도록 착색제(disclosing solution)를 도포하면 효과적으로 제거할 수 있다.<br><br>※ 치면세마 주기<br>① 치석형성이 잘 안되는 경우 – 12개월<br>② 치석형성이 보통인 경우 – 6개월<br>③ 치석형성이 잘 되는 경우 – 3개월 |

[표 5-8] 관교의치(crown & bridge) 제작 시 주의할 부분

| 부위별 | 정상 형태 | 이 유 |
|---|---|---|
| 접촉점<br>(contact point) | 접촉점은 점상(point)으로 접촉해야 한다(그러나 연결부위에서는 견고하게 해야 한다.). | 음식물 잔사가 끼지 않도록 하기 위해서 점상으로 해준다. 면상으로 형성될 경우 구강병이 발생될 수 있다. |
| 치간강<br>(embrasure) | Embrasure는 크게 형성해 주어야 한다. 만곡된 인접면과 접촉부에 의하여 삼각형 형태의 공간을 형성하고 두 개의 인접면 사이에 4개의 치간공격이 있다. | Embrasure를 크게 형성해 주는 이유는 치간의 음식물 잔사가 자정작용에 의해 쉽게 제거되도록 하기 위함이다. |
| 치은연<br>(cervical margin) | Crown의 margin과 지대치의 margin line에 정확하게 접합되어야 한다. | 너무 과도하게 치은 압박 시 치주병이 발생될 수 있고 치은조직 퇴축 시 cement가 타액에 노출되어 용해되므로 crown이 탈락될 수 있고 2차 caries가 발생될 수 있기 때문이다. |
| 치관외형<br>(axial contour) | 개개 치아마다 최대 풍융부가 있고 이를 중심으로 상·하·좌·우로 만곡을 이루고 있다.<br><br>※ 최대 풍융부 위치<br>• 모든 전치설면 최대 풍융부<br>– 치은 1/3 부위<br>• 상악 구치부 협설면 풍융부<br>– 치은 1/3 부위<br>• 하악 구치부 협면 풍융부<br>– 치은 1/3 부위<br>• 하악 구치부 설면 풍융부<br>– 중앙 1/3 부위<br>• 인접면 – 협·설 방향으로<br>→ 평면 or concave한 형태<br>– 상·하 방향으로<br>→ 중앙 1/3 or 교합면 1/3 부위 | Crown 제작시 외형만곡도 및 풍융부 위치를 정확히 재현해 주는 것이 중요하다. 음식물 저작시에 직접적인 음식물에 의한 손상을 막음으로써 치은을 보호하고 치은의 자연적인 massage로 tissue tone을 유지시키는 역할을 한다.<br><br>※ 만곡도를 크게 형성했을 경우<br>– 치경부 음식물 잔사 저류, 생리적 마사지 결여로 유리치은연에 염증이 발생될 수 있다.<br><br>※ 만곡도를 적게 형성했을 경우<br>– 음식물에 의한 외상적 충돌로 유리치은에 염증이 발생될 수 있다. |
| 가공치(pontic)<br>협설폭경 | 전반적으로 협설폭경을 자연치보다 작게 제작해 주는 것이 좋다.<br>이때 협면은 심미적으로 영향이 크기 때문에 설측을 축소하여 제작해 준다.<br>가공치(pontic)가 한 개일 경우 10%, 두개가 연속으로 연결될 경우 2개 치아를 각각 20%씩 축소하여 제작한다. | 가공치는 치근이 없고 인접 지대치(abutment tooth)에 연결되므로 과도한 저작압을 받게 되면 지대치가 견디지 못하고 탈락될 수 있으므로 교합압을 적게 받기 위해 가공치 교합면을 갯수에 따라 10%씩 축소하여 작게 제작해 주는데 심미적으로 영향을 적게 받는 설측교두쪽을 축소하여 제작한다. |

<table>
<tr><th>부위별</th><th>정상 형태</th><th>이 유</th></tr>
<tr><td>가공치(pontic)의 치은면 (gingival surface)</td><td>가공치의 형태는 매우 중요하다.<br><br>※ 기능, 심미성, 청결성, 환자의 만족도, 조직의 건강 등에 영향을 미치며 특히 치은과 접촉면의 관계는 매우 중요하다.<br>• 치은에 압박을 주지 않도록 제작해야 한다.<br>• 치은에 접촉면적을 최소로 해주어야 한다.<br>• 치은과 충분한 치간공극을 형성해 주어야 한다.<br><br>※ 치조제와 닿는 가공치 기저면의 좋은 형태<br>• 둥글고 볼록하게 해주는 것이 좋다.<br>• acrylic resin이 직접 닿지 않도록 해야 한다.<br>• 기포가 없어야 한다.<br>• 매끄러운 면으로 해주어야 한다.</td><td>가공치 기저면을 크게 하면 치은을 압박하여 치은에 자극을 줄 수 있고 acylic resin이 치은에 직접 닿게 되면 세균막이 잘 발행할 수 있으므로 닿지 않도록 하고 면을 매끄럽게 하여 치은과 접촉이 원활히 이루어 질 수 있도록 제작되어야 한다.</td></tr>
</table>

[표 5-9] 국소의치(removable partial denture) 제작 시 주의할 부분

| 부위별 | 정상 형태 | 이 유 |
|---|---|---|
| Clasp | 국소의치에 사용되는 clasp의 종류는 수없이 많다.<br>직접 치주조직에 닿지는 않지만 길이, 저작압, 회전운동 등으로 인해 치주조직에 염증을 유발할 수 있으므로 clasp의 각 부위마다 정확한 위치와 정밀한 제작으로 환자가 안전하게 사용할 수 있어야 한다. | Clasp가 치주조직에 직접 영향을 미치는 경우도 있고 간접적으로 영향을 미치는 경우도 있다.<br>• 길이가 너무 길 경우 – 인접치를 밀어서 치주에 영향을 줄 수 있다.<br>• 위치가 너무 치은 쪽으로 제작되어 있는 경우 – 저작압에 의해 치주조직을 압박할 수 있다.<br>• 구조물 전체가 회전력을 받을 경우 – 지대치와 인접치에 영향을 미칠 수 있으므로 정확하고 안전하게 제작을 하고 환자에게 올바른 사용법을 알려주어야 하며 3~4개월에 1회 정도 내원하여 검사를 받도록 교육해야 한다. |
| Occlusal rest | Occlusal rest의 형태는<br>• 치아 협설폭의 1/3이나 협설교두정간의 거리는 1/2의 넓이로 형성<br>• 근원심 길이는 marginal ridge에서 3~3.5 mm, 길이는 1~1.5 mm, 가장 깊은 곳은 약 2 mm로 하고 숟가락 모양이 좋다.<br>• Occlusal rest seat와 부연결자가 이루는 각은 90°보다 작게 제작하는 것이 좋다. | 정확한 폭과 거리, 형태로 제작해야 rest가 기능을 제대로 발휘할 수 있다.<br>• 의치의 조직부 방향으로 운동을 방지하여 측방이탈을 막을 수 있다.<br>• 의치의 교합압을 지대치 장축으로 전달시킬 수 있다.<br>• 지대치의 교합면을 보호할 수 있다.<br>• 부연결장치와 clasp 간에 바른 관계를 유지시켜 국소의치 구조물의 안정성을 부여할 수 있다. |
| 주연결장치<br>(major connector) | 주연결장치는 구강내의 상황에 따라 선택되지만 가급적이면 넓은 형태의 주연결장치가 유리하다.<br>하악의 경우 주연결장치의 위치(치은연에서 하방 4mm)와 형태(half pear form)를 잘 형성해 주어야 한다. | 주연결장치를 넓게 제작해 주었을 경우 이물감이 많아 단점도 있지만 상·하악 간에 과도한 저작압력을 치주조직으로 분산시켜서 지대치에 무리하게 전달되는 저작압력으로부터 보호되므로 가능하면 넓게 제작해 주는 것이 좋다. |
| 간접유지장치<br>(indirect rest) | 일반적으로 간접유지장치의 위치는 fulcrum line에서 직각이 되는 위치에서 가장 먼 부위에 형성해주는 것이 효과적이나 그 부위에 중절치나 측절치가 위치할 경우 치아가 너무 약하므로 이럴 경우 견치의 원심부와 제1소구치의 근심 교합면에 설치하는 것이 좋다. | 간접유지장치의 기능이 많지만 그 중에 가장 대표적인 기능은 fulcrum line을 중심으로 국소의치가 회전운동하려는 것을 막아주는 것이다. 그러나 위치 및 형태를 잘못 제작시 회전력의 작용에 의해 치은염이 발생될 수 있기 때문에 주의해야 한다. |

[표 5-10] 충전물(filling) 제작시 주의할 부분

| 부위별 | 정상 형태 | 이 유 |
|---|---|---|
| 치경연<br>(cervical margin) | 와동(cavity)과 충전물 간에 정확하게 접촉이 되고 margin 부위가 너무 길거나 짧지 않도록 형성해 주어야 한다. | 충전물뿐만 아니라 모든 보철물의 cervical margin 부위가 너무 길거나 짧게 형성되어 있을 경우 그 부위에 음식물 잔사나 치면세균막(치태)이 체류되어 충치(caries)가 발생되고 치은염(gingivitis) 또는 치주병(periodontal disease)을 유발시킬 수 있기 때문이다. |
| 교합면<br>(occlusal surface) | 수복하는 치아의 교합면은 인접치아들이 교합할 때와 같은 강도의 압력으로 대합치와 접촉되도록 제작되어야 한다. | 대합치와 교합 시 너무 과중한 교합력을 받을 경우 치주조직에 상해를 입을 수 있고 너무 낮을 경우에는 저작이 불가능하고 장기간 이 상태로 방치할 경우 대합치가 정출(elongation)될 수 있기 때문이다. |
| 접촉점<br>(contact point) | 접촉점은 정상적인 위치에 설치되어야 한다. 가급적이면 튼튼하고 점상으로 형성되어야 하며 접촉부분은 매끈하게 형성되어야 한다. | 접촉점의 바람직한 접촉정도는 dental floss를 간신히 통과시킬 수 있을 정도라고 알려져 있다.<br>그러나 너무 tight할 경우 환자가 통증을 느끼며 치아이동이 일어나게 되고 너무 loose contact이 될 경우 치아위치가 변화됨과 동시에 음식물 잔사가 체류하게 되고 치간 유두부위에 염증이 발생되어 치주병이 생길 수 있다.<br>또한 접촉관계는 이루어졌지만 접촉점이 넓은 면상으로 형성되었을 경우 섬유성 음식물이 체류되어 부패되고 치아에 쐐기역할을 하여 치아우식증이나 치주병을 일으키게 된다. |

[표 5-11] 교정장치(orthodontic appliance) 제작 시 주의할 부분

| 부위별 | 정상 형태 | 이 유 |
|---|---|---|
| 가철성 교정장치 (removable orthodontic appliance) | 교정치료의 목적은 부정교합 된 부위에 교정력을 발휘하는 장치를 이용하여 정상적인 교합상태로 만들어 주기 위함이다. 그러므로 교정장치 제작 시 정확하고 안정성있게 제작해야 하고 환자의 주의사항과 의사의 지시사항을 절대 준수하여 부정교합이 정상교합으로 교정되고 치주병이 발생되지 않도록 노력해야 한다. | 부정교합은 구강위생을 청결히 하는데 장애가 되어 치주병을 발생시킬 수 있다. 가철성 교정장치는 종류에 따라서 밤에 착용하고 낮에는 구강내에서 제거하는 경우도 있는데 이런 경우 주·야에 반대 작용을 하므로 치주조직에 손상이 가해져서 치주병이 발생될 수 있으므로 교정장치물을 착용할 경우 매 식사 후 치주조직과 교정장치를 청결히 해야 하고 세심한 주의를 필요로 한다. |
| 고정성 교정장치 (fixed orthodontic appliances) | 교정장치를 착용하고 있는 환자들은 일반인에 비해서 비교적 우식발생률이 높으며 치은 및 치주질병이 심하고 또 치료노 복삽하다. 특히 고정성 교정장치를 착용하고 있는 환자들은 엄격한 프로그램과 교육을 통해 철저히 관리를 해야 한다. | 고정성 교정장치는 상당기간 동안 구강내에서 장착하고 있기 때문에 치아우식증이나 치주병 발생률이 높은 조건이 되므로 관리를 철저히 해야 한다.<br>특히 장치물 사이나 하부에 음식물 잔사, 치면세균막(치태) 등이 잘 발생되는데 교정장치물의 형태와 기능을 변화시키지 않으면서 환자에게 알맞은 칫솔질이나 양치액 사용, 물 사출기(water-pik) 등 구강위생관리 보조기구를 이용하여 항상 청결히 함으로써 치아우식증이나 치주병을 예방해야 한다. |

# 학습문제

5장

1. 사춘기 이후에 발생률이 높고 장년기 이후에 치아상실의 가장 큰 원인질환은?

2. 치주질환을 발생시키는 가장 중요한 원인은?

3. 성인들의 치아상실 원인 중 가장 큰 원인질환은?

4. 치주조직 질환의 국소적인 원인은?

5. 치주조직 질환의 역학적 특성을 나열하시오.

6. 치주병의 전신적인 원인 요소를 나열하시오.

7. 치주병의 발생률이 가장 높은 부위는?

8. 치주병의 특성을 나열하시오.

9. 치주병 발생원인 중 가장 중요한 원인은?

10. 치아우식증과 치주병이 발생하는데 가장 큰 원인요소는?

11. 치주병 발생에 작용하는 구강외 환경요인을 나열하시오.

12. 부정치열로 인해 발생되는 현상들을 나열하시오.

13. 치주병 예방을 위한 환경요인 제거법을 나열하시오.

14. 치주병을 예방하기 위해 가장 기본적이고 효과적인 방법은?

15. 치주병 예방을 위한 방법 중 칫솔질의 효과를 나열하시오.

16. 칫솔질로 치은을 마사지함으로써 나타나는 영향을 나열하시오.

17. 치석부착이 가장 많은 치아와 부위는?

18. 치면세마를 하는 가장 중요한 목적은?

19. 치석이 형성되는데 가장 많이 영향을 미치는 것은?

20. 치간세정을 하기 위한 기구들을 나열하시오.

# 6장 부정교합 예방관리

## 1. 부정교합(malocclusion)의 정의

부정교합(malocclusion, abnormal occlusion)이란 악안면, 상·하악골간, 치아 등의 악구강계에 어떤 요인으로 인해 형태학적으로나 기능적으로 이상이 발생하여 정상교합(normal occlusion)이 아닌 비정상적인 교합상태를 말하며 3대 구강병에 속한다. 일반적인 의미에서 질병과는 구분되는 비정상적인 상·하악골 관계와 치아관계라고 정의한다.

### 1) 부정교합의 교정치료 목적

교정치료는 부정교합에 의해서 발생된 장애를 방지하기 위하여 치아나 악골에 물리적인 교정력을 가해 잘못 위치한 치아들의 위치를 정상적인 교합상태로 개선 치료하는 행위를 말한다. 이러한 과정을 통해 치아위치 개선, 상·하악간 관계개선, 악안면의 기능개선, 부정교합으로 인한 장애제거, 구강병의 예방, 구강주위조직 건강증진 등의 효과를 얻을 수 있으나 완전 정상교합으로 교정하는 것은 불가능하므로 다만 부정교합상태를 정상교합에 가깝도록 해주는 것이 교정치료의 목적이다.

### 2) 부정교합을 예방하고 조기발견하여 교정치료를 해야 하는 이유

(1) 전치부 부정교합은 심미적으로 좋지 못하고 인격형성과 정서적으로 불안정하여 사회생활하는데 악영향을 미친다.
(2) 발음과 저작능률이 떨어져 음식물 저작이 원활히 이루어지지 않아 소화기관에 영향을 줄 수 있다.
(3) 구강청결에 장애가 되어 구강병(치아우식증, 치주병)을 발생시키고 치아탈락의 원인이 된다.

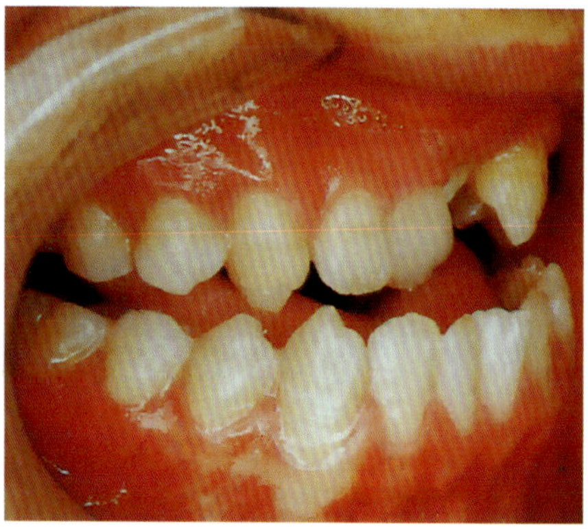

그림 6-1. 부정교합: 교정치료 후에도 열성장한 상악골은 악교정수술로 교정한다.

## 2. 부정교합의 발생요인

부정교합이 발생되면 시간이 경과됨에 따라 상·하악골 간에 상당히 큰 문제점을 초래하기 때문에 예방 및 치료차원에서 원인을 규명한 후 가급적 빨리 제거하고 교정을 시행하여 정상교합으로 만드는 것이 급선무라고 볼 수 있다. 연령별 부정교합 유병률의 특징을 보면 유치열에서는 아주 낮고 치아 교환기인 혼합치열에서 높으며, 영구치열에서는 어린이 시절에는 낮고 사춘기 때 급격히 증가된다. 또한 성인기에서는 큰 변화가 없고 조금 상승하며 치아우식증과 치주병에 의하여 치아상실 시 약간 상승한다. 그리고 부정교합의 발생률에 영향을 미치는 요인은 불량습관, 민족, 시대적 특성, 환경요소, 조사자의 조사방법 등이 있다.

부정교합의 발생원인은 치아우식증처럼 숙주요인, 병원체요인, 환경요인으로 구분할 수는 없고 역학적인 특성을 보면 숙주요인과 개인의 특성인 악골형태, 잔존치아의 상태(현황), 연령에 따라 부정교합 발생에 영향을 미치게 된다. 오늘날에는 부정교합을 원인에 따라 유전성 요인과 후천성 요인으로 분류한다.

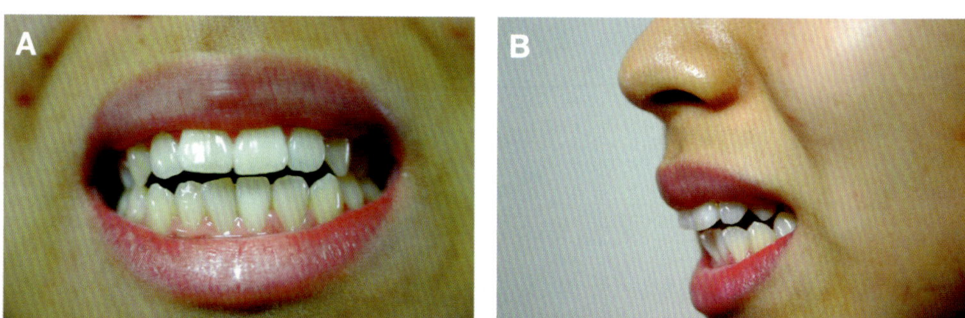


그림 6-2. A, B. 전치부 부정교합

### 1) 유전성 부정교합 발생요인

부정교합은 유전에 의해 발생될 수 있고 치아의 모양이나 크기 등도 주로 유전으로 인해 결정되는데 특히 숙주요인에 의해 영향을 받게 된다. 이러한 유전성 요인에 의해서 발생된 부정교합은 예방이 쉽지않고 교정을 하더라도 완벽한 효과를 기대하기 어렵다.

#### (1) 치아크기와 악골의 크기 부조화로 발생

악골의 크기가 정상보다 작거나 맹출(붕출)된 치아가 클 경우 치아총생, 치아회전 등으로 인한 부정교합이 발생되는데 대개 첨형악골에서 많이 볼 수 있다. 이러한 경우로 발생되는 부정교합은 예방할 수 없다.

#### (2) 상·하악골 골격의 발육이상으로 발생

치궁의 불균형으로 인해 발생되는 부정교합은 class Ⅰ 부정교합, class Ⅱ 부정교합, class Ⅲ 부정교합으로 분류된다. 이러한 경우 치아가 비정상으로 맹출(붕출)한 것이 아니고 대개 악골의 발육이상으로 발생되는데 제2급 부정교합(class Ⅱ malocclusion, neutrocclusion)은 상악 제 1대구치 협측 교두정에 대해서 하악 제 1대구치가 정상보다 원심으로 교합된 경우이고 제3급 부정교합(class Ⅲ malocclusion, mesiocclusion)은 상악 제 1대구치 협측 교두정에 대해서 하악 제 1대구치가 정상보다 근심으로 교합된 경우를 말한다.

#### (3) 근육이 긴장하는 양상으로 인한 발생

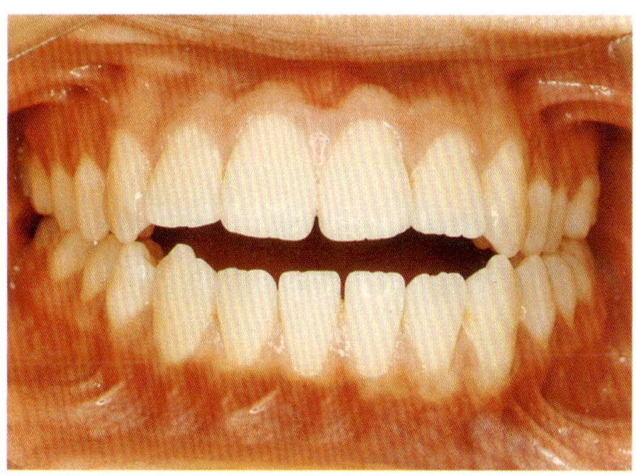

그림 6-3. 전치부 개방교합

근육의 긴장도가 직접 작용하여 치아가 전위 된다든지 간접적으로 영향을 미쳐 악골의 형태변화를 초래하여 발생되는 경우를 말하는데 유전적인 영향을 받아 부정교합이 발생되는 경우는 혀의 크기가 너무 크거나 작을 경우, 입술의 길이와 긴장도 이상이 있을 경우, 저작과 연하운동시 근육의 긴장도 이상 등이 있다. 중추신경에 이상이 발생되어 비정상적인 연하운동을 장기간 할 경우 근육의 긴장도 부조화로 전치부 개방교합이 발생될 수 있는데 이러한 경우 상호간의 조화를 회복시켜 주어야 된다.

## 2) 후천성 부정교합 발생요인

부정교합의 원인을 알아내는 것은 어려운 일이지만 원인을 추정하여 분류하고 치료하는 것이 중요하다. 후천성 부정교합은 선천성과 달라서 미리 예방이 가능하고, 발생했더라도 조기에 교정하여 정상교합으로 만들어 줄 수 있다.

[표 6-1] 후천성 부정교합 발생요인

| 요 인 | 발생 원인 |
|---|---|
| 유치 조기상실 | 여러 가지 원인에 의하여 유치가 조기 상실되면 인접치아들이 그 공간으로 경사지게 되어 상실된 치아공간이 협소해지므로 치열궁의 변화가 생기게 되고 그 자리에 맹출(붕출)될 영구치는 정상적으로 맹출(붕출)하지 못하여 부정교합이 발생된다. |
| 유치 만기잔존 | 유치는 영구치가 맹출(붕출)하기 직전에 발치를 해 주어야 되는데 그 시기를 놓치게 되면 영구치가 정상적인 위치에 맹출(붕출)할 수 없기 때문에 부정교합이 발생된다. |
| 불량 악습관 | 불량습관에 의해서 정상적인 교합관계도 부정교합이 발생될 수 있는데 특히 어린이들에게서 많이 볼 수 있다. 손가락을 입으로 빨아먹는 습관, 젖먹을 때 잘못된 자세, 턱을 손으로 받치는 습관, 입으로(구) 호흡하는 습관, 잘못된 연하습관 등이 있다. |
| 악골 손상 | 사고로 인하여 하악관절 소두가 손상(병이 들거나 다침), 파손(물건이 깨어지거나 못쓰게 됨) 될 경우 하악골이 발육부전되어 부정교합이 발생된다. |
| 영구치 조기탈락 | 영구치가 맹출(붕출)된 후 각종 구강병이나 교통사고 등으로 인해 영구치가 기능을 다하지 못하고 중간에 탈락되었을 때 부정교합이 발생된다. |
| 불량보철물 장착 | Inlay, crown & bridge, partial denture, full denture, attachment, implant, orthodontic appliance 등의 잘못 제작된 보철물 장착시 부정교합이 발생된다. |

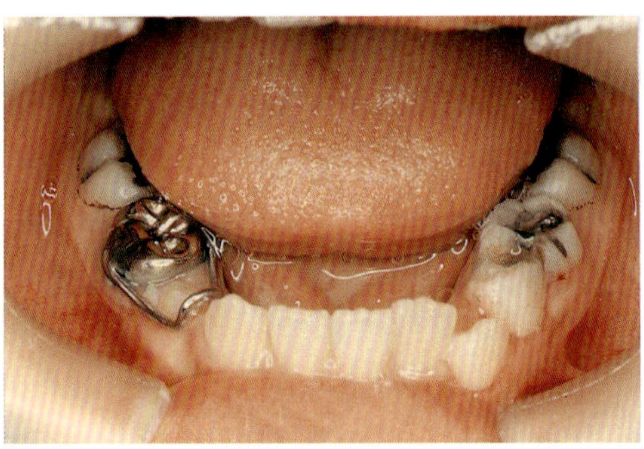

그림 6-4. 간격유지장치(space maintainer)

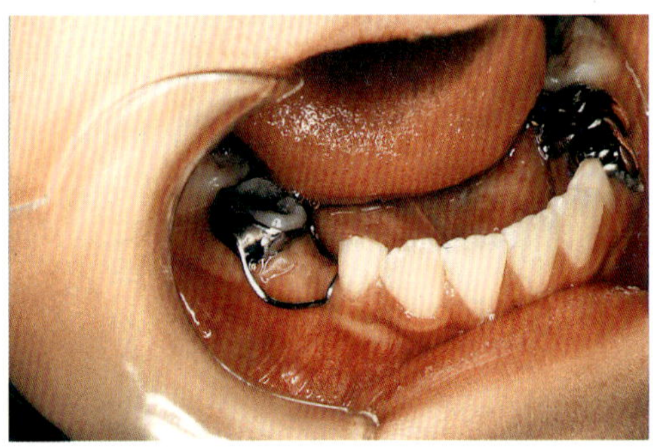

그림 6-5. 간격유지장치(space maintainer)

# 3. 부정교합의 예방

## 1) 유전성 부정교합의 예방

유전성 부정교합이란 태어나면서부터 정상이 아닌 비정상적인 교합상태를 말하는데 대부분의 부정교합은 예방할 수 없다. 다만 유전성 부정교합은 유전인자의 구조를 변화시키거나 배합조정을 하여 예방할 수 있을 것이라는 예측만 할 뿐 단정지을 수는 없다.

그러므로 유전성 부정교합은 장애를 방지하기 위하여 치아나 악골에 물리적인 교정력을 가해 그 위치를 변화시켜서 정상적인 교합상태로 회복시켜 주는 것이 교정치료의 목적이므로 부정교합 환자를 정확히 진찰하고 진단하여 교정치료를 해야 한다. 치료에 의해 이동되어진 치아나 악골은 그 상태로 유지될 수 있도록 보정장치(retainer)를 제작, 장착함으로써 정상적인 교합상태가 유지되도록 해야 한다.

## 2) 후천성 부정교합의 예방

선천성(유전성) 부정교합은 예방할 수 없으나 후천성으로 발생된 부정교합은 예방할 수 있다. 부정교합은 일반적인 질병이라기보다는 정상적인 성장과 발육 중에 정상범위에서 벗어난 형태적, 기능적 변이이다. 또한 부정교합은 원인이 명확한 경우도 있으나 복합적으로 작용하여 어떤 것이 원인이라고 단언하기 어려운 경우도 있다. 부정교합의 원인을 모두 찾아내는 것은 어렵지만 가능한 원인을 추정하고 분류하여 예방하고 발생된 부정교합은 조기에 발견하여 치료하는 것이 중요하다.

### (1) 유치 조기상실에 의한 부정교합 예방법

유치 조기탈락으로 인한 부정교합을 예방하기 위해서 가장 급선무는 치아가 조기에 탈락되지 않도록 해야 한다. 그러기 위해서는 치아우식증, 치주병, 그리고 각종 구강병을 예방해야 되며 만약 조기에 치아가 탈락되었다면 간격유지장치(space maintainer)와 공간확보장치(space regainer)를 이용하여 상실된 치아의 공간을 유지하고, 인접치가 경사되어 상실된 공간을 확보하여 부정교합을 치료하도록 해야 한다.

### (2) 유치 만기잔존에 의한 부정교합 예방법

현재 유치 만기잔존 원인이 명확히 밝혀지지 않았으므로 영구치가 맹출(붕출)되는 적당한 시기에 유치를 발치하고 필요시 간격유지장치(space maintainer)나 공간확보장치(space regainer)를 장착하여 영구치가 정확한 위치에 맹출(붕출)될 수 있도록 해 주어야 한다.

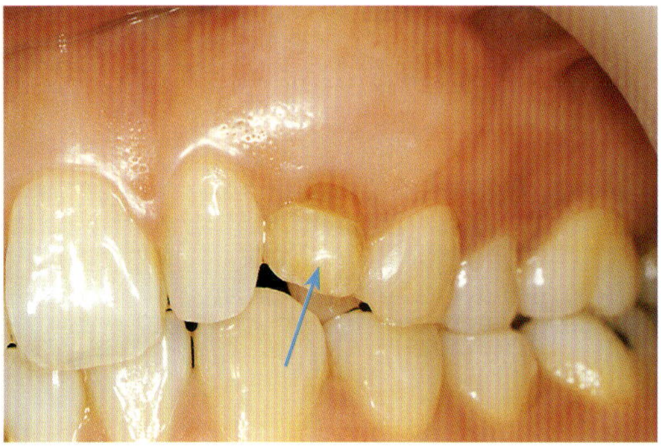

그림 6-6. 유견치의 만기 잔존

### (3) 불량 악습관으로 발생되는 부정교합 예방법

손가락을 빠는 습관(개방교합), 비정상적인 연하습관(개방교합), 비폐쇄로 인한 구호흡(반대교합), 아기가 젖먹는 습관, 잠자는 습관, 손으로 턱을 받치는 습관 등의 불량 악습관으로 인해 부정교합이 발생될 수 있으므로 미리 원인을 찾아내어 예방해야 한다.

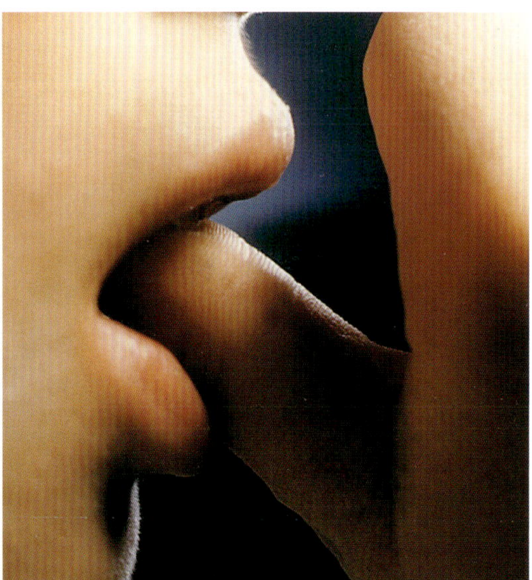

그림 6-7. 손가락을 빠는 습관

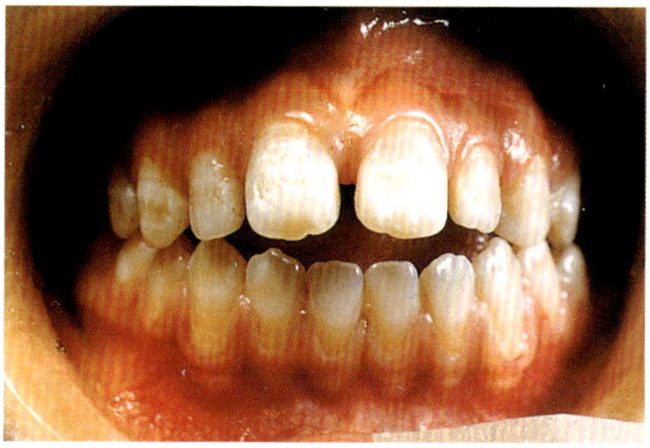

그림 6-8. 상악 전치가 전돌된 개방교합

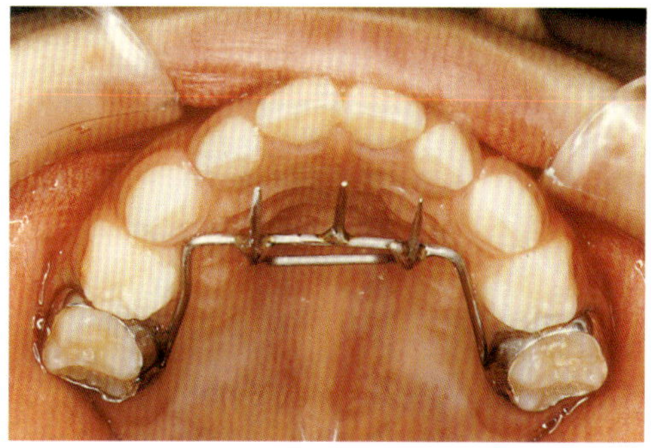

그림 6-9. 손가락 빠는 습관을 교정하기 위해 장치가 장착된 모습

### (4) 악골손상으로 인한 부정교합 예방법

악골손상으로 인한 부정교합은 원인이 치아자체가 아니고 악골에 있기 때문에 교정하기가 상당히 복잡하고 어렵다.

하악골 관절소두가 하악의 주요 생장점이므로 손상되었을 때 하악골 발육부전으로 안면과 하악골의 비대칭 같은 부정교합이 발생되어 후방교합이 될 수 있는데 편측이냐, 양측이냐에 따라 부정교합이 편측 또는 양측으로 나타날 수 있다.

예방하기 위해서는 하악골의 관절소두가 손상되지 않도록 항상 조심하고 만약 손상되었을 때에는 먼저 교합상태가 정상이 되도록 한 후 파절부위를 정확히 맞추고 고정시켜서 원상회복이 되도록 해야 한다.

특히 어린이들은 성장속도가 빠르기 때문에 어른보다 악화되기가 쉬우므로 하악골 관절소두가 손상을 받지 않도록 주의하여 부정교합을 예방하는 것이 중요하다.

### (5) 불량 보철물 장착으로 인한 부정교합 예방법

치과 보철물을 제작하는 목적은 어떤 원인에 의해서 자연치아가 상실되거나 이상이 생겼을 때 인공적인 대용물을 이용해서 자연치의 역할을 해낼 수 있도록 함에 있는데 잘못 제작할 경우 원래의 목적을 벗어나 오히려 부정교합을 유발시킬 수 있으므로 정확한 보철물을 제작하여 장착해야 된다.

[표 6-2] 불량 악습관으로 발생되는 부정교합 예방법

| 불량습관 | 미치는 영향 | 예방법 |
|---|---|---|
| 손가락을 빠는 습관 | 상악전치 – 전방으로 돌출된다.<br>하악전치 – 후방으로 후퇴한다.<br>구치부가 정출되어 얼굴이 길어질 수도 있습니다. 전치부는 손가락이 접촉된 부위에 개방교합이 형성되어 class I division 1의 부정교합이 발생된다.<br>또한 class II division 1의 부정교합 상태에서도 심할 경우 상악전치 뒤로 하순이 들어갈 수도 있다. | 가장 이상적인 예방법은 심리적 욕구불만을 제거해주는 것인데 너무 무리하게 교정을 할 경우 심한 정서장애가 발생될 수가 있다.<br>• 모유수유시 분비가 잘 안된 경우<br>• 모유가 너무 많이 나오는 경우<br>• 인공수유기에서 너무 많이 수유되어 수유시간이 짧아 욕구 불충분으로 손가락을 빨아먹게 되므로 수유시간을 충분히 하도록 하고 자주 빨아먹는 손가락에 이물질을 부착시켜서 원인을 제거하고 개방교합(open bite occlusion)을 교정하기 위한 장치(habit appliance)를 이용해야 한다. |
| 비정상 연하습관 | 하악이 후방으로 압박되면서 치간 이개가 나타나고 상악 전치 사이로 돌출되는 혀에 의해 전방으로, 하악 전치는 구순이 수축되어 후방으로 힘을 받게 되므로 전치부 또는 구치부에서 개방교합이 일어날 수 있으며 혀의 높이가 낮을 경우 상악 구치부에 지지가 부족하여 구치부에 개방교합이 발생될 수 있다.<br>상악 치궁의 수축, 비정상 하악골, class II division 1, 비폐쇄 등 부정교합이 발생될 수 있다. 치아교환기에는 부정교합이 아니더라도 비정상적인 연하작용을 하게 될 수 있는데 대부분의 경우 교정장치를 하지 않더라도 정상으로 회복되기도 한다. | 연하습관을 정상적으로 교정해 줌으로써 예방할 수 있으나 정확한 진단을 한 후 원인을 제거해 주어야 한다.<br>그런데 원인이 제거되었다고 하여도 쉽게 교정되는 것이 아니므로 치과의사의 노력과 환자의 적극적인 협조가 요구된다. |
| 비폐쇄로 인한 구호흡 | 비폐쇄가 되어 있으면 자연히 구호흡을 하게 되는데 구호흡을 하면 협부에 압력이 증가되고 혀가 하악 전치부에 압력을 가하므로 구치부에 반대교합이 발생될 수 있다. | 비폐쇄가 되거나 이로 인해 구호흡을 할 경우에는 조기에 발견하고 조기에 처치하여 부정교합이 발생되는 것을 예방해야 한다. 특히 원인을 찾아내어 제거하는 것이 중요하다. |
| 아기가 젖먹는 습관, 잠자는 습관, 손으로 턱받치는 습관 | 이러한 습관들이 지속될 경우 상·하악골에 압력이 가해져 부정교합의 원인이 될 수 있다. | 확실한 근거는 없지만 이러한 습관이 있는 경우 초기에 습관을 교정하여 부정교합이 발생되지 않도록 해야 한다. |

[표 6-3] 불량 보철물 장착으로 인한 부정교합 예방법

| 보철물 종류 | 부위 | 미치는 영향 | 예방법 |
|---|---|---|---|
| Inlay와 crown & bridge | 접촉부위 (contact point) | Black의 cavity 분류에서 classⅡ cavity, class Ⅲ cavity, classⅣ cavity, classⅤ cavity, 3/4 cavity, 4/5 cavity 수복물 제작시 인접면과 수복부위가 contact을 이룬 곳이 너무 빽빽할 경우는 치아가 전위되거나 회전이 일어나고 너무 헐거울 경우는 치아들이 그 공간으로 이동되므로 부정교합이 형성된다. | 치과보철물 제작 시 그 치아의 원래 contact point의 위치에서 정확하게 접촉이 될 수 있도록 제작해 주어야 하고 종종 치과병원에 내원하여 검사를 하고 이상 발생 시 조기에 치료하는 것이 중요하다. |
| | 고경 (vertical dimension) | Inlay와 crown & bridge 제작 시 대합치와의 관계에서 원래보다 고경이 높으면 그 부분의 조기접촉이 일어나 치아가 전위되고 너무 고경이 낮을 경우 대합치가 맹출(붕출)하여 치열에 이상이 발생되어 부정교합이 된다. | 치관보철물 제작 시 교합면을 형성하는 보철물은 교합면 형태나 외형을 잘 제작하는것도 중요하지만 기능적인 면에서는 교합고경을 정확하게 맞추어 주는 것이 매우 중요하다. |
| Partial denture | Occlusal rest | 국소의치 제작 시 clasp 구조에서 occlusal rest 역할은 매우 중요하다. 그러나 너무 높이 제작되어 대합치와 조기접촉이 일어날 경우 치아를 전위시키거나 회전시켜서 부정교합을 발생시킬 수 있다. | Occlusal rest의 기능이 제대로 발휘될 수 있도록 occlusal rest seat의 낮은 면과 수직부 연결장치와 이루는 각이 90°보다 작게 제작하여 의치에 가해지는 교합압을 효과적으로 치아 장축방향으로 유도시킬수 있도록 해야 한다. |
| | Clasp | Clasp는 partial denture에서 주 유지를 담당하고 있는 부분이다. 그러나 arm의 위치, 두께, 길이 등이 잘못 제작될 경우 교합에 장애가 되어 부정교합을 초래할 수 있다. | Clasp 중에서 특히 하악 치아에 장착된 환상형 clasp의 협측 arm은 상악 치아가 피개하면서 교합되므로 위치가 교합면 쪽으로 설치되거나 두께가 두꺼울 경우 조기접촉이 일어나고 길이가 길 경우 치간이개를 형성함으로써 부정교합을 유발시킬 수 있다. 그러므로 제작 시 대합치와 관계를 고려해야 한다. |

<table>
<tr><td rowspan="2">부정교합 예방을 위한 교정장치</td><td>불필요한 치아 발치</td><td>부정교합을 예방하기 위해서 필요시 건전한 치아를 발치하는 경우가 있다. 전치 발치 시 심미적 장애가 발생되고 소구치 발치 시 정중선을 중심으로 비대칭이 되어 차후 교정치료 시 문제가 야기될 수 있다.</td><td>교정을 하기 위하여 필요시 종종 전치나 특히 소구치를 발치하는 경우가 있는데 차후 이로 인하여 더 큰 부정치열이 형성되어 부정교합이 될 수 있으므로 가능하면 치아를 발치하지 않고 교정을 하는 것이 좋다고 알려져 있다.</td></tr>
<tr><td>불량 교정장치</td><td>부정교합을 정상교합으로 교정하기 위해서 교정장치를 장착하게 되는데 잘못 제작된 교정장치물을 착용했을 경우 오히려 더 큰 부정교합을 초래할 수 있다.</td><td>교정전문 치과의사에게 정확한 진찰과 진단을 받고 지시사항을 철저히 준수하여 정확하게 교정한 후 완전한 교정을 위하여 보정장치를 이용해야 하며 종종 병(의)원에 내원하여 점검하는 것이 중요하다.</td></tr>
</table>

# 학습문제

6장

1. 부정교합의 정의를 쓰시오.

2. 3대 구강질환을 나열하시오.

3. 부정교합의 발생원인을 나열하시오.

4. 부정교합 발생률이 급격히 증가하는 시기는?

5. 부정교합을 예방하고 조기발견하여 교정치료를 해야 하는 이유는?

6. 제1급 부정교합이란?

7. 제2급 부정교합이란?

8. 제3급 부정교합이란?

9. 유전성 부정교합의 발생원인은?

10. 후천성 부정교합 발생원인은?

11. 불량습관으로 구치부에 반대교합이 발생되는 경우는?

12. 유전성 부정교합이란?

13. 후천성 부정교합이란?

14. 유치 조기상실에 의한 부정교합 예방법을 설명하시오.

15. 유치 만기잔존에 의한 부정교합 예방법을 설명하시오.

16. 불량 악습관의 종류를 나열하시오.

17. 불량 보철물 장착으로 인한 부정교합 예방법을 설명하시오.

# 7장 기타 구강병 예방관리

## 1. 선천성 기형(congenital deformity)

구강내에는 수없이 많은 질병이 발생되는데 대개는 후천성 구강병이고 선천성 기형으로는 구순열(토순)과 구개열(구개파열)이 있으며 발생 숫자는 조사시기와 지역에 따라 차이가 있으나 인구 약 800명당 1명 정도라고 추정 발표되었다(약 1,000명당 1명 발생한다는 발표도 있다). 구순열(토순)과 구개열(구개파열)은 대표적인 악안면 구강 기형으로 옛날에는 의학이 발달하지 못했고 경제적인 어려움 때문에 별다른 치료 없이 그대로 방치되어 사회 생활하는데 많은 지장을 초래하였으나 요즘은 의학의 발달과 경제성장의 영향으로 어린이 때부터 성형수술을 함으로써 구순열(토순)과 구개열(구개파열) 환자들을 쉽게 접할 수 없다. 통계학적으로 서양인에 비하여 동양인에게 많은 발생률을 보이고 있다.

### 1) 대표적인 선천성 기형의 종류

#### (1) 구순열(토순, cleft lip)

구순열은 토순, 구순파열이라고도 하는데 태생과정의 발육이나 성숙이 미흡하여 자라는 과정의 요인으로 어떤 손상이 가해진 결과로 인해 안면 여러 부위에 열(cleft)이 발생하며 상순열과 하순열로 분류한다. 하순열보다는 상순열이 대부분을 차지하는데 상순 중에서도 한쪽만 열이 생긴 경우, 좌우 양쪽에 생긴 경우, 콧구멍 안에까지 생기는 경우도 있다.

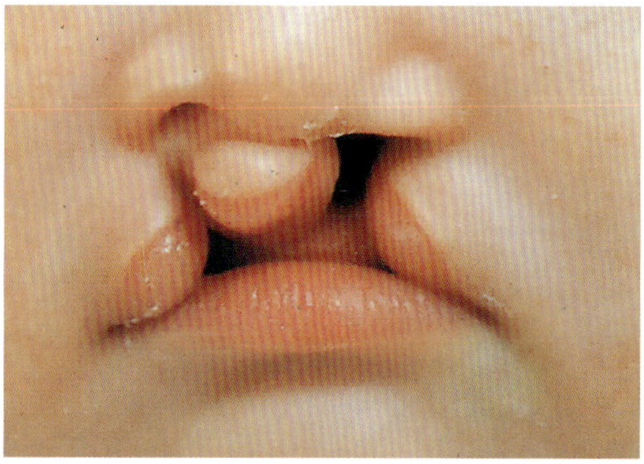

그림 7-1. 구순열(토순) 수술 전 모습

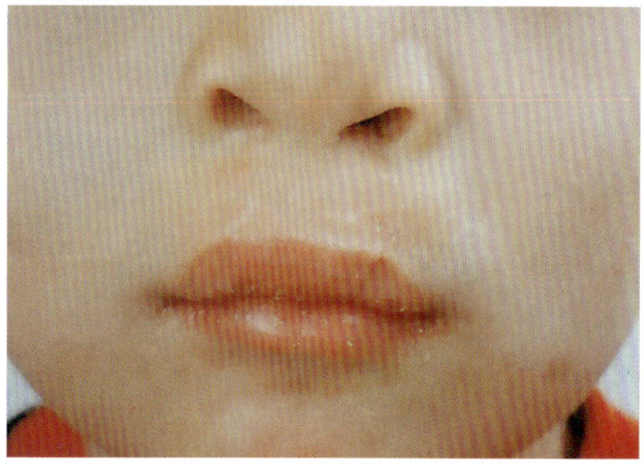

그림 7-2. 구순열(토순) 수술 후 모습

### (2) 구개열(구개파열, cleft palate)

구개열은 구개파열이라고도 하는데 상악구개부의 융합력이 부족하거나 관련된 부분의 성장과 크기의 불균형으로 인하여 장애로 나타난다. 발생부위는 연구개에만 있는 경우, 연구개와 경구개까지 연결되어 있는 경우, 전치부위에서 연구개까지 연결되어 있는 경우도 있다.

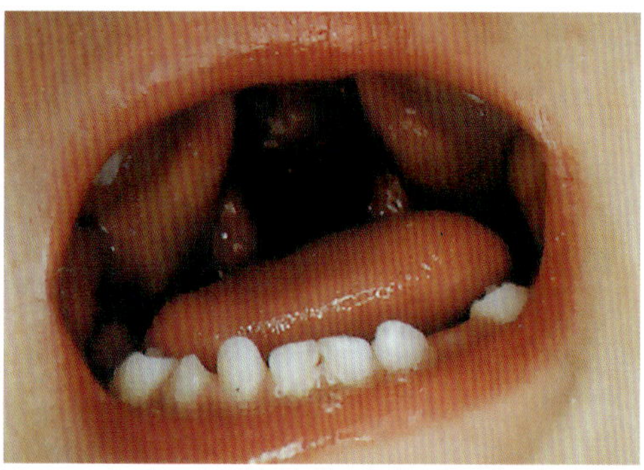

그림 7-3. 구개열(구개파열)

### (3) 구순구개열(cleft lip and cleft palate)

얼굴에서 가장 흔한 선천성 기형의 하나로, 얼굴이 만들어지는 임신 4~7주 사이에 입술(구순) 및 입천장(구개)을 만드는 조직이 적절히 붙지 못하거나 붙었더라도 유지되지 않고 떨어져서 생기는 입술 또는 입천장의 갈림증이다. 단순히 피부나 입천장 점막의 갈림증만이 아니라 근육, 연골, 뼈에 이르는 총체적인 변형을 초래하며 통상 입술, 입천장 이외에도 코, 치아, 잇몸 및 위턱 등의 성장과 형태에 영향을 미쳐 얼굴 전체가 비정상적으로 될 수 있다.

대개 그 원인을 정확하게 알 수 없는 상황에서 여러 가지 요소의 복합 작용으로 생기는 경우가 많으며 극히 드물게 유전, 임신 초기 약물 복용(항경련제 페니토인 복용), 엽산 또는 비타민 C의 결핍, 저산소증, 홍역 등의 질병들과 같이 그 원인이 밝혀지는 경우도 있다. 결국 여러 가지 요인의 종합적인 결과로 생긴다고 여겨진다.

입술, 잇몸, 입천장이 양쪽으로 갈라져 있으며, 그 정도는 완전히 갈라져 있는 완전형과 부분적으로 갈라져 있는 부분형이 있다. 그리고 입술 갈림증의 경우, 입술 표면이 갈라져 있지는 않지만 함몰되어 보이고 특히 입술을 움직일 때 입술 속에 있는 입술 근육이 갈라져서 움푹 파이는 미세형 입술 갈림증이 있다. 또한 입천장의 경우도 겉으로는 갈라진 틈이 보이지 않지만 입천장 뼈가 갈라져 있고 입천장 근육이 가운데에 틈이 있으며 말할 때 콧소리가 날 수도 있는 점막하 입천장 갈림증이 있다.

### 2) 선천성 기형의 발생 원인

선천성 기형인 구순열(토순)과 구개열(구개파열)은 발생원인을 명확히 규명하지 못하지만 태생기 중에 안면발육의 완전융합 실패로 하악 양측이나 상악돌기가 잘 접합되지 못하여 발생된다는 의견과 부모가 구순열(토순) 또는 구개열(구개파열) 환자인 경우 약 45% 정도 자녀가 출생된다는 사실을 근거로 유전적인 소인이 있다는 치의학자들도 있고 환경적인 요인 혹은 경제적으로 빈곤한 사람들의 집단에서 빈발한다는 조사결과에 근거하여 영양장애가 원인이라는 치의학자도 있다. 또한 임산부의 기형유발물질 섭취나 영양장애, 스트레스 등도 영향이 있다는 의견도 있다.

### 3) 선천성 기형 예방법

구순열(토순)이나 구개열(구개파열)은 일정한 발생 원인이 있는 것이 아니라 대부분 부모로부터 유전에 의해 발생되는 경향이 높아 특별한 예방법은 없다. 그러나 영양장애가 원인이라는 조사결과가 있으므로 임산부는 충분한 영양을 섭취하고 기형유발물질 섭취를 금지하여야 한다.

최근의 논문이나 매스컴에 의하면 임신부의 흡연과 약물 남용 등도 고려해 보아야 할 것이다.

### 4) 선천성 기형 치료법

구순열(토순)이나 구개열(구개파열) 환자들은 조기 성형수술로 정서장애와 심미적인 장애, 발음장애, 음식연하장애를 극복할 수 있도록 함으로써 정상인과 다름없이 사회생활을 할 수 있도록 해야 한다.

또한 구순열(토순)이나 구개열(구개파열) 환자는 그 부위와 발병 형태의 크기에 따라서 치과의사와 성형외과의사가 공동으로 치료해야 하며 필요한 경우 교합관계 교정을 위하여 교정전문치과의사의 상담과 치료도 필요하다.

## 2. 구강암(oral cancer)

### 1) 구강암의 개요

구강암은 구강내에 발생되는 암(癌, cancer)으로 그 발생부위는 입안의 혀, 혀밑바닥, 볼점막, 잇몸, 입천장, 후구치삼각, 입술, 턱뼈 등 다양한 곳에 발생되는데 그 종류는 입 안의 점막을 구성하는 편평상피세포에서 발생하는 편평상피세포암, 구강점막의 작은 침샘에서 발생하는 타액선암, 턱뼈나 안면부의 근육 등의 연조직에서 발생하는 육종, 구강점막의 입천장, 볼점막, 잇몸 등에서 발생하며 검은 반점을 형성하는 악성흑색종, 드물게 발생하는 림프종 등이 있는데, 편평상피세포암(구강암의 90% 이상)이 가장 흔하며, 소타액선에 발생하는 선양낭성암, 점액표피양암, 선암 등이 있다. 예전에는 의학이 발달하지 못했기 때문에 구강암이라는 병이 있는지도 몰랐고 구강암에 대한 전문지식도 없었으며 생명을 잃을 수 있다는 사실도 몰랐다. 그러나 요즘은 환자들이 건강에 대한 관심도가 높아졌고 의학의 발달로 인해 암의 진단이 쉬워졌으며 또한 개인이나 직장에서 정기적인 구강검진을 통해 구강암이 조기 발견되는 경우가 많아졌다. 따라서 구강내에 외관상으로 아주 작은 병소가 발생했다고 해도 그것이 악성종양(maligmant tumor)으로 변하고 결국에는 구강암이 될 수도 있다.

구강암으로 인해 얼굴형태나 저작기능을 잃을 수 있고 잇몸 구강암은 치근을 보존하기 어렵다. 또 구강 손상으로 인한 정신적 장애와 심리적으로 이상을 초래하여 우울증을 발생시킬 수 있으므로 예방을 철저하게 하고 조기에 발견 치료하는 것이 중요하다.

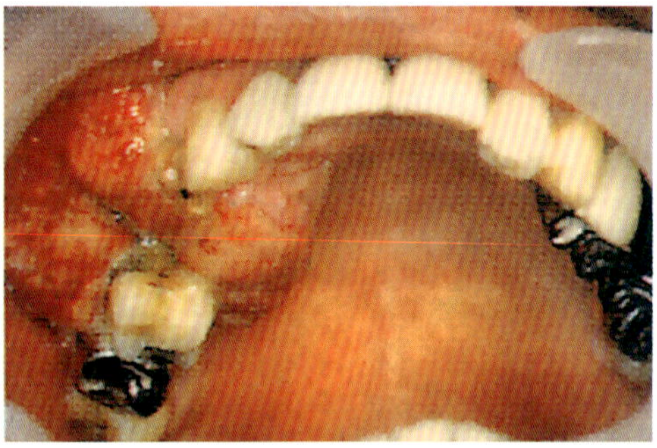

그림 7-4. 치은암(상악 잇몸에 발생한 구강암)

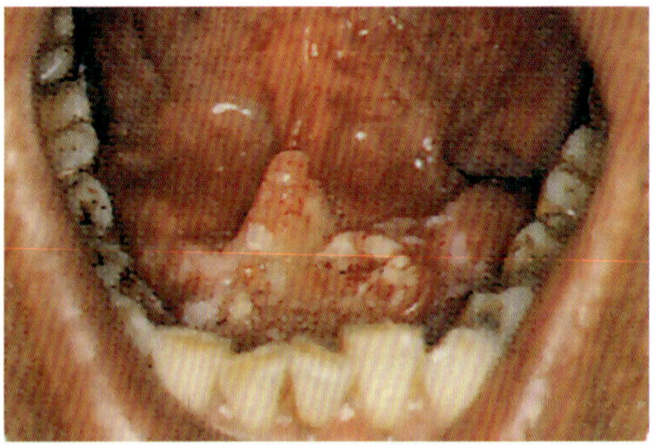

그림 7-5. 설암(혀 밑에 발생한 구강암)

[표 7-1] 연도별 구강 관련 암(입술_ 구강 및 인두의 악성신생물)에 의한 암유병자수(2007~2020)

| 연도 | 24개 암종별<br>입술, 구강 및 인두(C00-C14) | 성별 | | |
|---|---|---|---|---|
| | | 남자 | 여자 | 계 |
| 2007 | 5년 유병자수 (명) | 5,116 | 2,221 | 7,337 |
| | 5년 유병률 (명/10만명) | 20.8 | 9.1 | 14.9 |
| 2008 | 5년 유병자수 (명) | 5,485 | 2,373 | 7,858 |
| | 5년 유병률 (명/10만명) | 22.2 | 9.6 | 15.9 |
| 2009 | 5년 유병자수 (명) | 5,768 | 2,440 | 8,208 |
| | 5년 유병률 (명/10만명) | 23.2 | 9.8 | 16.5 |
| 2010 | 5년 유병자수 (명) | 6,087 | 2,630 | 8,717 |
| | 5년 유병률 (명/10만명) | 24.4 | 10.6 | 17.5 |
| 2011 | 5년 유병자수 (명) | 6,532 | 2,791 | 9,323 |
| | 5년 유병률 (명/10만명) | 26.0 | 11.2 | 18.6 |
| 2012 | 5년 유병자수 (명) | 6,909 | 2,947 | 9,856 |
| | 5년 유병률 (명/10만명) | 27.4 | 11.7 | 19.6 |
| 2013 | 5년 유병자수 (명) | 7,153 | 3,114 | 10,267 |
| | 5년 유병률 (명/10만명) | 28.3 | 12.3 | 20.3 |
| 2014 | 5년 유병자수 (명) | 7,498 | 3,339 | 10,837 |
| | 5년 유병률 (명/10만명) | 29.5 | 13.2 | 21.3 |
| 2015 | 5년 유병자수 (명) | 7,855 | 3,428 | 11,283 |
| | 5년 유병률 (명/10만명) | 30.9 | 13.4 | 22.1 |
| 2016 | 5년 유병자수 (명) | 8,222 | 3,607 | 11,829 |
| | 5년 유병률 (명/10만명) | 32.2 | 14.1 | 23.1 |
| 2017 | 5년 유병자수 (명) | 8,592 | 3,832 | 12,424 |
| | 5년 유병률 (명/10만명) | 33.6 | 14.9 | 24.3 |

| | | | | |
|---|---|---|---|---|
| 2018 | 5년 유병자수 (명) | 13,134 | 4,017 | 13,134 |
| | 5년 유병률 (명/10만명) | 25.6 | 15.6 | 25.6 |
| 2019 | 5년 유병자수 (명) | 13,754 | 4,172 | 13,754 |
| | 5년 유병률 (명/10만명) | 26.8 | 16.2 | 26.8 |
| 2020 | 5년 유병자수 (명) | 14,324 | 4,383 | 14,324 |
| | 5년 유병률 (명/10만명) | 27.9 | 17.0 | 27.9 |

※KOSIS 개편 시 통계표 URL은 달라질 수 있음

통계표; 2022년 12월에 2020년 암등록통계가 발표됨에 따라 2007~2020년 암유병통계가 업데이트 되었음

항목: 5년 유병자수 기준년도의 다음해 1월 1일을 기준으로 이전 기간(1년, 2년, 5년, 9년 등) 동안 암을 진단받은 환자 중에서 생존해 있는 암환자수로 정의되며, 기준년도에 암치료를 받고 있는 환자 뿐 아니라 완치된 암환자도 포함(다중원발암 환자의 경우는 중복으로 계산됨) 예를 들어 2007년 말 '5년 암유병자수'는 2003년 1월 1일부터 2007년 12월 31일까지 암을 진단받은 사람 중 2008년 1월 1일 기준으로 생존한 사람의 수

[자료출처: 암등록통계」, 보건복지부(www.kosis.kr/)]

## 2) 발생 원인

구강내에 병증이 의심스러운 부위가 발견되면 암의 조기발견을 위해 진찰을 받아야 한다. 초기 암은 통증도 없을 뿐 아니라 별다른 증세도 못 느끼는 것이 대부분이기 때문에 정기적인 진찰을 받도록 하고 발견되면 곧바로 치료를 받아야 한다.

구강암은 주로 입술과 혀에 발생되고, 연령별로 보면 남녀를 합쳐 50~70대에서 가장 많았고, 남자들에게서 발생률이 가장 높다. 암의 발생 원인은 정확히 말할 수는 없지만 유전적인 소인을 가진 구강조직에 흡연과 음주, 불결한 구강환경, 불량보철물에 의한 만성자극이나 각종 주위환경에 의해 유발될 수 있다. 그 밖에 태양광선에 과다노출 시 구순암이 발생될 수 있으므로 주의해야 한다.

## 3) 구강암의 역학적 특성

(1) HPV(human papilloma virus) 16형 사람유두종바이러스에 의한 구강 감염의 경우 발생률이 높다(그렇지 않은 경우에 비해 15배 정도).

(2) 여자보다 남자가 발생률이 높다(음주와 흡연을 더 많이 하기 때문으로 판단됨).

(3) 입술, 혀점막, 구치부 치은에 발생률이 높다.

(4) 도시인보다 농어촌 사람들에게 발생률이 높다(농촌사람들이 구강위생관리가 어렵고 불량보철물을 장착하고 있는 경우가 많기 때문에).

(5) 유아보다 성인에서 발생률이 높다. (남녀를 합쳐서 연령대별로 보면 60대가 26.3%로 가장 많았고, 70대가 25.3%, 50대가 19.6%의 순이다.)

(6) 유전적인 소인을 가지고 있다고 볼 수 있다.

- 구강암으로 사망한 경험이 있는 집안의 후손들은 특히 구강위생관리를 철저히 하여 항상 구강을 청결히 해야 한다.

[표 7-2] 구강암 발생 원인

| 종 류 | 내 용 |
|---|---|
| 태양광선에 오랫동안 노출 시 | ① 주로 아외에서 활동하는 직업을 가진 사람에게 발생률이 높다.<br>② 종족특성으로 인한 색소 침착은 암 발생률을 저하시킨다.<br>(ex : 흑인들의 하악입술은 암 발생이 드물다.) |
| 심한 흡연을 하는 경우 | ① 흡연자가 구강암이 걸릴 확율이 높다(ex : 비흡연자의 약 5~10배 정도).<br>② 담배를 씹어서 피우는 습관이 있는 자<br>(ex : 구강점막이 까맣게 되어 조직변화가 유발되므로 악성으로 변화된다.) |
| 만성 알콜 중독 | ① 만성 알콜중독자는 구강부위 중에서 특히 구강저 부위와 혀 등에 발생률이 높다. |
| 만성염증 | ① 잘 맞지 않은 보철물을 사용하는 경우<br>② 보존, 보철물에 날카로운 부분이 있어서 구강점막, 혀 등의 접촉부위에 만성자극을 줄 경우 |

※ 여성과 연소자의 흡연율이 높아지기 때문에 금연교육과 금연을 유도하는 보건정책이 요구된다.

## 4) 구강암의 예방

현실적으로 구강암의 발생원인을 명확하게 단정하기는 어렵지만 다른 난치병과 마찬가지로 예방이 최선이다.

(1) 유전적인 소인이 있으므로 집안에 병력이 있는 후손들은 특별히 구강위생관리를 철저히 해야 한다.
(2) 태양광선에 오랫동안 노출되지 않도록 주의한다.
(3) 지나친 흡연을 삼가해야 한다.
(4) 만성적인 알콜중독자가 되지 않도록 해야 한다.
(5) 만성염증을 유발하는 불량 보철물 사용을 금지해야 한다.
(6) 사람유두종바이러스 예방접종을 한다.

## 5) 구강암 치료방법

다른 암들과 마찬가지로 구강암도 일단 발생되면 치료가 어렵다. 따라서 초기에 발견될 수 있도록 정기적인 구강검진을 받는 것이 중요하다.

구강암은 초기에는 조그마한 자극에도 출혈이 잘 되는 궤양의 형태로 시작되다가 계속 침윤성 종양(종물)을 형성하며 다양한 동통을 유발시키면서 경부임파선을 통해 전신 임파선조직에 전이(metastasis)함으로써 사망하게 되므로 경미한 궤양이라도 2주 정도의 치료로도 별다른 차도를 보이지 않을 경우 정밀검사를 받아보아야 한다.

미국의 경우 40대 이상 모든 국민에게 구강암 검사를 받도록 권장하고 있다.

### (1) 수술로 절제하는 방법

후두부위나 목의 감염 및 임파에 암이 전이되는 것을 막기 위해 발병 부위를 근본적으로 넓게 제거하는 방법

### (2) 방사선 치료

방사선 조사하여 암의 크기를 감소시키거나 수술을 하게 되어도 수술의 흔적이나 후유증을 최소화한다.

### (3) 화학요법

화학요법은 항암제제를 투여하거나 다른 치료와 함께 병행할 수 있다.

## 3. 교모증(attrition)

교모증이란 저작을 함으로써 치아와 치아가 맞닿아서 물리적으로 닳아 없어지는 현상인데 나이가 많을수록 증가하고 여자보다 남자에게서 더 많이 볼 수 있다.

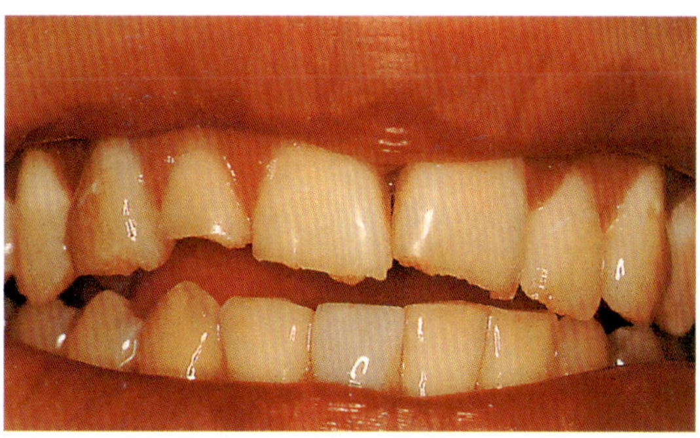

그림 7-6. 전치부교모증

### 1) 원인

치아를 사용하는 과정에서 정제되지 않은 음식물을 오랫동안 저작하는 사람들에게 많이 발생되고 딱딱한 음식 섭취를 즐기는 사람, 담배를 씹는 습관이 있는 사람, 음식을 꽉꽉 씹는 습관이 있는 사람에게서 많이 볼 수 있으며 직업적으로 전치부나 구치부에 발생되는 경향이 있다. 일반적으로 젊은 사람들보다 연령이 많은 사람들에게서 많이 볼 수 있는 현상인데 사실 질병이라기보다는 식습관에 의한 현상이라고 볼 수 있다.

### 2) 분류

교모증은 생리적 교모증과 병적 교모증으로 분류할 수 있다.

#### (1) 생리적 교모증

정상적인 저작운동에 의해 치아의 절단연, 교합면, 인접면이 점차적으로 균일하게 마모되는 현상으로 제일 먼저 상하악 전치의 절단연이 교모되어 절흔이 소실되고 이어서 구치부 교합면에 나타난다.

#### (2) 병적 교모증

한 개 또는 몇 개의 치아만이 비정상적인 기능을 하는 등의 부정교합에 의해 마모되는 현상으로 하악 전돌증에서 볼 수 있는데 이 경우 상악 전치부 순면에서 심하게 나타난다.

#### (3) 증상

치아순면이나 교합면에 교모증이 심하여 급기야 법랑질이 탈회되면 지각과민에 의해 통증으로 인한 고통을 받게 되며 서로 맞닿는 부위가 넓어져 면상으로 접촉되기 때문에 음식물 잔사가 침착되고 자정작용이 잘 되지 않아 치주병 발생 확률이 높다.

#### (4) 예방법

교모증을 예방하기 위해서는 가급적이면 딱딱한 음식을 불리거나 정제해서 먹고 담배나 음식물을 꽉꽉 씹는 버릇을 고쳐야 하며 직업적으로 교모증을 예방할 수 있도록 대책을 세워야 한다.

## 4. 법랑질 발육부전(enamel hypoplasia)

### 1) 개요

인체에서 가장 단단한 조직인 법랑질(enamel)은 치관의 표면을 덮고 있는 경조직성 고유조직이다.

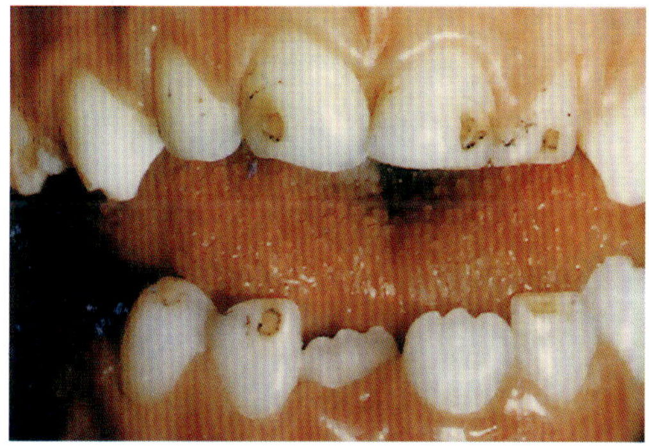

그림 7-7. 법랑질 발육부전

법랑질은 무기질이 96~97%를 차지하며 그 나머지가 유기질과 물로 구성되어 있다. 법랑질이 형성되기 위해서는 여러 가지 영양소가 필요한데 그 중에 인(P)과 칼슘(Ca) 성분이 부족하면 충분한 석회화가 되지 않아 치아표면이 구(groove) 형태로 형성되고 이 부위에 치면세균막(치태)이나 음식물잔사(치구)가 잘 부착되게 된다. 따라서 치아우식증이 잘 발생될 수 있으므로 조기발견을 위한 정기적인 구강검진과 구강청결을 위해 노력해야 한다.

### 2) 예방법

법랑질 발육부전의 원인은 인(P)과 칼슘(Ca)이 부족한 현상이므로 다른 영양소도 중요하지만 특히 인과 칼슘을 충분히 섭취하고 정기적인 구강검진으로 질병발생 전에 예방 하는 것이 최선이다.

## 5. 치경부 마모증(cervical abrasion)

### 1) 개요

치경부 마모증이란 칫솔 등 이물질과의 반복되는 마찰에 의해서 치아경조직이 마모되는 병리적 현상으로 그 원인은 여러 가지 형태로 나눌 수 있다. 치경부 마모증은 칫솔에 의해 전치부와 소구치부의 순면, 치경부에 많이 발생되며 대개 V자로 마모가 되는데 심할 경우 치관파절을 야기시키기도 하고 지각 과민증(dentine hypersensitivity)을 유발시켜 통증이 발생될 수 있으며 치아우식증(dental caries)으로 진행될 수 있다.

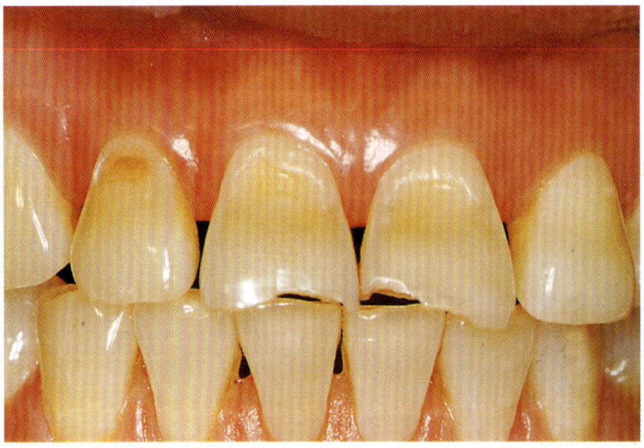

그림 7-8. 상악 중절치 부위의 치아파절 및 치경부의 심한 마모

### 2) 예방법

치경부 마모증 발생의 가장 큰 원인이 칫솔질이므로 예방을 위해서는 칫솔을 너무 강한 것보다는 약강도 강모 정도의 부드러운 칫솔을 선택하고 칫솔질 방법은 횡마법(horizontal method)보다는 회전법(rolling method)으로 하는 것이 발생률을 줄일 수 있는 방법이라고 할 수 있다. 더불어 세치제(치약)를 선택할 때도 마모력이 적당한 것을 고르는 것도 옳은 방법이다.

## 6. 반상치(mottled teeth)

### 1) 개요

반상치는 일종의 법랑질 형성부전(enamel hypoplasia)으로 음료수에 불소이온이 다량으로 함유되어 있는 경우 발생되는 만성불소중독치아(chronic dental fluorosis)라고도 하고 반점치(mottled teeth), 치아불소증(dental fluorosis)이라고도 부른다.

반상치는 치아표면에 황색, 백색 혹은 갈색반점이 불규칙하게 나타나 미관상 매우 좋지 못하기 때문에 많은 심미적, 정서적 장애로 작용할 수 있다. 반상치는 특히 온천지역과 불소농도가 높은 지역에서 발생률이 높기는 하나 비온천지역에서도 발생되는 경우도 있다.

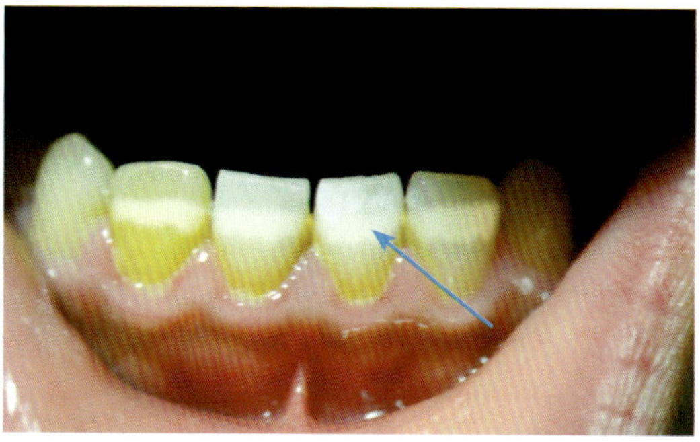

그림 7-9. 반상치(법랑질 불투명 변색치아)

## 2) 반상치 발생 원인

다량의 불소가 원인인 반상치는 대개 온천지역 음료수에 불소가 많이 포함되어 있어 온천지역 주민들에게 발생률이 높다고 인식되어 있으나 조사결과 비온천지역의 음료수에 불소함유량이 다량으로 포함되어 있는 경우도 발견되어 어느 지역이든지 정확하게 조사를 한 후 예방책을 마련해야 된다.

## 3) 반상치 발생 지역

반상치 발생 지역은 대부분 온천지역이 많지만 비온천지역도 많으며 최근에는 상당히 많은 지역에서 온천이 개발되고 있는 실정이므로 정확히 조사하여 대책을 세워야 한다.

## 4) 반상치의 특성

(1) 근본적인 결함은 치아의 법랑소주를 결합시키는 물질의 발육부전이다.
(2) 불결한 구강위생 상태와 반상치 발생은 무관하다.
(3) 대부분 한정된 지역에서만 나타나는 지방병이다.
(4) 일반적으로 9세 이상의 아동과 청년에서 발견된다.
(5) 유치를 가진 소아들에게는 거의 발생되지 않는다.
(6) 사회적, 경제적 요인과는 무관하다.
(7) 음료수 성분의 불소 농도와 관련이 있다.
(8) 치아우식증이 발생되지 않지만 치아를 상실할 수 있는 조건이 된다.
(9) 한번 발생되면 회복이 어렵다.

[표 7-3] 반상치 발생 지역

| 지역 | 구 분 | 주 소 |
|---|---|---|
| 대전 | 유성온천지역 | 대전광역시 유성구 봉명동 |
| | 유성온천지역 | 대전광역시 유성구 장대동 |
| 충북 | 수안보온천지역 | 충북 충주시 수안보면 온천1리 |
| | 비온천지역 | 충북 옥천군 청산면 만월리 |
| 전북 | 비온천지역 | 전북 김제시 백구면 유강리 동자포 마을 |
| | 비온천지역 | 전북 정읍시 영원면 풍월리 신월부락 |
| 경북 | 백암온천지역 | 경북 울진군 온정면 온정리 |
| | 비온천지역 | 경북 청도군 금천면 사전리 2 서편 부락 |

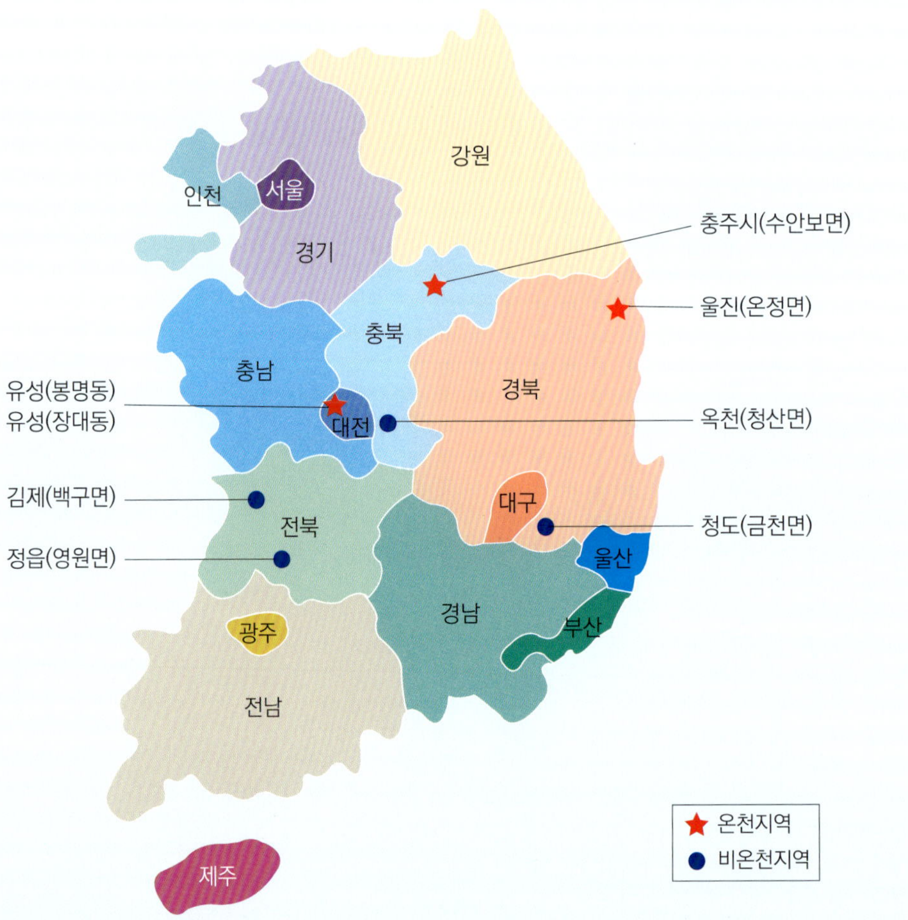


그림 7-10. 우리나라 반상치 발생 지역(온천지역, 비온천지역)

## 5) 반상치 예방

반상치는 한번 발생되면 완치되기 어려우므로 예방이 최선인데 그 방법으로 불소 이온 농도 하향조정법(음료수 혼합법), 음료수 교체법, 불소제거법 등이 있다. 이러한 방법들을 이용하여 반상치와 치아우식증을 동시에 예방할 수 있는 적정 농도를 찾아서 음료수를 공급해야 하는데 보통 온대지방에 적정 불소이온농도는 0.8~1.2 ppm이다.

그러나 이러한 기준은 모든 사람들에게 일방적으로 해당되는 것이 아니고 어린이와 어른 등 음료수를 섭취하는 양에 따라서 조정되어야 하는데 예컨대 음료수를 많이 먹는 사람들의 음료수에는 불소 농도를 낮게 하고 적게 먹는 사람들은 불소 농도를 높게 하여 그 개인의 특성에 맞도록 농도를 조정하는 것이다.

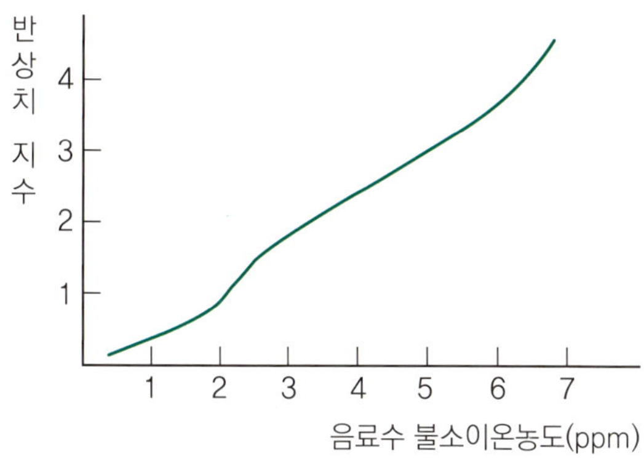


그림 7-11. 반상치와 음료수 불소이온농도의 관계

## 6) 반상치 통계

### (1) 반상도 및 평점기준

Mckay는 반상치(mottled teeth)를 표면에 흰색의 반점이나 황색 또는 갈색의 반점이 불규칙하게 있는 치아와 전체의 치면이 백지와 같은 치아로 규정하였고, Dean은 반상치 지수와 음료수 불소이온농도가 정비례하고 우식경험도와 치아반점도, 치아우식증 경험도와 음료수 농도가 각각 반비례한다고 발표하고 반상치의 상태를 지수로 표시하였다.

### (2) 반상치 유병률 및 반점도별 반상치 유병률

① 반상치 유병률 $= \dfrac{\text{반상치 이환자 수}}{\text{피검자 수}} \times 100(\%)$

② 반점도별 반상치 유병률 $= \dfrac{\text{반점도별 반상치 유병자수}}{\text{피검자 수}} \times 100(\%)$

[표 7-4] 반상치 예방법

| 예방법 종류 | 방 법 |
| --- | --- |
| 불소이온농도 하향조정법 (음료수 혼합법, 식음수불소 농도 조정법) | 음료수에 불소이온농도가 높을 경우 일반 음료수와 혼합한 후 적정 불소이온 농도로 조정하여 공급하는 방법이다. |
| 음료수 교체법 (식음수 교체법) | 음료수 불소이온농도가 높아 반상치가 발생될 수 있는 지역의 음료수를 반상치가 발생되지 않을 정도의 농도로 교체하여 공급하는 방법이다. |
| 불소제거법 (불소흡수장치 이용법, 식음수불소제거법) | 음료수에 불소이온농도가 너무 높아 반상치가 발생될 수 있는 지역의 음료수를 불소흡착 장치를 이용하여 제거하는 방법인데 불소흡착 장치에는 소반토(calcined alumina)라는 흡착제를 이용한다. 이 방법은 미국에서 개발되어 사용되고 있는 방법이다. |

[표 7-5] 반상치 반상도 및 평점기준

| 반상도 | 평점 | 평점기준 |
| --- | --- | --- |
| 정상치아 | 0.0점 | 치아표면이 평활하고 광택이 있으며 법랑질(enamel)이 반투명하거나 투명하고 창백한 위백색으로 법랑질의 96%가 주로 인산칼슘의 결정체인 무기질이고 4%는 유기질과 수분으로 되어있다. |
| 의문 반상치아 | 0.5점 | 2~3개의 백색반점이 있고 치아표면에 횡문이 약간 나타나는 경향이 있어 정상치아라고 볼 수도 없고 경미도 반상치아라고도 할 수 없는 상태를 말하는데 정상치아보다 투명도가 약간 떨어진 상태의 치아를 말한다. |
| 경미도 반상치아 | 1.0점 | 치아표면에 불투명한 종이와 같은 적은 백반이 불규칙하게 분포되어 있으며 치면의 25% 이내의 백반이 있는 치아와 교두정상에 1~2개 정도의 백색 불투명한 반점이 있는 소구치나 제2대구치를 말한다. |
| 경도 반상치아 | 2.0점 | 치면 총 면적의 25~50% 정도가 불투명한 백색반점이 침착되어 있는 치아를 말한다. |
| 중등도 반상치아 | 3.0점 | 치아 전체 법랑질 표면에 백반이 나타나고 그 부위에 뚜렷하게 교모증상이 있으며 갈색소가 침착되어 있는 치아를 말한다. |
| 고도 반상치아 | 4.0점 | 치아표면 전체에 반점이 있고 법랑질 형성부전 현상으로 인해 치아가 외형적으로 형태를 상실했으며 치아가 부식 증상이 나타나 치면에 소와가 많이 형성되어 있고 갈색소가 넓게 침착되어 있는 치아를 말한다. |

# 학습문제

7장

1. 구강내에 대표적인 선천성 기형이란?

2. 구강암(oral cancer)의 역학적 특성을 설명하시오.

3. 구강암 치료방법을 나열하시오.

4. 교모증의 정의를 쓰시오.

5. 교모증의 원인을 설명하시오.

6. 교모증의 예방법을 설명하시오.

7. 법랑질 발육부전의 예방법을 설명하시오.

8. 치경부 마모증이란?

9. 치경부 마모증 예방법을 설명하시오.

10. 반상치의 정의를 쓰시오.

11. 반상치의 주된 발생원인은?

12. 온대지방의 경우 음료수 불소이온농도로 적당한 범위는?

13. 보통 일반인들의 음료수 불소이온농도로 적당한 함량은?

14. 반상치 예방법을 나열하시오.

15. 반상치 반상도 및 평점을 설명하시오.

16. 직업성 구강병의 정의를 쓰시오.

17. 직업성 구강병의 종류를 나열하시오.

18. 전치 마모증이 잘 발생되는 직업을 나열하시오.

19. 교합면 마모증이 잘 발생되는 직업을 나열하시오.

20. 치주병을 잘 발생시키는 직업을 나열하시오.

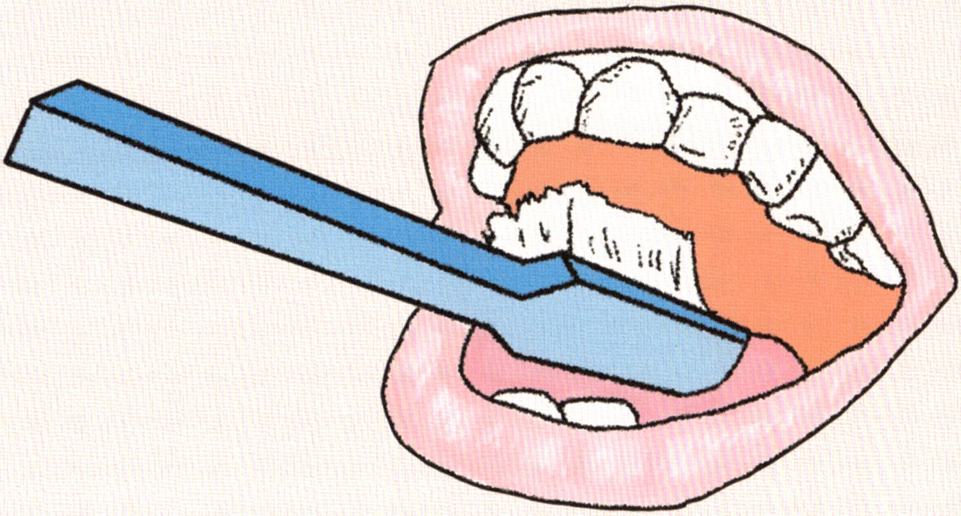

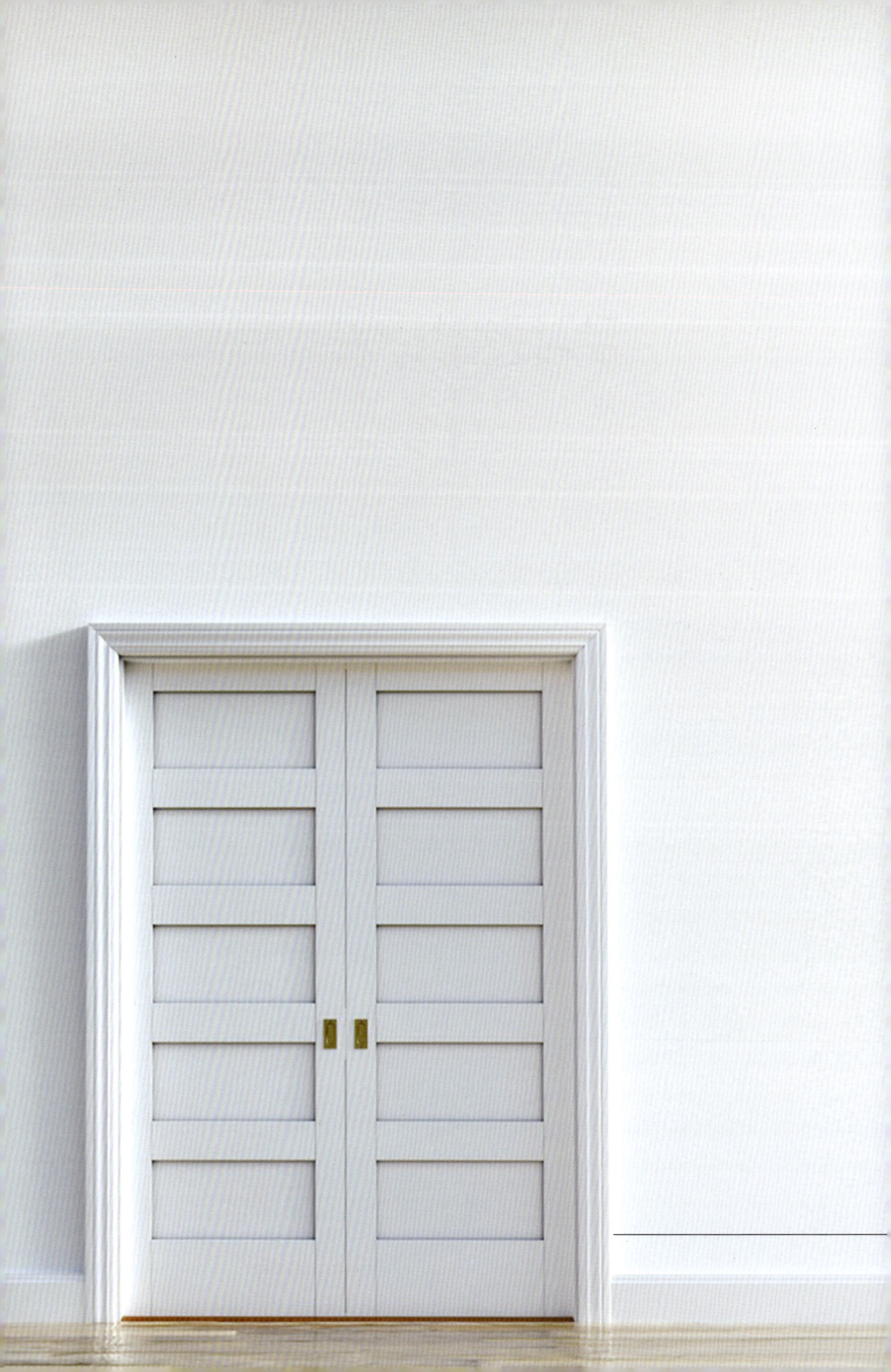

PART 3

# 구강건강관리

8장 불소사용법

9장 치면세균막(치태) 관리법

10장 치아우식증 활성검사법

# 8장 불소사용법

## 1. 불소의 개요

### 1) 불소의 정의

불소(fluorine)는 치아우식증(dental caries)을 예방하는데 필수 요소로 알려져 있다. 불소는 원자량이 약 19.0으로서 화학 주기율표에서 할로겐(halogen)으로 불리는 제7족에 속한 원소로 반응성이 강한 원소이며, 이온의 형태로 흙이나 물 등 자연계 도처에 다양한 농도로 존재한다. 불소는 흙이나 물에 산재해 있기 때문에 동식물은 몸안에 어느 정도 불소를 가지고 있고 사람들은 공기, 음식물, 물을 통해서 섭취하게 된다. 음식물에 함유된 불소는 약 80%가 인체에 흡수되고, 수분 내 불소는 85%~97%가 흡수되며, 흡수된 불소는 몇 분 안에 혈액을 떠나기 시작하여, 뼈와 신장으로 모인 후 대부분 소변으로 배설된다.

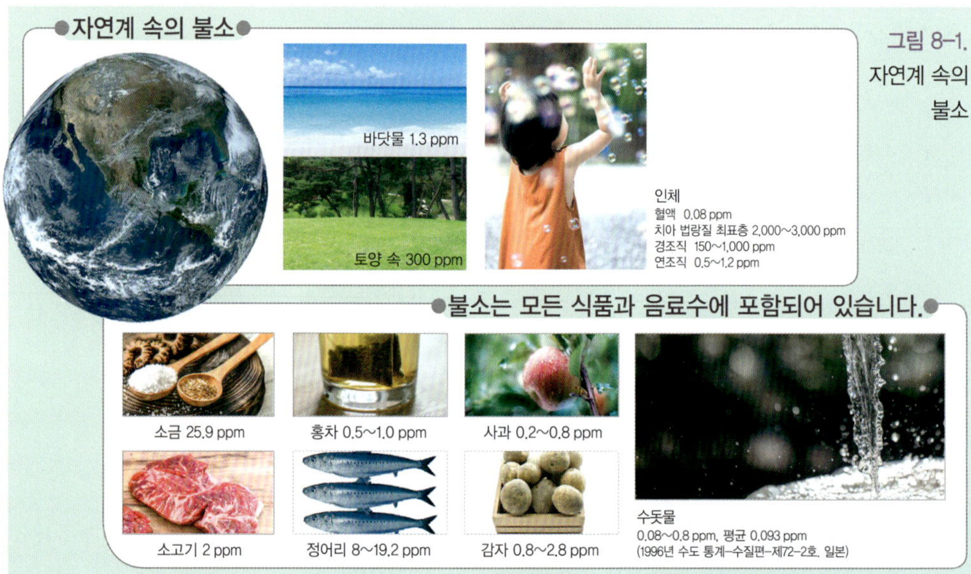
자연계 속의 불소
바닷물 1.3 ppm
토양 속 300 ppm
인체
혈액 0.08 ppm
치아 법랑질 최표층 2,000~3,000 ppm
경조직 150~1,000 ppm
연조직 0.5~1.2 ppm
불소는 모든 식품과 음료수에 포함되어 있습니다.
소금 25.9 ppm
홍차 0.5~1.0 ppm
사과 0.2~0.8 ppm
소고기 2 ppm
정어리 8~19.2 ppm
감자 0.8~2.8 ppm
수돗물
0.08~0.8 ppm, 평균 0.093 ppm
(1996년 수도 통계-수질편-제72-2호, 일본)

그림 8-1. 자연계 속의 불소

### 2) 불소가 사용되기까지의 역사적 과정

- 1768년 – Maggraf와 1771년에 Scheele이 불화칼슘과 황산을 반응시킨 연구에서 불소화학에 대한 과학적인 연구 시작
- 1808년 – Gay Lussac & Berzelius가 불소가 화석치아에 함유되어 있다고 재확인
- 1901년 – J.M.Eager가 Naples 지방에서 이민 오는 사람들에게 발생한 갈색치아를 학계에 보고
- 1906년 – 처음으로 반상치(mottled teeth)라고 명명하고 치아표면에 흰색의 반점이나 황색 또는 갈색의 반점이 불규칙하게 있는 치아와 전체 치면이 백지와 같은 치아로 규정
- 1942년 – Dean이 반상치 지수와 음료수 농도가 정비례함을 확실히 하였고, 치아우식 경험도와 치아반점도, 치아우식 경험도와 음료수 농도가 각각 역비례함을 확실히 하였음
- 1945년 – 미국, 캐나다의 일부지역에서 처음으로 상수도수를 인공적으로 불화

불소를 이용하여 치아에 좋은 효과가 있다는 사실을 알게 된 것은 20세기초 미국 콜로라도주 온천지역에 대한 조사에서 알려지기 시작하였는데, 이 지역의 치과의사인 Frederik Mckay 박사가 30년간의 추적 끝에 그 원인이 온천수에 과다하게 들어있는 불소라는 것을 밝혀냈다. 이러한 사실을 연방보건청(public health service)의 Dean 박사팀이 이어받아, 대대적인 역학조사를 하여 적정량의 불소가 함유된 물을 먹을 경우 충치가 예방되고 반상치(치아불소침착증)가 발생되지 않는다는 사실을 알아내고, 1942년 반상치(치아불소침착증) 지수와 음료수 불소농도가 정비례함을 확실히 했다.

1945년 미국 미시건주의 그랜드래피시와 뉴욕주의 뉴버그, 캐나다 온타리오주의 브랜포드시에서 처음 시작된 수돗물 불소화 사업은 미국, 영국, 스위스, 캐나다, 호주, 뉴질랜드, 홍콩, 싱가폴, 브라질, 말레이시아, 러시아를 포함한 독립국가 연합, 중국, 남아프리카 공화국, 이스라엘, 동유럽 국가 등 60여 나라에서 시행하고 있다.

[표 8-1] 수돗물 불소화사업을 시행하고 있는 국가(62개국) (자료 : 보건복지부)

| | | | | |
|---|---|---|---|---|
| Anguilla | Finland | Korea | Cyprus(natural) | Turkey |
| Argentina | France(natural) | Malaysia | Zimbabwe | U.S.S.R |
| Australia | Gabon(natural) | Mexico | Namibia | Venezuela |
| Brazil | Guatemala | Newzealand | republic of Nauru | Zaire |
| Canada | Guyana | Panama | Nigeria | Zambia |
| Chile | Hongkong | Papua New Guinea | Norway | Haiti(natural) |
| China | Hungary(natural) | Philippines | Peru | Libya |
| Colombia | Iran(natural) | Puertorico | Poland | Switzerland |
| Cuba | Ireland | Singapore | Senegal | paraguay |
| Czech republic | Israel | Spain | Serbia | Uruguay |
| Denmark | Italy | Thailand | Srilanka | |
| Egypt | Kenya | U.K | Sweden | |
| Fiji | Kiribati | U.S.A | Taiwan | |

### 3) 우리나라 수돗물불소농도조정사업(수불사업) 역사

1957. 8 – 세계보건기구(WHO)『수돗물 불소농도조정 전문위원회』: 치아우식증 예방에 수돗물 불소농도조정이 가장 이상적이라는 결론을 내리고 세계 각국에 사업 실시를 권장

1980. 11 – 상수도 불소주입에 관한 규정(보사부훈령 제 412호)제정

1981. 4 – 경남 진해시 시범 수돗물 불소화사업 시작(불소 0.8 ppm)

1982. 2 – 충북 청주시 시범 수돗물 불소화사업 시작(불소 0.8 ppm)

1982. 11 – 세계보건기구 자문 실시 : 뉴질랜드 카바나 자문관

1985 ~ 87 – 수돗물 불소화사업 효과 평가(진해시, 청주시)

1992 ~ 95 – 수돗물 불소화사업 효과 평가(청주시)

1994 – 과천시 3대 구강보건정책 목표 설정, 과천을 시작으로 전국적으로 확대 실시

1995. 1 – 포항시 수돗물 불소화 실시, 국민건강증진법 제정 : 수돗물 불소화사업 규정(95. 1. 5)

1996 – 강원도 영월군 수돗물 불소화사업 시작

1999 – 울산광역시 등 수돗물 불소화 사업의 건강영향에 대한 의과학적 검토(99. 9), 미국 질병관리센터(CDC) 전문가 자문 실시 : Thomas G. Reeves, '20세기 공중보건분야 10대 업적'에 선정(미국질병관리센터, CDC)

2000. 1. 12 – 구강보건법 제정 : 수돗물 불소화사업 규정

2003. 7. 29 – 구강보건법 개정 : 수돗물 불소화사업이 법률상 오해의 소지가 있으므로 '수돗물 불소농도조정사업'으로 변경하고 사업 시행시 의견수렴절차를 간결하게 함

2005. 9. 9 – 수돗물불소농도조정사업 국제심포지엄 개최(아일랜드, 미국, 호주, 뉴질랜드, 베트남의 사업 현황 및 전략발표)
2014 – 수불 사업 운영 지방자치단체 16개
2015 – 13개
2016 – 12개
2017 – 10개
2018 – 운영 안함

우리나라 수돗물 불소화의 역사는 1980년도 상수도수 주입에 관한 규정이 제정되고 1981년 진해시, 1982년 청주시를 시범사업으로 1994년 과천시, 1995년 포항시, 1996년 강원도 영월군, 1997년 대전시, 옥천군, 청주, 아산시를 불소화하였고, 1997년 구강보건과를 설립하였으며 1981년부터 2001년까지 추진 정수장은 48개소로 완료시 총 불화급수 인구는 7,177천명으로 전체 인구의 약 15%를 차지한다.

미국의 경우 2001년 12월 현재 50개 대도시 중 46개 도시가 불소가 투여된 수돗물을 공급받고 있으며 인구의 약 63%가 불소화된 물을 마시고 있다.

인구 25만 이상의 도시 대부분이 시행하고 있고 미국 의회와 백악관이 있는 워싱턴도 불소화를 의무화하고 있으며 수십 년 동안 불소화를 하는 지역과 미실시 지역에 대한 실질적인 역학조사 결과 미국 정부가 불소화에 대한 충치 예방효과와 인체에 대한 안전성을 확인하고 이 불소화 사업을 점차 확대해 나가고 있다.

**[표 8-2] 미국 50개 대도시의 수돗물불소화 실시현황** (2001년 12월 현재)

| No | 도시명 | 인구(천명) | 실시년도 | No | 도시명 | 인구(천명) | 실시년도 |
|---|---|---|---|---|---|---|---|
| 1 | 뉴욕 | 7,428 | 1965 | 10 | 디트로이트 | 965 | 1967 |
| 2 | 로스앤젤레스 | 3,634 | 1999 | 11 | 산호세 | 868 | 미실시 |
| 3 | 시카고 | 2,799 | 1956 | 12 | 샌프란시스코 | 747 | 1952 |
| 4 | 휴스턴 | 1,846 | 1982 | 13 | 인디애나폴리스 | 739 | 1951 |
| 5 | 필라델피아 | 1,418 | 1954 | 14 | 잭슨빌 | 696 | 자연불소 |
| 6 | 샌디에이고 | 1,239 | 2000 | 15 | 콜럼버스 | 671 | 1973 |
| 7 | 피닉스 | 1,211 | 1990 | 16 | 볼티모어 | 633 | 1952 |
| 8 | 샌안토니오 | 1,147 | 2000 | 17 | 엘파소 | 613 | 자연불소 |
| 9 | 달라스 | 1,076 | 1966 | 18 | 멤피스 | 606 | 1970 |

| No | 도시명 | 인구(천명) | 실시년도 | No | 도시명 | 인구(천명) | 실시년도 |
|---|---|---|---|---|---|---|---|
| 19 | 오스틴 | 588 | 1973 | 35 | 버지니아비치 | 433 | 1952 |
| 20 | 밀워키 | 572 | 1953 | 36 | 알부퀘크 | 421 | 1974 |
| 21 | 보스턴 | 555 | 1978 | 37 | 라스베이거스 | 419 | 2000 |
| 22 | 시애틀 | 537 | 1970 | 38 | 세크라멘토 | 407 | 2000 |
| 23 | 샬롯테 | 521 | 1949 | 39 | 프레즈노 | 404 | 1954 |
| 24 | 워싱턴 | 519 | 1952 | 40 | 애틀랜타 | 402 | 1969 |
| 25 | 나쉬벨레-데이비슨 | 506 | 1953 | 41 | 호놀룰루 | 395 | 미실시 |
| 26 | 포틀랜드 | 504 | 미실시 | 42 | 오마하 | 387 | 1969 |
| 27 | 포트월드 | 502 | 1865 | 43 | 툴사 | 382 | 1953 |
| 28 | 클리브랜드 | 502 | 1956 | 44 | 마이애미 | 369 | 1952 |
| 29 | 덴버 | 500 | 1954 | 45 | 메사 | 369 | 2000 |
| 30 | 오클라호마 | 475 | 1954 | 46 | 오클랜드 | 365 | 1976 |
| 31 | 턱슨 | 467 | 자연불소 | 47 | 미니애폴리스 | 353 | 1957 |
| 32 | 뉴올리언스 | 461 | 1974 | 48 | 콜로라도스프링스 | 350 | 자연불소 |
| 33 | 캔자스 | 438 | 1983 | 49 | 피츠버그 | 337 | 1952 |
| 34 | 롱비치 | 435 | 1971 | 50 | 위치타 | 336 | 미실시 |

※ 미국 50개 대도시 중 47개 도시가 불소가 든 수돗물을 공급하고 있음(실시 예정인 산호세 포함)
[자료출처 : 보건복지부 – 2009년 구강보건 사업안내]

### 4) 수돗물 불소화사업(수불사업)의 안전성

수돗물 불소화는 1944년에 시작되어 1999년에는 1억 4천 4백만명의 미국인들에게 사회경제적 지위나 진료에 대한 접근도에 상관없이 어린이나 성인 모두에게 치아우식증(dental caries)을 예방해 줌으로써 안정성이나 경제성 측면에서 많은 편익을 제공하고 있다. 또한 미국에서 인구 25만명 이상이 거주하는 도시 대부분이 불소화를 시행하고 있고 미국의 국회의사당과 백악관이 있는 워싱턴도 불소화가 의무화되어 있다.

미국 의약협회의 식품영양위원회(The Food and Nutrition Board)에서는 1958년 불소를 필수영양소의 하나로 분류하였다. 그러나 선진국들 중 영국을 제외한 서유럽 국가들과 일본은 불소화를 경험해 본 적이 없다. 그 이유는 미국의 일부 불소 반대론이 잘못 전달되었다고 볼 수 있다. 이러한 사실을 모르고 수돗물 불소화를 반대하는 내용을 살펴보면 수돗물 불소화가 암, 치매, 위장장애, 기억력·집중력 손상, 지능저하, 무기력, 우울증, 출산장애, 골절 등 인간에게 생길 수 있는 대부분의 질병을 일으킨다고 주장하고 있는데 이것은 정확한 근거가 없이 오직 불소화 반대를 위해 여과없이 소개되고 있다고 보고하고 있다.

수돗물 불소화사업(수불사업)을 공인한 단체를 보면 세계보건기구(WHO), 미국국립보건원(NIH), 미국질병관리센터(CDC), 미국암연구소(NCI), 미국상하수도협회(AWWA), 미국치과의사협회(ADA), 미국환경보호청, 충치연구유럽기구 등 60개 이상의 기구로부터 그 효과와 안전성에 대해 지지 혹은 인증을 받고 있는 상태이다. 세계보건기구는 우리나라와 같이 연평균 매일 최고기온이 섭씨 14.7~17.6℃인 지역에서는 1 ppm으로 수돗물에 불소를 투입할 것을 권장하고 있다. 그러나 우리나라 사람들은 서양 사람들에 비교하여 끓인 국물을 많이 마신다는 점까지 고려하여 1 ppm보다 낮은 0.8 ppm으로 줄여서 시행하고 있다.

[표 8-3] 국가별 불소 허용 농도

| 국가명 | 불소 허용 농도(mg/L) | 국가명 | 불소 허용 농도(mg/L) |
|---|---|---|---|
| EU | 0.7~1.5 | 벨기에 | 1.5 이하 |
| 일본 | 0.8 이하 | 스페인 | 1.5 이하 |
| 미국 | 1.4~2.4 | 프랑스 | 1.5 이하 |
| 한국 | 1.5 이하 | WHO | 1.5 이하 |
| 서독 | 1.5 이하 | | |

## 5) 상수도수 불화법의 경제성

적당량의 불소를 함유한 음료수를 섭취하는 것이 현재로는 일반 대중을 위하여 치아우식증을 예방할 수 있는 가장 안전하고 효과적이며, 실용적이면서 경제적인 방법이라고 널리 인정하고 있다. 상수도수 불화사업은 전체 보건사업 중에서 소아마비 예방접종 다음으로 경제성이 높은 사업으로 알려져 있다.

1985년 우리나라 시범사업에서 나온 결과에 의하면 연간 1인당 100원 정도가 투자되었다고 보고되어 있고, 1994년에는 130원으로 보고되어 물가상승을 감안하더라도 200원을 초과하지 않을 것으로 생각된다. 그렇다면 80년을 산다고 가정했을 경우 1인당 평생 불화사업에 소요되는 비용은 16,000원을 넘지 않는 것으로 예상할 수 있으므로, 1인당 2개 정도의 충치를 충전하는 비용도 안되므로, 결론적으로 상수도수 불화사업에 투자되는 비용의 60배 이상의 이익을 볼 수 있는 것으로 보고되었고, 미국의 경우는 충치 1개를 충전하는데 40 $가 소요되므로 상수도수 불화사업이 200배 정도 이익을 보고 있는 것으로 소개되고 있다.

또한 알맞은 농도로 수돗물에 불소가 들어있는 지역의 주민들은 충치가 적을 뿐만 아니라, 뼈(bone) 속에 불소가 많이 함유되어 있으므로 연령이 증가함에 따라, 뼈에서 무기질이 빠져 나가는 골다공증도 상당히 예방되어 노인들의 전신건강에 도움이 된다고 보고되어 있다.

### 6) 치면에 불소화합물이 결합되는 기전

불소는 치아표면에 결합되면 치아의 구조인 수산화인회석의 수산기(OH)와 치환되어 불화인회석의 구조로 전환되고, 그 결과 법랑질의 격자구조를 더욱 치밀하게 하여 치질의 강도를 높이고 치질의 내산성을 높여 치아우식증이 예방된다고 보고되어 있다. 불소를 치아표면에 도포하면 불소와의 결합은 치아표면으로부터 5~10 μ 정도의 깊이로 침투하여 작용하며, 도포 시간 및 횟수, 기간 등에 따라 영향을 받게 된다.

불소국소도포 후 불화칼슘($CaF_2$)이 생성된 후에, 불안정한 불화칼슘이 치아표면에 부착되어서 불화인회석으로 변화하는 기간은 보통 1주 이상이 소요되며, 이 과정에서 많은 양이 구강 밖으로 씻겨 나가게 되므로 1주 간격으로 재도포해 주어야 할 필요가 있다.

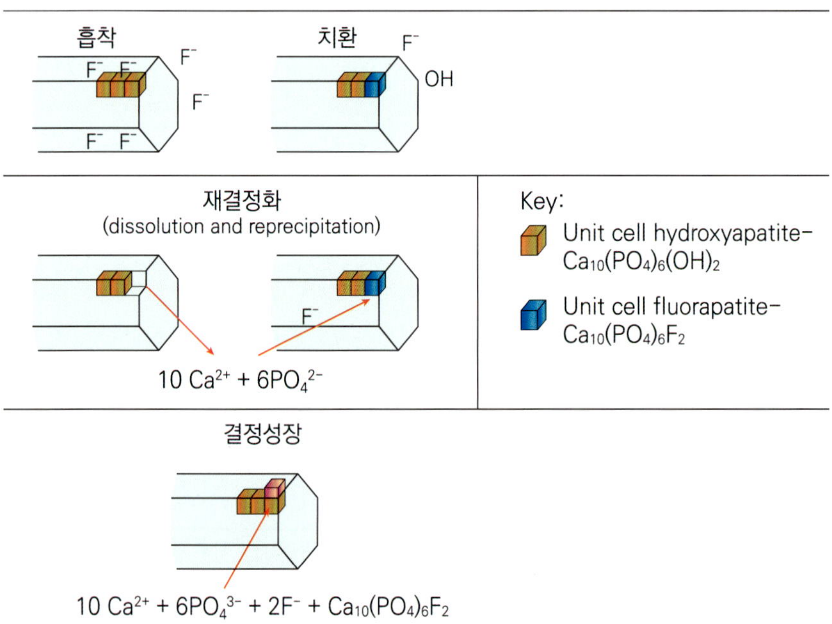


그림 8-2. 불소성분의 치아법랑질과 결합되는 기구

[자료: Improving dental practices through preventive measure]

[표 8-4] 불소성분이 침착되는 기전

| 불소 성분 침착 기전 | 특 성 |
|---|---|
| ① 흡착 (adsorption) | 불소성분이 치아표면의 인회석 구조에 직접 부착되는 상태 |
| ② 치환 (exchange) | 불소성분이 치아표면의 수산기와 천천히 교환반응을 일으키는 상태 |
| ② 재결정화 (recrystalization) | 수산화인회석이 용해되어 칼슘과 인이 용해되어서 불소성분과 먼저 결합한 후 치아의 결정구조 속에 불화인회석으로 재침착되는 상태 |
| ④ 결정성장 (crystal growth) | 불소성분이 타액 내의 칼슘과 인과 결합하여 불화인회석이 형성된 후 치아의 결정구조와 결합하거나 재결정화 되는 상태 |

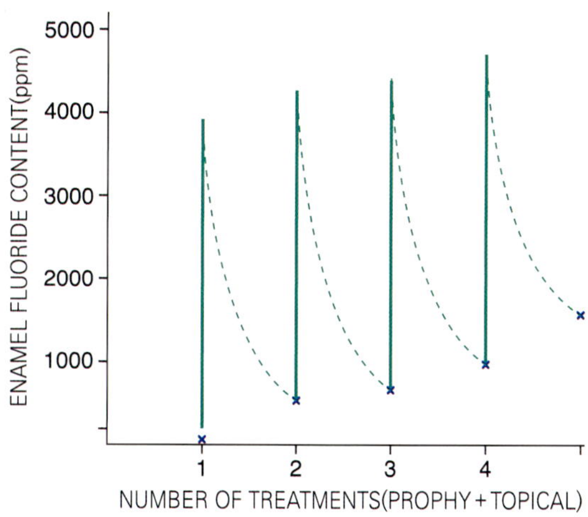


그림 8-3. 불소도포 횟수에 따른 치질내 불소잔존량(자료출처: 제4판 임상예방치학, 2005, 고문사)

실험을 통하여 저농도의 불소 75~100 ppm 정도의 불소화합물 용액을 사용할 때, 치아구조인 수산화인회석(OH−apatite) 구조로 변화됨을 알 수 있다. 그러나 고농도의 불소화합물 용액 사용 시에는 대부분은 불화칼슘(calcium fluoride) 형태를 형성하게 된다. 산성화된 불화물을 치아표면에 바르면 인산칼슘(dicalcium phosphate) 형태로 용해되고, 이 과정에서 용해되어 나온 칼슘($Ca^{2+}$)이 불화물과 결합하게 되어, 불화칼슘(calcuim fluoride)을 만들게 된다.

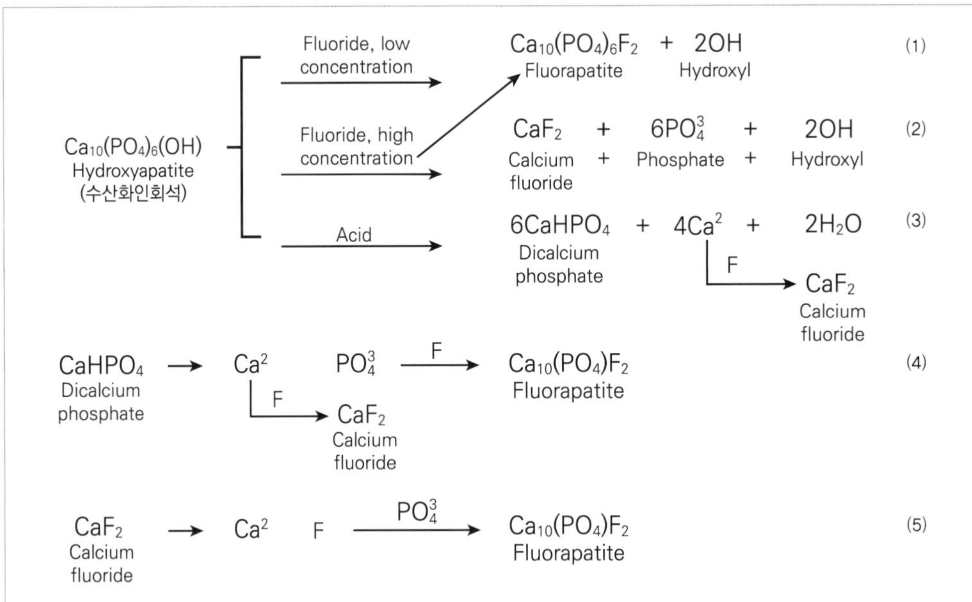


그림 8-4. 불소화합물의 치아법랑질과 결합과정 (자료출처: 제4판 임상예방치학. 2005. 고문사)

또한 산용액의 용해로 생긴 인산칼슘(dicalcium phosphate)은 불안정한 상태이기 때문에, 여분의 불소성분과 결합되면 불화인회석(F−apatite)으로 변하게 되고, 이 과정에서 생긴 불화인회석(F−apatite)을 형성하는데 기여하게 되는 것이다. 즉 불소국소도포 후의 최종 생산물은 불화인회석(F−apatite)이고, 이 과정에서 불소화합물의 농도와 용액의 수소이온농도(pH)가 크게 작용하고 있는 것이다.

## 7) 불소화합물이 치아우식증 예방제로 사용되는 근거

(1) 치아의 치질 내산성을 높여 치아우식증 발생을 억제한다.
(2) 타액 중 인산칼슘 같은 무기염이 치아표면에 침착되기 좋은 조건을 제공하여 치아우식증을 예방한다.
(3) 세균의 효소에 불소가 작용하여 당분이 산으로 분해되는 세균작용을 억제하여 치아우식증을 예방한다.
(4) 불소는 적당량을 사용할 경우 치아우식증이 예방되고 인간들의 건강을 유지하는데 소중한 필수영양소이다.

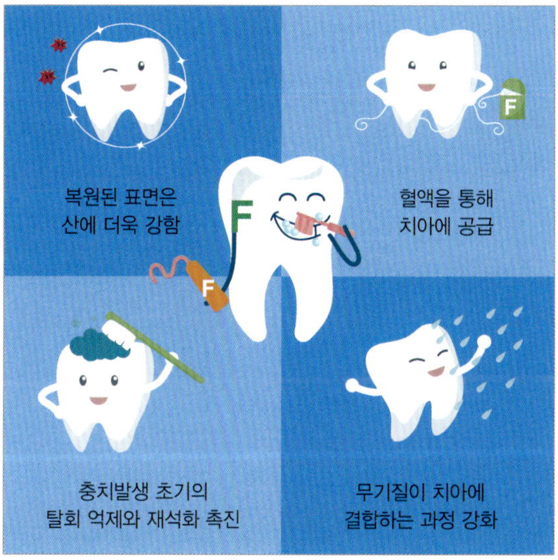


그림 8-5. 불소가 치아건강에 미치는 영향

## 8) 불소이용법 분류

불소이용법은 크게 불소복용법(systemic fluoride therapy)과 불소도포법(topical fluoride therapy)으로 분류되고 다시 각각 세분화되는데(표 8-5)에 제시된 바와 같다.

[표 8-5] 불소이용법의 분류

| 불소 이용법 | 종 류 |
|---|---|
| 불소 복용법<br>(systemic fluoride therapy) | 1) 상수도수 불화법 (water fluoridation)<br>2) 학교 급수 불화법 (fluoridation of school water system)<br>3) 불소 정제 복용법 (fluoride tablets)<br>4) 불소 시럽 복용법 (fluoride sirup)<br>5) 식염 불화법 (fluoride in salts)<br>6) 우유 불화법 (fluoride in milk)<br>7) 소맥분 불화법 (fluoride in fluor)<br>8) 차 불화법 (fluorides in tea) |
| 불소도포법<br>(topical fluoride therapy) | 1) 전문가 불소 도포법 (professional topical application of fluoride)<br>① 불화나트륨 (불화소다, sodium fluoride) 용액 도포법<br>② 산성 불화나트륨 용액 도포법<br>③ 불화석 (stannous fluoride)용액 도포법<br>• 불화석 치면세마제 도포법<br>• 불화석 복합 사용법 (multiple fluoride therapy)<br>• 불화석 규산질코니움 세마제 도포법<br>2) 자가 불소 도포법 (self application of fluoride)<br>① 불소 용액 양치법 (fluoride mouthrinsing)<br>② 불소 세치제 도포법 (fluoride contained dentifrices)<br>③ 불소 겔 도포법 (application of fluoride gel) |

### 9) 불소사용시 주의사항

수돗물의 불소이온농도에 따라 인체에 미치는 영향이 달라지게 되는데 음료수 불소이온농도 1 ppm을 오랫동안 섭취할 경우 치아우식증과 반상치(치아불소침착증)가 예방되고, 2~10 ppm을 오랫동안 섭취할 경우 치아우식증은 예방되지만 반상치(치아불소침착증)가 발생되며, 13~53 ppm의 농도로 8년 이상 계속 섭취할 경우 위장장애와 골경화증 및 반상치(치아불소침착증)가 발생된다. 또한 1회에 불화물을 250~1,000 mg 섭취하면 구토가 나고, 3,000~10,000 mg의 불화물을 섭취할 경우 사망할 수도 있으나, 적당량을 섭취할 경우 아무런 위해작용이 없고 치아우식증을 예방할 수 있다. 불소중독증에 대하여 우려하는 이유는 급성 중독과 만성 중독에 있다. 만성 중독은 장기적으로 수년간 계속 섭취하였을 때 나타날 수 있는데, 음료수 불소이온농도 1 ppm을 오랫동안 섭취할 경우 치아우식증과 반상치가 예방되고, 2~10 ppm을 오랫동안 섭취할 경우 치아우식증은 예방되지만 반상치가 발생되며 13~53 ppm의 농도로 8년 이상 계속 섭취할 경우 위장장애와 골경화증 및 반상치가 발생된다. 급성 중독은 비교적 고농도의 불소용액을 한꺼번에 섭취했을 때 나타날 수 있으며, 1회에 불화물을 250~1,000 mg 섭취하면 구기와 구토가 나고, 3,000~10,000 mg의 불화물을 섭취할 경우 사망할 수도 있으나 적당량을 섭취할 경우 아무런 위해작용이 없고 치아우식증을 예방할 수 있다.

불소는 약리작용으로 치아우식을 예방할 수 있는 반면 과량 섭취 시 인체에 위해작용으로 작용할 수도 있으므로 복용이나 도포시 주의를 해야 한다.

불소도포시 실험에 의하면 3세 아동의 경우 대략 3.5~4.0 mg, 7세 아동의 경우 4 mg, 15세 아동의 경우 6.5 mg 정도를 섭취하게 된다는 보고가 있으며, 불소함유 세치제로 이를 닦을 때 평균 0.2 mg, 일일 평균 0.3 mg 정도의 불소를 삼키게 되는 것으로 보고된 바 있다.

하지만 많은 연구에서 불소도포 시 10~30 mg 정도의 불소화합물을 직간접적으로 섭취하게 된다고 하지만 이로 인한 부작용은 쉽게 나타나지 않은 양이라고 한다. 다만 환자의 감수성에 따라 오심과 구토를 동반할 수도 있고, 어린 아이의 경우 맹출 전 치아나 발생 단계의 치아에 불소침착증이 나타날 수도 있으니 주의를 요한다.

[표 8-6] 음료수 불소이온농도 섭취 기간이 인체에 미치는 영향

| 음료수 불소이온농도 | 음료수 섭취 기간 | 음료수 내 불소가 치아 및 인체에 미치는 영향 |
|---|---|---|
| 0 ppm | 수년 | 치아우식증 발생 증가 |
| 1 ppm | 수년 | 치아우식증 예방, 반상치(치아불소침착증) 발생 안됨 |
| 2~10 ppm | 수년 | 치아우식증 예방, 반상치(치아불소침착증) 발생 |
| 13~53 ppm | 8년 이상 | 위장장애, 골경화증, 반상치(치아불소침착증) 발생 |

## 2. 불소복용법(systemic fluoride therapy)

### 1) 상수도수 불화법(water fluoridation) – 수돗물 불소농도조정사업(수불사업)

#### (1) 수돗물 불소화의 정의

수돗물 불소화 사업이란 수돗물의 불소 농도를 0.8~1.2 ppm 정도로 조절하여 수돗물을 식수로 사용하는 사람들의 치아우식증을 예방하기 위한 사업이다.

Ppm(parts per million)은 백만분의 일(1/1,000,000)의 양을 나타내는 용어로 mg/L로 표기할 수 있다. 즉 불소 1 g을 물 1000 kg에 희석시키면 1 ppm이 된다. 세계보건기구(WHO)는 이 사업을 비용 효과면에서 효과가 크고 안정성에 있어서도 신뢰할 만한 공중보건사업이라고 발표하였다.

우리나라에서도 국민 구강보건 실태의 심각성을 인식하여 국민 구강증진법 제18조 나 항에 국가 및 지방 자치단체는 국민의 구강질환의 예방과 구강건강의 증진을 위하여 수돗물에 대한 불소화 사업을 행한다고 규정하였고 우리나라 헌법에도 모든 국민이 건강하고 쾌적한 환경에서 생활할 권리를 가지며(헌법 제35조 1항) 보건에 관하여 국가의 보호를 받는다(헌법 제36조 3항)고 국민의 건강권 보장을 명시하고 있다.

적당량의 불소를 함유한 음료수를 섭취하는 것이 현재로는 일반 대중들의 일부 치아우식증을 예방할 수 있는 가장 효과적이며 경제적인 방법이라고 널리 인정하고 있다.

수돗물 불소농도조정사업(수불사업)은 치아우식증을 예방하여 국민들의 구강건강 향상을 위해 매우 중요한 사업인데 아직도 우리나라는 시행되지 않고 있는 지역이 많이 있으므로 지역사회 주민들과 시민단체, 지방의회, 지방자치단체들의 적극적인 노력이 필요하다.

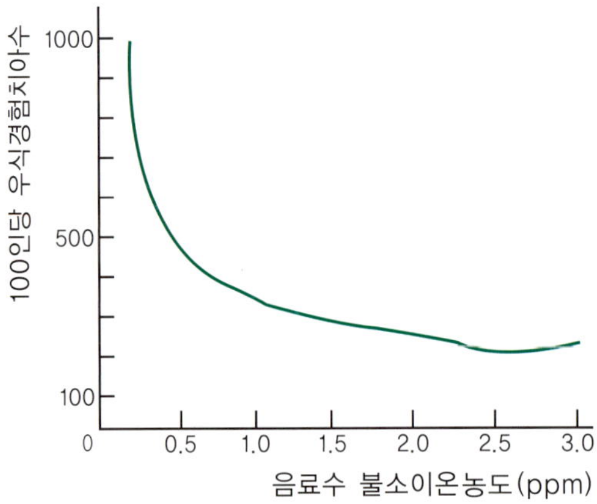


그림 8-6.
음료수 불소함량과 우식경험 치아 수와의 관계

(2) 상수도수의 불소이온 적정 농도

일반적으로 상수도수의 불소이온 적정농도는 여러 가지 원인에 의해서 달라지는데 기온차에 따른 음료수의 양, 매일 섭취하는 음료수 양의 개인차, 종족별 평균 체중 등이 다르기 때문에 불소의 적정이온농도는 연간 일일 최고기온의 평균치를 구하여 기존의 자료를 참고하여 신중하게 결정해야 한다. 우리나라에서는 음용수와 불소혼합 수질기준을 1.5 ppm 이하로 하고 있다. Ppm이란, parts per million을 말하는데 백만분의 일(1/1,000,000)을 뜻한다. 음용수 1리터(ℓ)에 불소 1 mg을 희석하는 양에 해당된다.

보통 온대지방에서는 0.8~1.2 ppm의 농도로 도시 상수도수를 불화하고 있는데 열대지방은 온대지방보다 낮은 농도로 상수도수를 불화하여야 한다. 그 이유는 온도가 높기 때문에 음수량이 많기 때문이다. 또한 한대지방은 기온이 낮아 음수량이 적기 때문에 온대지방보다도 더 고농도로 불화된 상수도수를 공급해야 한다.

Dunning은 음료수 불화지역은 경도 이상의 반상치(치아불소침착증, mottled teeth)가 발생되지 않아야 된다고 하였고, Mayer는 음료수 불화된 지역은 경미도 반상치(치아불소침착증) 유병률이 10% 이하이어야 하고 경도 이상의 반상치(치아불소침착증)가 발생되지 않아야 한다고 하였다.

미국 보건교육 후생성 공중보건국에서는 연평균 매일 최고기온에 따른 상수도수의 불소이온 적정농도를 발표하였다. 그러나 우리나라 실정과는 다르다. 평균 체중이 다르기 때문에 우리나라 국민들의 실정에 맞는 조절이 필요하다.

상수도수 불화시범 사업지인 진해시와 청주시 불소이온농도를 0.8 ppm부터 시작하였는데 매년 평가하여 경미도 반상치(치아불소침착증) 유병률이 10% 이하로 떨어지도록 적정 이온농도를 결정해야 한다.

### (3) 상수도수 불소화로 인한 치아우식증 예방효과

일반적으로 불화된 상수도수를 계속 음용하는 지역에서 영구치는 50~70%, 유치는 50% 정도 예방효과가 있는 것으로 조사되었다. 그러나 똑같이 불화된 상수도수를 섭취한다고 해도 소아와 성인, 치아발육 전·후, 치아부위별로 예방효과가 다르게 나타난다.

세계보건기구(WHO)에서 발표한 불화된 상수도수를 섭취하는 지역 주민들의 치아우식증 예방효과는 60%, 인접면 우식증은 80~90%, 치면열구는 40% 정도 예방효과가 있다고 하였다. 불소에 의한 치아우식증 예방효과를 최대한으로 늘리기 위해서는 치아가 구강내에 맹출(붕출)된 직후인 소아기에 가능한 자주 치아표면에 불소가 접촉할 수 있는 여건을 만들어 주어야 한다.

또한 성인기에도 지속적으로 불화된 상수도수를 섭취할 경우 치아우식증 예방효과가 나타나는 것으로 알려져 있는데 불소가 치아우식증에 대한 예방효과를 최대한으로 나타나게 하려면 치아 경조직이 석회화되는 시기와 성숙되는 시기에 불소를 전신적으로 공급해야 하고 치아 맹출(붕출) 직후 불소와 접촉할 수 있는 여건을 만들어 주어야 하며 법랑질 표면에 불소가 접촉되기 좋은 조건과 빈도를 많이 만들어 주어야 한다.

### (4) 상수도수 불화물 투입방법

① 상수도수 불화물 투입방법의 분류 (표 8-7)

상수도수 불화물을 투입하는 방법으로 포화불화물 용액투입법(solution feeding)과 불화물 분말투입법(dry feeding)이 있다.

[표 8-7] 불화물 투입방법

| 불화물 투입방법 | 특 성 |
|---|---|
| 포화불화물 용액투입법<br>(solution feeding) | ① 포화불화물 용액조를 쉽게 만들 수 있다.<br>② 포화불화물 용액투입 장치가 간단하다.<br>③ 소규모 정수장에 이용된다. |
| 불화물 분말투입법<br>(dry feeding) | ① 포화불화물 용액을 제조하는 인력이 불필요하다.<br>② 자동 불화 분말투입기를 설치하는 비용이 많이 든다.<br>③ 대도시 대규모 정수장에 이용된다.<br>④ 투입상자, 투입장치, 불화물 용해조 세 부분으로 구분된다.<br>⑤ 용량계량 투입장치와 중량계량 투입장치 두 가지가 있다. |

※ 최근에는 산 투입법이 개발되어 대규모 지역에 이용되고 있는데 불화규산($H_2SiF_6$)을 펌프를 이용하여 투입하는 방식이다.

② 상수도수에 투입되는 불화물 종류(표 8–8)

- 불화나트륨(불화소다, sodium fluoride)
- 규산불화나트륨(sodium silicic fluoride)
- 불화규산(fluosilicic acid)
- 불화규산 암모니아(ammonium fluosilicate)
- 불화칼슘(calcium fluoride)

③ 상수도수 불소이온농도 감시(표 8–9)

상수도수에 불소이온농도가 약간 변화되더라도 큰 문제점이 발생되지는 않지만 안전성이 요구되므로 계속 검사하고 감시하여 항상 일정하게 공급하여야 한다.

[표 8–8] 불화물의 종류와 특징

| 불화물 투입방법 | 특 성 |
|---|---|
| 불화나트륨(불화소다)<br>(sodium fluoride) | • 1945년 미국에서 도시관 급수에 사용되었다.<br>• 우리나라 청주시와 진해시 수돗물을 불화하는데 사용되고 있다. |
| 규산불화나트륨<br>(sodium silicic fluoride) | • 불화나트륨(불화소다)보다 가격이 저렴하므로 많이 사용하는 경향이 있다.<br>• 미국, 뉴질랜드, 싱가폴, 말레이시아 등에서 많이 사용<br>(가격이 불화나트륨(불화소다)의 1/3정도임) |
| 불화규산<br>(fluosilicic acid) | • 가격이 조금 비싼 편이다.<br>• 용해가 잘 되기 때문에 사용된다. |
| 불화규산 암모니아<br>(ammonium luosilicate) | • 가격이 저렴하다는 장점이 있다.<br>• 용해가 잘 안된다는 단점이 있다.<br>• 대개 실험적으로만 사용되고 있다고 알려져 있다. |
| 불화칼슘<br>(calcium fluoride) | |

[표 8–9] 상수도수 불소이온농도 감시방법 종류

| 감시방법 | 특 성 |
|---|---|
| 시간당 투입불화물 분말중량감시법 | 가장 경제적인 불소이온농도 감시법 |
| 1일 간격 비색 불소이온농도 측정감시법 | 1일 1회 질코니움 아리자린시약을 사용하여 육안 비색 측정법으로 불소이온농도를 측정하여 감시하는 방법 |
| 1주일 간격 비색 불소이온농도 측정감시법 | 1주일 간격으로 육안비색측정법으로 측정하여 감시하는 방법 |
| 계속 불소이온농도 측정감시법 | 불소이온농도 측정하는 전극을 도시관급수에 넣어 놓고 불소이온농도를 순간적으로 계속 측정하며 감시하는 방법 |

## 2) 학교급수불화법(fluoridation of school water system)

### (1) 개요

학교급수불화법은 지리적으로나 위치적으로 기존의 상수도수를 공급받지 못하는 학교 학생들의 치아우식증(dental caries)을 예방하기 위하여 학생들이 음용하는 음료수를 특별히 불화하는 방법을 말한다.

1954년 미국 버진아일랜드 공중보건국 보건과에서 개발하여 1975년 미국 North Carolina 주 40개 초등학교에서 시행하고 있는 것으로 보고되어 있다.

### (2) 적정 불소이온농도

불소이온농도에 따라 치아우식증이 예방될 수 있고 또한 반상치(치아불소침착증)도 발생되지 않도록 할 수 있는 적정 불소이온농도가 중요한 관건이다.

학생들은 성인보다는 음료수 마시는 양이 적기 때문에 상수도수 불화시보다는 고농도로 해야 하고 각 지역 및 나라마다 기온차가 다르기 때문에 연평균 매일 최고 온도에 따라서 다르게 해야 한다. 그런데 학교에서 학생들이 음료수를 마시는 양은 하루 음료수를 마시는 양의 일부이므로 상수도수 불화농도보다 약 4.5배 정도 고농도로 불화하여야 한다.

이러한 방법은 치아우식증이 중요한 문제점으로 대두되고 있는 어린아이들에 불소를 선택적으로 공급할 수 있다는 장점이 있다. 어린이들이 매년 학교에서 지내는 시간이 한정되어 있으므로 학교의 급수원에 불소를 가하는 양은 일반 음료수의 불소화를 실시하는 경우보다 더 많은 양을 가해주어야 한다.

### (3) 예방효과

불소를 이용한 불화법으로 치아우식증 발생률이 높은 어린이들에게 치아우식증 예방을 위해서 학교급수불화는 매우 중요하다. 학교급수불화법은 불소복용효과와 불소도포효과가 동시에 나타나는데 치아가 맹출(붕출)하기 전보다 치아 맹출(붕출) 후에 불화물 도포효과가 높아 치아우식증 예방효과가 많은 것으로 나타났으나 학생들이 학교에 있는 시간에만 섭취할 수 있기 때문에 일반적으로 학교급수불화법의 예방효과는 40%로 보고되어 있다.

### 3) 불소정제 및 시럽 복용법

#### (1) 개요

불화된 상수도수 또는 학교급수를 공급받지 못하거나 여러 가지 이유로 인해 불소를 섭취하지 못해 치아우식증이 발생할 염려가 있는 사람들에게 불소를 복용시키는 방법으로 불소를 정제(tablet)로 만들거나 시럽(syrup)으로 만들어서 복용하도록 하는 방법을 말한다. 불소정제를 이용한 방법은 전신적인 불소요법을 실시하는 변법으로 가장 광범하게 연구되어 왔고 가장 널리 인정되는 방법이다.

#### (2) 예방효과

불소정제와 시럽은 고농도이기 때문에 섭취하면 치아표면에 도포되므로 도포효과와 복용효과가 동시에 일어나기 때문에 상수도 불화법 정도 또는 그 이상으로 효과가 있을 수 있으나 실제로는 규칙적으로 복용이 어려워 대부분 상수도수 불화법보다는 예방효과가 적다고 볼 수 있다. 과거 25년 동안 사람을 상대로 한 30여 개의 임상연구가 보도되었는데 이러한 연구들은 영구치의 형성, 석회화 및 성숙기간 중에 불소정제를 섭취하면 충치의 이환율이 약 30~40% 감소된다고 보고되었으나 미국 치과의사회 치료제 분과위원회에서는 불소정제의 그 효과는 인정하지만 보다 더 연구하여 이를 확대해야 할 필요가 있다고 하였다.

#### (3) 불소정제 및 시럽의 적정 권장량

불소정제 및 시럽을 복용하여 치아우식증을 예방하기 위해서는 고농도로 복용함으로써 예방효과가 상수도수 불화법과 같은 수준이어야 하나 상수도수와 같이 매일 규칙적으로 복용하기가 어렵기 때문에 예방효과는 규칙적이지 못하고 낮다.

그러므로 연령에 따라 1일 불소 복용량은 6~18개월 된 영유아는 0.25 mg, 18~36개월 된 영유아는 0.50 mg, 3~6세된 유아는 0.75 mg, 6~12세 된 어린이는 1.00 mg 정도 투여하여야 한다. 그리고 불소이온농도가 모자라는 경우에는 음료수 불소이온농도를 검사한 후 적정량을 조정하여 복용하여야 한다.

[표 8-10] 3세 이상의 어린이들에게 보충적인 불소복용의 권장량

| 음료수 내의 불소이온농도 (ppm) | 불소 투여량 (1일에 사용되는 mg) | 보충량으로써의 권장량 불화나트륨(1일에 사용되는 mg) |
|---|---|---|
| 0.0 | 1.0 | 2.2 |
| 0.2 | 0.8 | 1.8 |
| 0.4 | 0.6 | 1.3 |
| 0.6 | 0.4 | 0.9 |

## 4) 기타 불화법

### (1) 식염불화법(fluorides in salts)

식염불화법은 소금불화법이라고도 하는데 식염에 불소를 함유하여 복용하는 방법을 말한다. 하루에 한 사람이 9 g의 소금을 섭취하고 있다는 사실을 근거로 1 kg의 소금당 200 mg의 불화나트륨(불화소다)을 가해주면 구강보건 향상을 위해서 필요한 불소를 충분히 공급시킬 수 있는 방법인데 이 방법은 스위스에서 처음으로 이용한 방법으로 충치의 예방효과가 있는 것으로 알려져 있다. 그러나 치아우식증 예방효과는 음료수 불소화를 실시하는 경우보다는 낮다고 알려졌다. 현재 약 35개국에서 이용되고 있으나 사람마다 섭취량과 습관이 다르고 불소량을 정확히 배합하기 어렵기 때문에 실질적인 효과를 보기 위해서는 보다 광범위한 연구가 요구된다.

[표 8-11] 식염(소금) 불소화 국가(35개국) (자료 : 보건복지부)

| | | | | |
|---|---|---|---|---|
| 독일 | 가이아나 | 스페인 | 온두라스 | 자메이카 |
| 멕시코 | 나미비아 | 오스트리아 | 우간다 | 체코 |
| 벨기에 | 라트비아 | 볼리비아 | 시에라리온 | 페루 |
| 바르바도스 | 리투아니아 | 우루과이 | 프랑스 | 투발루 |
| 버뮤다 | 미얀마 | 에스파냐 | 헝가리 | 트리나다드토바코 |
| 베네수엘라 | 스웨덴 | 에콰도르 | 폴란드 | 피지 |
| 그라나다 | 스위스 | 이란 | 콜롬비아 | 아이티 |

### (2) 우유, 소맥분, 차 불화법(fluorides in milk & flour and tea)

상수도수 불화가 되어 있지 않은 지역이나 상수도수를 공급받지 못한 지역주민들에게 불소를 복용시키기 위해 우유나 소맥분, 차에 불소를 함유시키는 방법으로 현재 많이 이용되지

는 못하고 있다. 그 이유는 상수도수 불화물처럼 계속 자기의 의지와 관계없이 복용되어지지 못하며 매일매일 적량을 고정적으로 섭취하기 어렵고 또한 개개인마다 적당량을 섭취하기가 어렵기 때문에 실용적이지 못하여 좋은 불화방법이라고 보기는 어렵다.

## 3. 불소도포법(topical fluoride therapy)

불소도포법은 치면에 직접 고농도(%단위)의 불소화합물용액을 도포해 주어서 치아우식증(dental caries)을 예방하는 방법이다.

불소도포법은 크게 전문가불소도포법(professional topical application of fluorides)과 자가불소도포법(self application of fluorides)으로 분류된다.

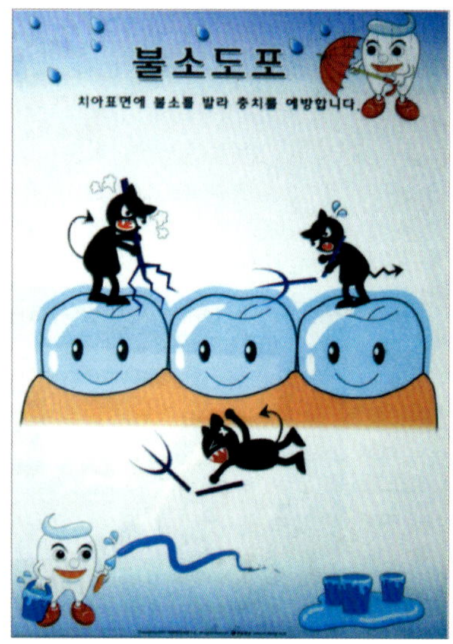


그림 8-7. 불소도포

**[표 8-12] 불소도포법 분류**

| 도포법 종류 | 분 류 |
|---|---|
| 전문가불소도포법 (professional topical application of fluorides) | 불화나트륨(불화소다) 도포법(sodium fluoride) |
| | 불화석 도포법(stannous fluoride) |
| | 산성불화인산염 도포법(acidulated phosphate of fluoride) |
| 자가불소도포법 (self application of fluorides) | 불소 세치제 사용법(fluoride contained dentifrices) |
| | 불소 겔 도포법(application of fluoride gel) |
| | 불소용액 양치법(fluoride mouth rinsing method) |

불소도포의 근본적인 목적은 여러 가지 여건상 불소화된 상수도수를 복용할 수 없을 경우, 치아표면에 직접 불소를 도포하여 치아우식증(dental caries)을 예방하기 위해서이다. 불소도포법이 처음 시행된 곳은 1940년 Bibby가 마사스츄세츠주 Brockton에서 초등학교 어린이

에게 실시한 후 계속 진행되고 있는데 그 당시 2년 후 검사 결과 치아우식증 신생율이 1/3 정도 줄었다고 보고된 바 있다.

그 이후 계속 발전하여 불소복합제 등 다양한 불소제품들이 생산되고 있는데 액체형, gel 형, paste 및 치약 등이 있다. 또 다른 목적은 치아우식증 발생률이 높은 사람들이나 어린이들의 구강건강을 증진시키고 계속구강보건관리를 효과적으로 시행하기 위해서 도포한다.

불소도포법의 효과는 구강병에 걸릴 수 있다는 사실을 예측할 수 있게 하고 만약 구강병이 걸리면 결과가 심각하게 된다는 것을 알 수 있도록 하며 계속구강보건관리를 철저히 하면 구강병 예방효과가 크다는 사실을 알려준다.

또한 계속구강보건관리 과정에서 발생되는 여러 가지 애로사항보다 구강병 발생 후에 가해지는 통증이나 여러 가지 애로사항들이 더 크므로 어린이 때부터 구강병에 대해 교육을 받고 실천에 옮긴다면 성인이 된 후에도 구강보건관리를 철저히 하게 되므로 건강한 구강건강을 유지할 수 있게 된다.

### 1) 전문가불소도포법(professional topical application of fluorides)

전문가불소도포란, 치아우식증을 예방하기 위하여 구강진료기관에서 전문가인 치과의사나 치과위생사가 치아표면에 고농도의 불소용액을 도포해 주는 것을 말하는데 사용되는 불화물은 불화나트륨(NaF, 불화소다), 불화석($SnF_2$), 산성불화인산염(APF), 불화카리, 염화제일불화석 등이 있다.

전문가불소도포는 구강보건진료기관에서 장비와 기구를 사용하여 구강보건전문가(치과의사, 치과위생사)에 의해서 시행될 수 있는 방법들이기 때문에 시간과 장소에 제약을 받고 비용이 많이 드는 단점이 있다.

#### a) 전문가불소도포법의 종류

- 불화나트륨(불화소다)(sodium fluoride, NaF) 도포법
- 산성불화인산염(acidulated phosphate fluoride, APF) 도포법
- 불화석(stannous fluoride, $SnF_2$) 도포법
- 불화석 치면세마제 도포법
- 불화석 복합사용법
- 불화석 규산질코니움 세마제 도포법

b) 전문가불소도포법의 과정(기본술식 4단계)

- 1단계 – 치면세마(oral prophylaxis)
- 2단계 – 면봉으로 치아분리(isolation of teeth)
- 3단계 – 에어건(공기총, 3-way syringe)으로 치면 건조(dryness of teeth)
- 4단계 – 불소용액 치면에 도포(topical fluoride application)

### (1) 불화나트륨(불화소다)(sodium fluoride, NaF) 도포법

불화나트륨(NaF, 불화나트륨 용액)의 특징은 색, 냄새, 자극이 없고 안정성이 있기 때문에 어린이들의 치아우식증을 예방하기 위해서 사용되는 불화물이다. 예방효과는 아동들에게서 약 40% 정도가 있는 것으로 보고되어 있으나 기존에 음용하고 있는 음료수 불소이온농도가 적정수준인 지역의 아동이나 성인들에게서는 예방효과가 나타나지 않는 것으로 알려져 있다.

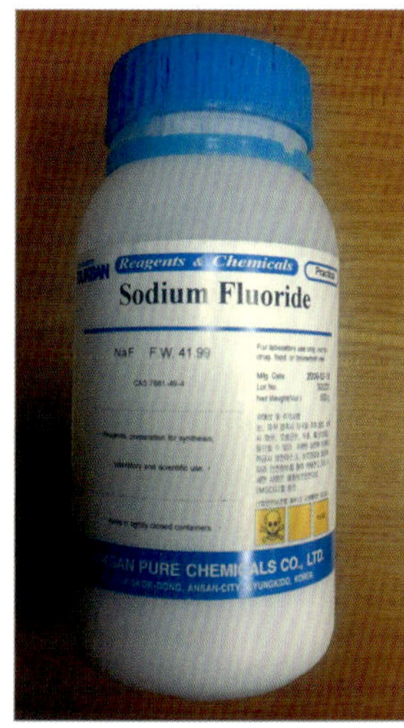


그림 8-8. 불화나트륨(불화소다, sodium fluoride, NaF)

#### ① 도포용액농도 및 보관방법

- 용액농도 – 2%의 수성 NaF 용액
- 보관용기 – 보관용기는 경질유리나 합성수지용기에 보관해야 하고 금속용기에 보관해서는 안 된다.
- 보관기간 – 6개월 정도는 사용할 수 있으나 오래되면(약 2주) 가수분해가 일어나므로 2주일 간격으로 만들어 쓰는 것이 좋은 효과를 나타낸다.

#### ② 도포 횟수 및 기간

불화나트륨(불화소다) 용액 도포 시기는 치아가 가능한 한 맹출(붕출) 직후에 보호를 받도록 하기 위해서 보통 3세, 7세, 10세 13세 때 1주일 간격으로 4회 연속으로 개개인 어린이의 치아 맹출(붕출)형에 따라 어린 시절에 도포해 주는 것이다.

③ 불화나트륨(불화소다)용액 도포 절차

- 1단계 – 치면세마
- 2단계 – 면봉으로 치아분리
- 3단계 – 에어건(공기총, 3-way syringe)으로 치면 건조
- 4단계 – 불화나트륨(불화소다)용액 도포
- 5단계 – 도포 후 30분간 음료수 및 음식 섭취 금지

[표 8-13] 불화나트륨(불화소다)용액 도포 연령, 횟수 및 치아우식증 예방 대상 치아

| 연령 | 횟수 | 우식증 예방 대상 치아 |
|---|---|---|
| 3세 | 4회 | 유치의 치아우식증을 예방하기 위해서 도포한다. |
| 7세 | 4회 | 제1대구치와 상·하악 절치 치아우식증 예방을 위해서 도포한다. |
| 10세 | 4회 | 상·하악 견치와 소구치의 치아우식증 예방을 위해서 도포한다. |
| 13세 | 4회 | 상·하악 제2대구치의 치아우식증 예방을 위해서 도포한다. |

[표 8-14] 불화나트륨(불화소다)용액 도포 절차

| 도포 절차 | 방법 및 이유 |
|---|---|
| 치면을 세마한다. | 불화나트륨(불화소다)용액을 도포할 전치면을 깨끗하게 세마해야 한다. (단, 1회 도포시에는 치면세마를 하고, 2회 도포시부터는 생략한다.) |
| 치아를 면봉으로 분리한다. | 치아에 불화나트륨(불화소다)을 도포하기 용이하도록 하기 위해 분리시킨다. |
| 치면을 에어건(공기총, 3-way syringe)으로 건조시킨다. | 치면에 묻어있는 습기를 제거하기 위해 에어건(공기총, air gun)으로 완전히 건조시킨다. |
| 치면에 2%의 불화나트륨(불화소다)용액을 도포한 후 3분간 건조시킨다. | 용액은 정확히 2% 농도로 하고 바로 제조된 것을 사용하는 것이 좋고 만약 보관 중인 용액이라면 상태를 확인한 후 변질되었거나 6개월이 넘었다면 사용하지 않는 것이 좋다. |
| 용액 도포 후 30분간 음료 및 음식물 섭취를 금한다. | 불화나트륨(불화소다)용액 도포 후 바로 음료수나 음식을 섭취할 경우 치면에 도포되어 있던 불화나트륨(불화소다) 성분이 작용하기 전에 치면에서 씻어지기 때문이다. |

### (2) 불화석(stannous fluoride, $SnF_2$) 도포법

불화석은 어린이들뿐만 아니라 성인들도 치아우식증 예방효과가 나타나고, 특히 불화된 상수도수를 섭취하고 있는 사람들도 추가적으로 치아우식증 예방효과가 나타나는 점이 불화나트륨(불화소다)과 다르다. 그러나 불화석용액은 무색이면서 맛이 쓰기 때문에 어린이들은 도포하는 것을 싫어하는 경향이 있어 설득력이 필요하다.

불화석 용액의 치아우식증 예방효과는 약 60% 정도로 나타나고 있는데, 치아우식증이 예방되는 기전은 우식병소에 초산은 침착과 같은 색소가 침착됨으로써 치아우식증이 정지된다.

#### ① 도포 용액 농도 및 도포 횟수

- 용액 농도 – 어린이 : 8% 불화석용액을 도포한다. 성인 : 10% 불화석용액을 도포한다.
- 용액 제조 – 매 도포시마다 새로 제조하여 도포해야 한다.(불화석용액은 안정성이 없기 때문이다.)
- 용액 도포 횟수 – 3세부터 매년 1회씩 도포한다.

#### ② 불화석($SnF_2$)의 단점

- 용액의 안정성이 없다.
- 매 도포시마다 용액을 새로 준비해야 된다.
- 치은 조직에 반응한다.
- 치아를 착색시킬 수 있다.
- 환자가 사용하기를 싫어한다(맛이 쓰고 기분이 좋지 않기 때문에).

#### ③ 불화석($SnF_2$) 도포 절차

- 1단계 – 치면세마
- 2단계 – 불화석용액 제조
- 3단계 – 면봉으로 치아분리
- 4단계 – 에어건(공기총, 3-way syringe)으로 치면 건조
- 5단계 – 불화석용액을 치면에 도포
- 6단계 – 30분간 음료 및 음식물 섭취 금지

[표 8-15] 불화석($SnF_2$) 도포 절차

| 도포 절차 | 방법 및 이유 |
|---|---|
| 치면을 세마한다. | 불화석을 도포할 치아 전체면을 깨끗이 세마하여 불화석 용액이 잘 침착되도록 하기 위함이다. |
| 도포용 불화석용액을 제조한다. | 10 ml의 증류수에 아동용은 0.8 ml, 성인용은 1 ml 넣은 후, 도포봉을 이용하여 불화석을 용해시킨다. |
| 면봉으로 치아를 분리시킨다. | 치면에 불화석용액을 도포하기 용이하도록 하기 위해서 면봉으로 분리시킨다. |
| 에어건(공기총)을 이용하여 치면을 건조시킨다. | 치면에 묻어있는 습기를 제거하기 위해 에어건(공기총)으로 완전히 건조시킨다. |
| 불화석용액을 치면에 도포한다. | 불화석용액은 어린이는 8%, 성인은 10%를 도포하는데, 치면에 15~30초 간격으로 4분 동안 계속 도포하여 치아표면이 건조되지 않도록 하여야 한다. |
| 용액 도포 후 30분간은 음료수나 음식물 섭취를 금한다. | 불화석용액 도포 후 바로 음료수나 음식물을 섭취할 경우 치면에 도포되어 있던 불화석용액 성분이 작용을 하기 전에 치면에서 씻겨져서 효과가 적어지기 때문이다. |

### (3) 산성불화나트륨(불화소다)용액 도포법

불화나트륨용액(1.23%)에 0.1 M(orthophos phoric acid)용액을 첨가하여 pH 3.0이 되도록 조정하고, 1.23% 산성불화나트륨용액(APF, 산성불화인산염)을 제조한다. 이 용액의 장점은 polyethylene bottle 속에 보관 시 안정성이 있고, 치아조직에 착색이 없으며 맛이 불쾌하지 않아 환자들이 비교적 좋아한다. 도포 횟수는 3세 이후 1년에 2번 정도 도포해 주는데 자주 해주는 것이 enamel에 더욱 많은 불소를 침착하게 해주어 효과가 높게 된다. 특히 우식증 발생이 심한 환자에게 해주는 것이 좋다.

이 용액을 도포할 경우 약 70% 정도 치아우식증을 예방할 수 있는 것으로 보고되어 있다.

### (4) 불화석 복합사용법(dudding and muhler 술식)

불화석 복합사용법은 불화석을 함유하고 있는 치면세마제로 치면세마를 하는 것을 말하는데, 반복 도포함으로써 치아우식증을 예방하는 방법이다. 이 방법의 치아우식증 예방효과는 어린이들은 약 65%, 성인에서는 약 50% 정도 나타났다고 알려져 있다.

### (5) 불화석 규산 질코니움 세마제 도포법

치아우식증을 예방하기 위하여 10% 불화석 규산 질코니움 특수세마제로 치면을 세정하는 불화석 도포법인데 도포하는 방법은 칫솔을 이용하여 치면을 세정하고 손가락으로 치아표면을 확실히 연마한다. 그런데 구강 내 치아 전체 표면을 골고루 닦기는 쉬운 일이 아니므로 특수 칫솔질 방법이 개발되어 있다. 환자에게 칫솔질 방법을 교육시켜서 최대의 치아우식증 예방효과를 얻을 수 있도록 노력해야 한다.

[표 8-16] 불화석 규산 질코니움 세마제 도포를 위한 특수 칫솔질법

| 1단계 | | 2단계 | | 3단계 | | 4단계 |
|---|---|---|---|---|---|---|
| 묘원법으로 상·하악 치아순협면 전체면을 1분 동안 칫솔질을 한다. | ➡ | 상악치아 전체 구개면을 묘원법으로 30초 동안 칫솔질을 한다. | ➡ | 하악치아 전체 설면을 묘원법으로 30초 동안 칫솔질 한다. | ➡ | 상·하악치아 전체 교합면을 횡마법으로 1분 동안 칫솔질을 한다. |

[표 8-17] 산성불화나트륨(불화소다)용액 도포 절차 및 방법

| 도포 절차 | 방법 및 이유 |
|---|---|
| 치면을 세마한다. | 산성불화나트륨(불화소다)용액을 도포할 치아 전체면을 깨끗이 세마하여 용액이 잘 침착되도록 한다. |
| 치아를 면봉으로 분리시킨다. | 용액 도포 시 치아가 볼(뺨) 부위 등과 서로 닿지 않도록 하고, 도포 과정이 끝날 때까지 그 상태를 유지하여 잘 도포되도록 한다. |
| 치면을 에어건(공기총)으로 건조시킨다. | 치면에 묻어있는 습기를 제거하여 용액이 잘 도포되도록 치면을 에어건(공기총)으로 건조시킨다. |
| 산성불화나트륨(1.23%)을 도포한다. | 이 용액을 4분 동안 15~30초 간격으로 계속 도포하여 치아표면이 건조되지 않도록 해야 한다. |
| 도포 후 30분 동안은 음료수 및 음식물 섭취를 금지한다. | 용액 도포 후 바로 음료수나 음식물 섭취 시 치아에 충분히 흡수되지 못하고 씻겨져서 효과가 적어지기 때문에 도포 후 30분 정도는 음료수나 음식물 섭취를 금해야 한다. |

[표 8-18] 불화석($SnF_2$) 복합사용법 도포 절차 및 방법

| 도포 절차 | 방법 및 이유 |
|---|---|
| 치면을 세마한다. | 불화석 성분이 포함된 치면세마제를 이용하여 세마할 전체치면을 깨끗이 세마한다. |
| 불화석용액(10%)을 제조한다. | 불화석용액은 안정성이 없으므로 개개 환자마다 10% 불화석용액을 제조해서 사용해야 된다. 생리적 화학적 비율에 따라 용액의 준비를 정확히 해야 된다. |
| 치아를 면봉으로 분리시킨다. | 면봉을 이용하여 치아와 혀 그리고 볼이 닿지 않도록 분리시켜서 도포과정이 끝날 때까지 유지되도록 한다. |
| 에어건(공기총)으로 치아를 건조시킨다. | 치아를 완전히 격리시킨 후 건조시켜서 타액에 의해 희석되거나 오염되지 않도록 하여 치면에 불소가 요구되는 시간 동안 닿도록 해야 한다. |
| 불화석용액(10%) 도포 | 용액을 15~30초 간격으로 치면이 건조되지 않도록 4분 동안 계속 도포를 해줌으로써 불화석 성분이 치아표면에 젖어있도록 한다. |
| 불화석용액 도포 후 30분 동안은 음식 및 음료수 섭취를 금한다. | 용액 도포 후 30분 동안 음식이나 음료수 등을 섭취하지 못하도록 해야 하는 이유는 불화석용액이 치아에 충분히 흡수되지 못하고 씻겨져서 효과가 적어지기 때문이다. |
| 세치제(불화석이 포함된)로 칫솔질을 매일 한다. | 매일 음식물을 섭취한 후 관리를 하지 않으면 구강내에 음식물 잔사(치구)나 치면세균막(치태, plaque) 등으로 구강병이 발생되므로 불화석이 함유된 세치제를 이용하여 매 식사 후 칫솔질을 해야 한다. |

(6) 불화석 치면세마제(prophylaxis paste) 도포

일반적으로 치면세마(oral prophylaxis)란, 구강병을 예방할 목적으로 음식물 잔사(치구), 치면세균막(치태), 치석, 외인성 색소 등의 국소요인을 제거하고 치아표면을 여러 가지 기구를 이용하여 연마(polishing)하는 행위를 말하는데, 특히 치아우식증(dental caries)을 예방하기 위해 치면세마제(prophylaxis paste)에 9% 농도의 불화석(stannous fluoride)을 첨가하여 제조한 불화석 치면세마제로, 치면세마를 하면 세마하는 동안 불화석이 치면에 자동으로 도포되게 하는 방법이다.

치면세마를 하면 약 70% 정도 치아우식증 예방효과가 있는 것으로 보고되고 있는데, 불화석 치면세마제가 최대의 효과를 발휘할 수 있도록 환자를 교육시켜야 한다.

## 2) 자가불소도포법(self application of fluorides)

치과의사나 치과위생사의 도움 없이 본인 스스로 불화물을 치아표면에 도포하여 치아우식증을 예방하는 방법으로 전문가불소도포법보다 시간적인 제약을 받지 않고 도포 방법이 비교적 간단하다.

a) 자가불소도포법의 종류

- 불소세치제 도포법(fluoride contained dentifrices)
- 불소용액 양치법(fluoride mouth rinsing method)
- 불소겔 이용법(application of fluoride gel, tray method)

### (1) 불소세치제 도포법

불소세치제 도포법이란, 칫솔질 시 불소가 함유된 세치제를 이용하여 치아표면에 불소가 도포되도록 하는 방법인데, 이때 사용되는 세치제에 혼합될 수 있는 불화물은 불화나트륨(불화소다, sodium fluoride, NaF), 불화석(stannous fluoride $SnF_2$), 불화인산소다($Na_2$ $PO_3F$) 등이 있다. 요즘 불소가 함유된 세치제는 보통 일반인들이 사용하고 있지만, 특히 어린이 우식환자 또는 우식활성이 높거나 진행 중인 우식와동이 있는 환자들은 반드시 불소가 함유된 세치제를 사용하도록 해야 한다.

그러나 불소세치제를 너무 오래된 것을 사용할 경우 치아우식증 예방효과가 적게 나타날 수 있으므로 될 수 있으면 제조일을 확인하고 최근의 것을 사용하도록 해야 한다. 불소세치제를 이용할 경우 치아우식증 예방효과는 약 15~30% 정도로 알려져 있는데, 칫솔질의 방법이나 횟수에 따라 달라질 수 있으므로 올바른 칫솔질법으로 확실하게 해야 한다.

a) 자가불소도포가 매일 필요한 특별한 환자

- 우식치아가 많은 환자
- 구강건조증(xerostomia)이 있는 사람
- over denture를 장착하고 있는 사람
- 방사선치료를 하고 있는 환자
- 치은퇴축으로 백악질 우식(cemental caries)을 생기게 할 우려가 있는 사람

### (2) 불소용액 양치법(fluoride mouth rinsing method)

불소용액 양치법은 다른 여러 방법보다 간단하고 경비가 저렴하기 때문에 개개인이 스스로 가정에서 양치를 간단히 할 수 있고, 학교나 직장 같은 단체에서도 불소용액으로 양치를 함으로써 치아우식증을 예방할 수 있는 방법으로 치아우식증 예방효과는 25~50% 정도로 알려져 있다.

a) 불소용액 양치사업의 장점

- 도포를 단시간에 할 수 있다.
- 전문기술이 필요 없다.
- 특수장비나 기구가 필요 없다.
- 불소도포용액을 만들기가 쉽다.
- 비전문가도 간단한 교육 후 할 수 있다.
- 학업에 지장을 주지 않고 할 수 있다.

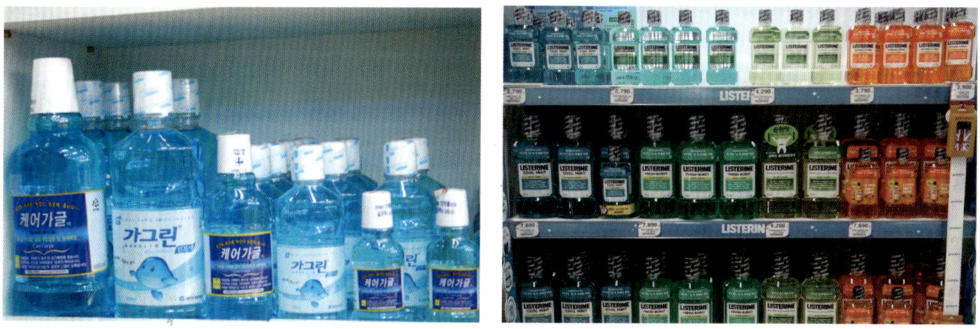

그림 8-9. 약국 또는 마트에서 시판되고 있는 구강양치액

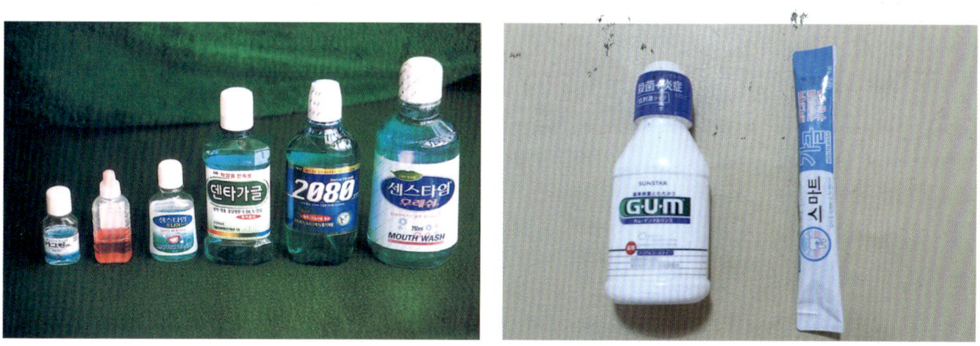

그림 8-10. 구강양치액(mouth rinse) 종류

[표 8-19] 불소함유 양치용액 조성성분

① 불화나트륨(불화소다, sodium fluoride): 0.5 g (0.05% NaF용액) → 1일 1회 양치용
2 g (0.2% NaF용액) → 1~2주 1회 양치용

② 증류수(distilled water) → 1000 ml

③ 감미료 및 향료 → 오렌지향 적당량

[표 8-20] 양치질 절차 및 방법

| 절 차 | 방 법 |
|---|---|
| ① 칫솔질을 깨끗이 한다. | 치아표면에 부착된 음식물 잔사(치구) 및 세균막을 깨끗이 제거해야 효과가 좋다. |
| ② 불소용액으로 양치를 한다. (구강내에서 1분 동안 전체 치아면에 도포되도록 한 다음에 불소용액을 뱉는다.) | ※ 불소용액농도 분류<br>1일 1회 양치하는 경우 – 0.05% 용액 사용<br>1~2주에 1회 양치하는 경우 – 0.2% 용액 사용 |
| ③ 불소용액으로 양치한 후 30분간은 음료수나 음식 섭취를 금한다. | 양치 후 30분 이전에 음료수나 음식물을 섭취할 경우 불소용액이 치아표면에서 빨리 씻겨 나가므로 치아우식증 예방 효과가 적다. |

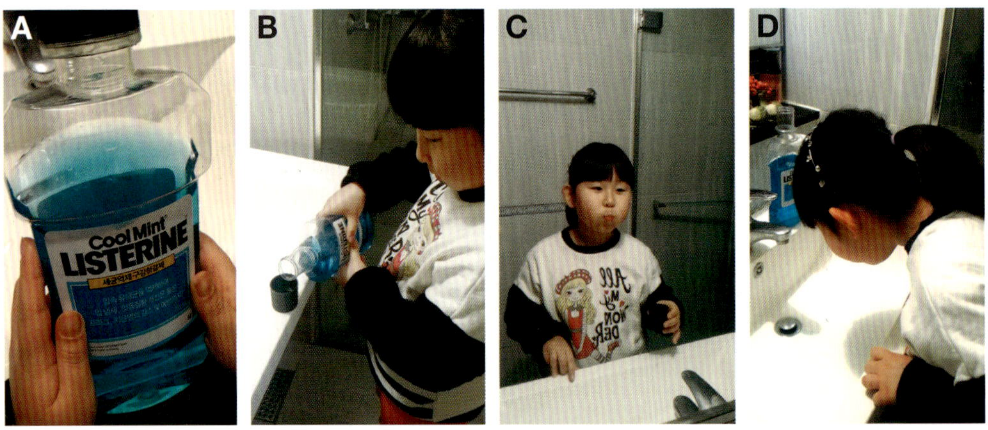


그림 8-11. A. 불소양치액 준비 B. 알맞은 사용량(20ml) 준비 C. 불소양치액으로 구강을 헹굼(30초) D. 양치액을 뱉은 후 30분간 음식물(물) 섭취 제한

### (3) 불소 겔 도포법(application of fluoride gel)

불소 겔(gel) 도포법은 불소를 환자 자신이 가정에서 도포하는 방법으로, 칫솔을 사용하는 방법과 특수하게 제작된 트레이(tray)를 이용하며, 단시간에 높은 농도의 불소를 치아표면에 도포할 수 있다. 그러나 겔(gel)을 사용하는 불소요법은 환자가 도포방법을 완전히 습득한 후 가정에서 자신이 사용해야 되며, 치아우식증 예방효과를 최대로 하려면 취침 직전에 사용하고, 30분 정도는 음료수나 음식물을 섭취하지 않아야 하고 양치질이나 칫솔질도 하지 말도록 환자에게 교육해야 된다.

① 불소 겔 이용시 효과가 좋은 환자

- 치아우식증이 심한 환자
- 교정치료를 받은 환자
- 타액 분비가 적은 환자
- 치근부 우식증(root caries)이 있는 환자
- over denture를 이용하고 있는 환자
- 보철치료 주변의 재발 우식증 환자

불소 겔(gel) 도포법은 gel 상태로 되어 있는 불소용액을 gel 도포용 tray에 넣은 후, 구강내의 상·하악 치아가 gel 용액에 충분히 담긴 채로 있다가 제거하는 방법으로 불소용액 도포법이나 불소세치제 사용법보다 치아우식증 예방효과가 크다고 보고되고 있다. 불소 겔 도포법은 치아우식증 예방효과가 약 75% 정도로 매우 높은 편이지만, 개인트레이(tray)를 준비해야 하기 때문에 경제적으로 부담이 될 수 있다.

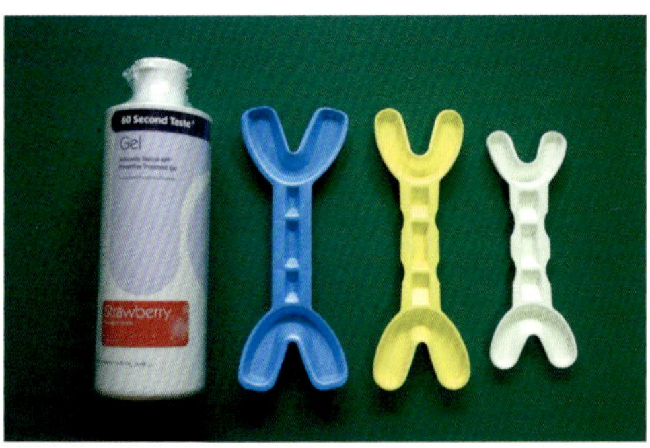


그림 8-12. 불소 겔 이용법에 사용되는 불소 및 트레이

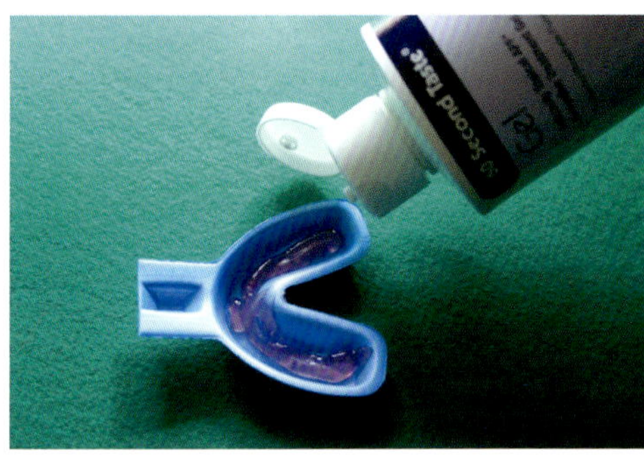

그림 8-13. 불소 겔 트레이에 준비

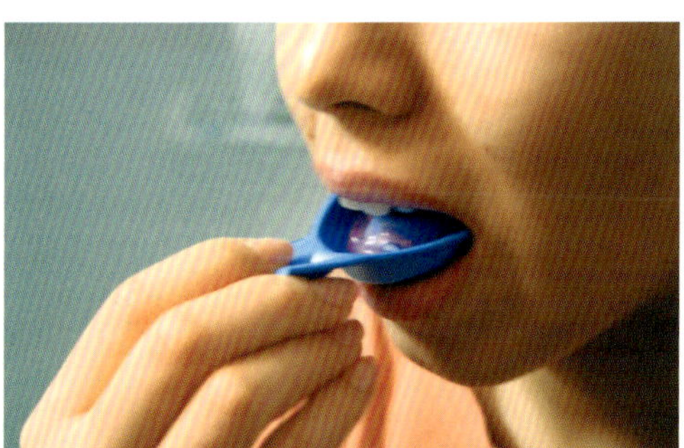

그림 8-14. 불소 겔 트레이 구강내 삽입

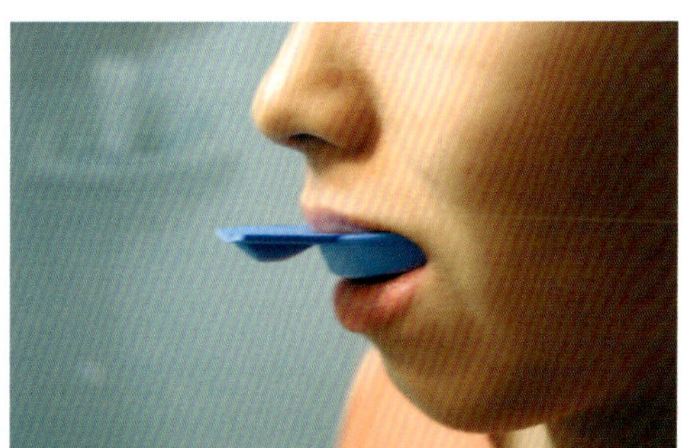

그림 8-15. 약 4분 정도 도포되도록 한다.

# 8장 학습문제

1. 치아우식증을 예방하기 위하여 불소를 사용하는 방법을 설명하시오.

2. 불소복용법의 종류를 나열하시오.

3. 불소도포법의 종류를 나열하시오.

4. 불소도포법의 종류 중 전문가불소도포법을 나열하시오.

5. 불소도포법의 종류 중 자가불소도포법을 나열하시오.

6. 불소복용법 중 가장 먼저 개발된 방법은?

7. 불소복용법 중 가장 이상적인 방법은?

8. 온대지방에서 상수도수 불화 시 가장 적당한 농도는?

9. 일반적으로 상수도수 불화 시 가장 적당한 농도는?

10. 세계보건기구에서 발표된 상수도수 불화법의 영구치우식증 예방효과는?

11. 세계보건기구에서 발표된 상수도수 불화법의 유치우식증 예방효과는?

12. 불소과량 복용 시 발생되는 증상은?

13. 불소를 1회에 몇 mg이상 섭취하면 사망하게 되는가?

14. 건전한 사람들의 불소 배출로는?

15. 상수도수를 불화하는 데 사용되는 불소화합물들을 나열하시오.

16. 우리나라 상수도수 불화 시 주로 사용되는 불화물은?

17. 상수도수 불소이온농도 감시 방법 중 가장 경제적인 방법은?

18. 상수도수 불화물 투입 방법 중 소규모 정수장에 사용되는 방법은?

19. 상수도수 불화물 투입 방법 중 대규모 정수장에 사용되는 방법은?

20. 학교급수불화법의 정의를 설명하시오.

21. 학교급수불화법의 적정불소이온농도는 상수도수도의 몇 배가 적당한가?

22. 학교급수불화법의 치아우식증 예방효과는?

23. 불소도포 순서를 나열하시오.

24. 불소용액 도포 후 몇 분 동안 음식물을 섭취하지 않아야 하는가?

25. 불화소다용액 도포 시기는?

26. 불화소다용액 도포 시 농도는?

27. 아동에게 불화소다용액을 도포할 경우 치아우식증 예방효과는?

28. 산성 불화소다용액 도포 시 불화소다용액 농도와 예방효과는?

29. 불화석용액 도포 시 아동과 성인에 적당한 농도는?

30. 불화석용액 도포 시 치아우식증 예방효과는?

31. 불화석 치면세마제로 치면세마를 할 경우 치아우식증 예방효과는?

32. 불소도포 방법 중 치아우식증 예방효과가 가장 큰 것은?

33. 불소용액 양치법에 관하여 설명하시오.

34. 불소용액 양치법의 예방효과는?

35. 불소함유 양치용액 조성 성분은?

36. 불화물 중 세치제에 배합 시 예방효과가 가장 좋은 것은?

37. 불화물 중 아동과 성인 모두에게 치아우식증 예방효과가 있는 것은?

38. 불소화된 상수도수 복용 시 치아우식증 예방효과가 가장 큰 시기는?

# 9장 치면세균막(치태) 관리법

## 1. 치면세균막(치태) 및 치석

음식물을 섭취한 후 치아에 부착된 음식물의 잔유물을 바로 제거해 주지 않으면 치면에 치면세균막(치태, dental plaque)이 형성되고, 오랫동안 방치하면 타액 내의 칼슘(Ca)성분과 인(P)이 흡수되어 석회화된 현상을 치석(dental calculus)이라고 한다. 치면세균막(치태)을 형성하는 요인으로는 음식물 잔사(치구, food debris), 백질(material alba)과 착색물(stain) 등이 있으며, 치면세균막(치태)과 치석은 치아우식증(dental caries)과 치주질환의 중요한 국소적 요인이 된다.

### 1) 치면세균막(치태, dental plaque)

#### (1) 치면세균막(치태)의 정의

치면세균막(치태, dental plaque)이란 치아표면, 보철물, 치석표면에 부착하는 부드럽고 형태가 일정치 않은 부정형의 부착물이다.

치면세균막(치태)은 치석형성의 전단계 물질로서 구강내 각종 세균으로 되어 있기 때문에 치은염을 야기시켜 치주질환(periodontal disease)은 물론 치아우식증(dental caries)의 원인이 되며, 치석을 형성시키는데 가장 기본적이고 중요한 국소적인 요인이다.

### (2) 치면세균막(치태)의 구성

치면세균막(치태)의 주 구성 성분은 세균이며 유기물과 무기물, 수분으로 구성되어 있는데, 유기물과 무기물이 약 20%이며 나머지는 물로 되어있다. 유기물 중에 약 70%는 세균으로 되어있고, 나머지는 세포 간 물질로서 다당류와 단백질의 복합물, 지방질, 상피세포, 백혈구, 거대세포, 점액소 등으로 구성되었으며, 칼슘, 인, 마그네슘, 불소, 칼륨, 나트륨 등 여러 무기물이 포함되어 있다.

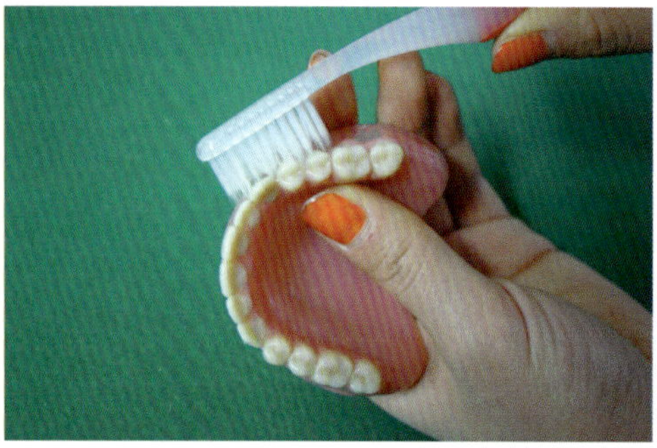

그림 9-1. 총의치 청소하는 법

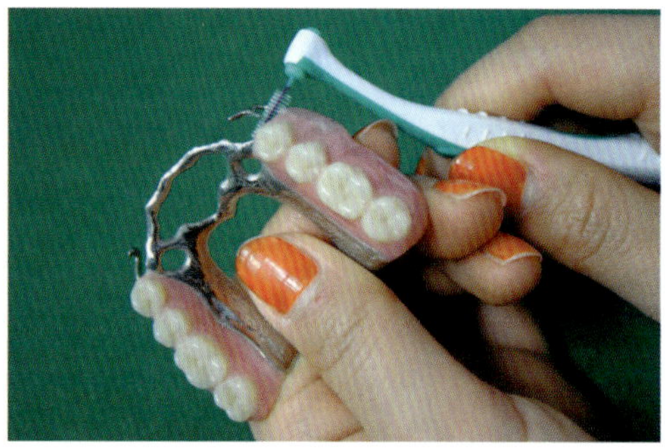

그림 9-2. 국소의치 청소하는 법

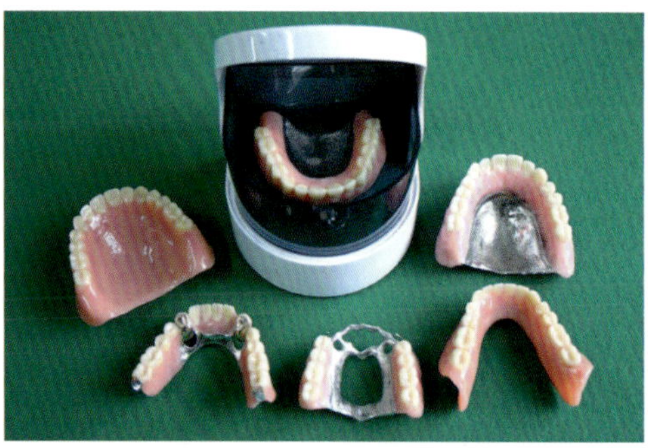

그림 9-3. 총의치, 국소의치 세척 및 보관함

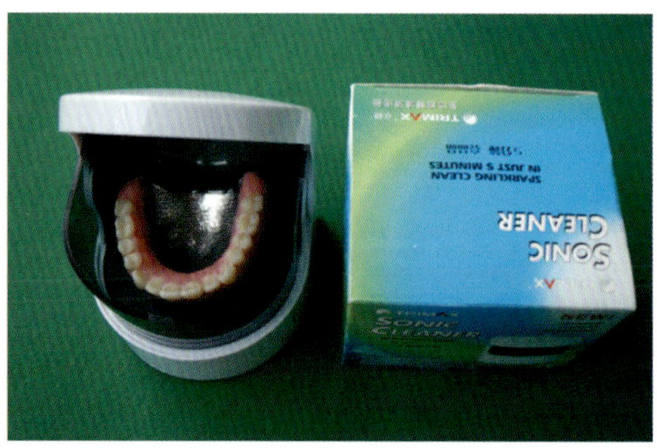

그림 9-4. 의치세정 및 보관기

### (3) 치면세균막(치태)의 형성

치아의 표면에 치면세균막(치태)이 형성된 후 후천성 피막 위에 세균의 단층으로 시작되어 시간이 경과함에 따라 새로운 세균의 증식으로 다수의 세균 집단과 그 산물의 구성으로 치면세균막(치태)은 구성된다.

치면세균막(치태)은 개인이나 치아부위에 따라 다르나 정상인의 치아에서는 치아면을 깨끗이 한 후 6시간 정도 경과하면 측정 가능한 양이 형성되는데, 이 치면세균막(치태)은 약 30일까지 계속 성장하여 일부는 석회화되어 치석이 된다.

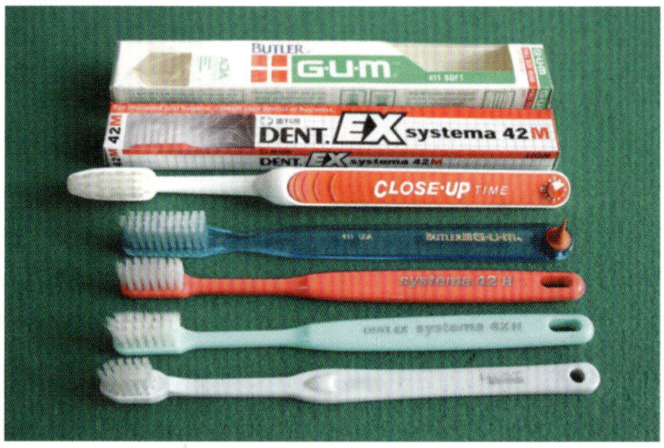


그림 9-5. 특수 칫솔 종류

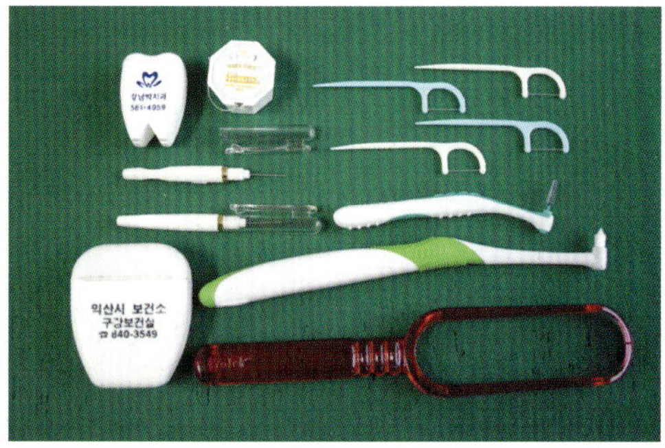

그림 9-6. 다양한 구강 위생용품

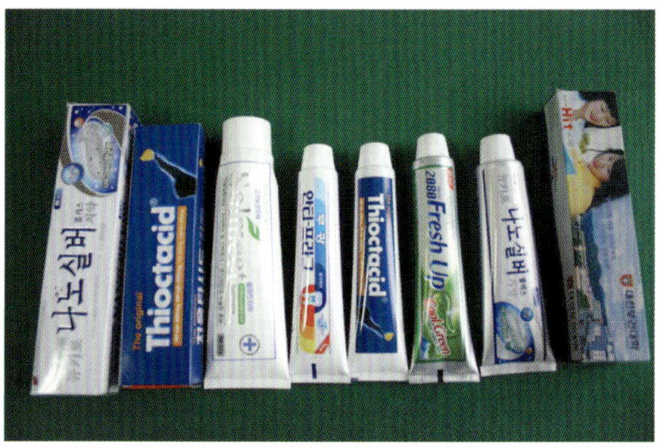


그림 9-7. 세치제 종류

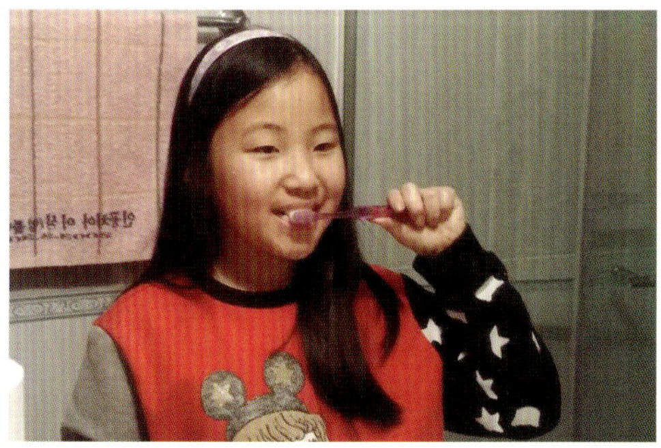

그림 9-8. 칫솔질

## 2) 치석(dental calculus)

### (1) 치석의 정의

치아 표면에 형성된 세균성 치면세균막(치태)에 무기질이 침착되어 석회화된 상태를 치석이라고 한다. 치석은 여러 가지 형태로 치아면에 형성되어 치은에 직접적인 기계적 자극을 줄 수 있고, 표면에는 세균성 치면세균막(치태)이 존재하여 염증을 유발하며 치주질환의 중요한 국소적 요인이 되고 있다.

### (2) 치석의 종류

치석은 그 형성 부위에 따라 치은연상치석(supragingival calculus)과 치은연하치석(subgingival calculus)으로 분류한다.

#### ① 치은연상치석

- 타액에서 유도된 무기물로 구성되어 있어 타액성 치석이라고 한다.

이하선의 입구가 있는 상악 구치협면과 설하선과 악하선의 입구가 있는 하악 전치설면에 많이 침착된다.

- 색깔은 백색 혹은 황백색으로 보이나 음식물의 색소나 담배 등에 의해 착색될 수 있다.
- 치아표면에 부착되어 있어 치석제거기로 쉽게 분리, 제거할 수 있다.

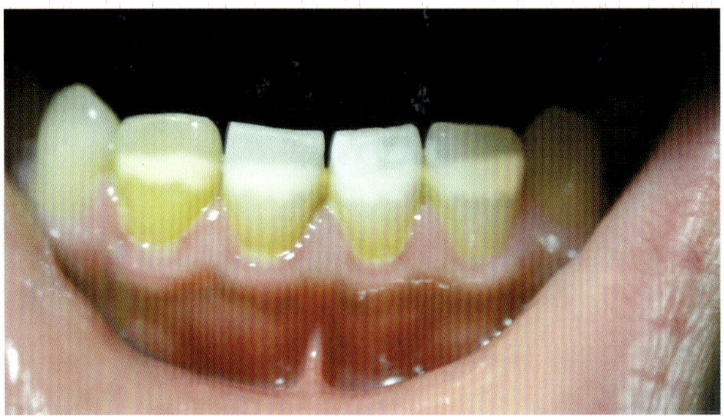

그림 9-9. 치은연상 치석

② 치은연하치석

- 치은연 하방의 치근면에 단단히 부착되어 있다.
- 색깔은 암갈색이나 짙은 검은색을 띤다.
- 매우 단단한 경도를 가지고 있어 치석제거기로도 잘 제거가 되지 않는다.
- 치은연하치석의 무기물은 타액 이외에도 혈청에서도 유도된다.

③ 치석의 구성성분

치석의 주성분은 무기물로서 약 70%~90%를 차지하고, 유기물은 약 6%~15%이며 나머지는 수분으로 되어있다. 무기물은 주로 칼슘(39%), 인(19%), 마그네슘(0.8%), 이산화탄소(1.9%)이며, 이들 무기물은 인산칼슘 75.9%, 탄산칼슘 3.1%, 인산마그네슘의 화학물로서 존재하며 그 외에도 Na, Zn, Sr, Br, Ca, Mn, W, Au, Al, Si, Fe, F 등이 소량 함유되어 있다.

④ 치석의 형성과 부착

- 치석은 먼저 치면세균막(치태)이 형성됨으로써 이루어진다.
- 석회화 과정이 이루어진다.
- 세균의 역할이 있다.
- 음식물의 성질과 전신적 영양상태가 치석형성에 영향을 미친다.

⑤ 치석형성 예방

- 치면세균막(치태)의 초기 형성과 치아면의 부착을 예방한다.
- 치면세균막(치태)의 변형 혹은 결합과정을 지연 또는 방지함으로써 치면세균막(치태)의 석회화를 차단해야 한다.

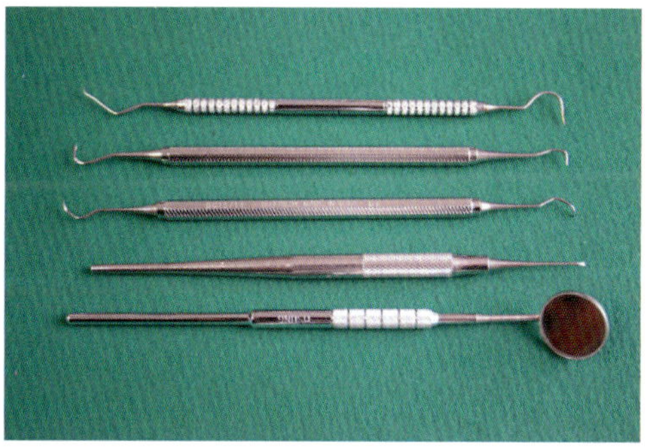

그림 9-10. 수동식 치석 제거 기구

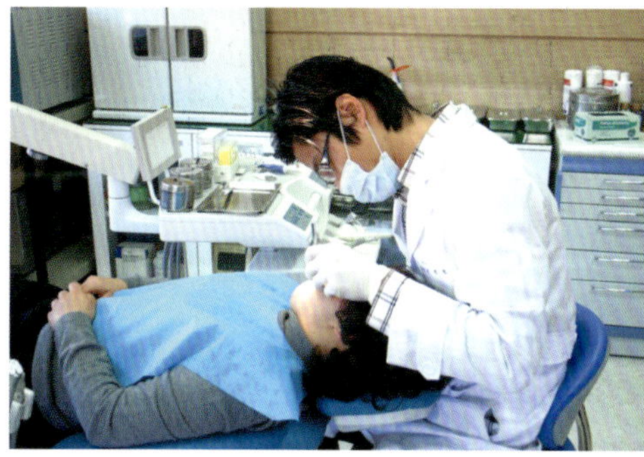

그림 9-11. 스케일링 모습

### 3) 음식물 잔사(치구, food debris)

정규식사나 간식 후에 구강내에는 음식물 잔사(치구)가 남아있게 되는데 부분적 구강 근육의 운동이나 타액에 의해서 일부는 제거되지만 잔류된 음식잔사는 치은에 염증을 유발시키는 원인이 될 수 있다. 음식물 잔사(치구) 게거방법은 칫솔질, 치실, 수압세척기 등을 이용한다.

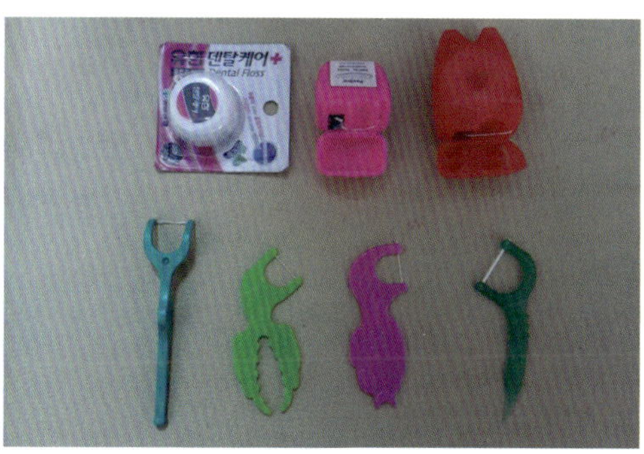

그림 9-12. 다양한 치실 종류

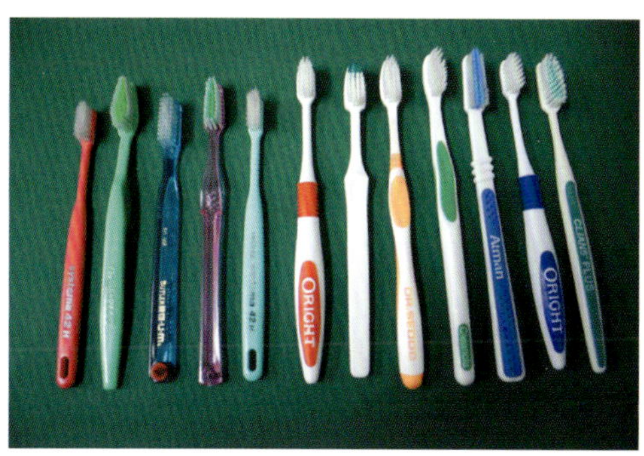

그림 9-13. 다양한 칫솔 두부형태

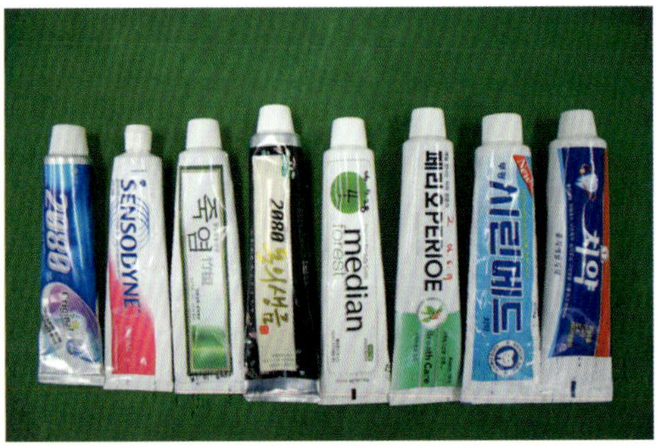


그림 9-14. 다양한 세치제 종류

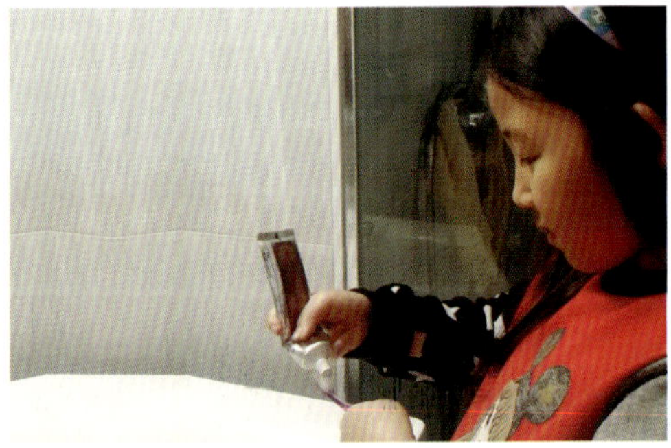

그림 9-15. 세치제 사용

## 4) 백질(material alba)

백질은 노랗고 흰 우유모양의 축적물로서 치은연 주위에 부착하여 치은염을 유발할 수 있다. 백질에는 음식물 잔사(치구)와 세균 및 그 산물이 포함될 수 있으며 대개 어린이들에게 가장 흔한 침착물로서 수압세척기(water pick)로 제거할 수 있다.

## 5) 착색물(stains)

착색물은 여러 가지 원인에 의하여 치아 표면에 다양한 색상들이 착색되어 있는 형상을 말한다.

[표 9-1] 착색물의 종류 및 착색 부위

| 착색물 종류 | 착색 부위 | 대상 |
|---|---|---|
| Black stain | 치아순설면의 치은연부위에 연속된 까만 착색이 견고히 부착하여 치은연 주위에 색소침착과 세포의 증식으로 올 수 있다. | 구강위생상태가 비교적 양호한 여자 |
| Green stain | 아이들의 중절치에서 주로 나타나는 착색 | 경부임파선염이나 결핵성소인을 가진 아이들에서 나타난다. |
| Brown stain | 타액선이 분비되는 하악 전치설면과 상악 구치협면에 나타나는 엷은 투명의 유기물 착색으로 세균효소 작용에 의한 타액·점액소의 변화물로 생각한다. | |
| Tobacco stain | 치아의 설면이나 열구에 단단한 암갈색이나 흑색의 착색물 | 담배를 피우는 사람에게 나타난다. |
| Metallic stain | 금속염이 점액소에 부착하여 치아면에 침착된 것이며 때로 법랑질이나 상아질에 침투되어 영구히 착색될 수도 있다. | |

## 2. 칫솔 및 칫솔질 방법(tooth brushes & tooth brushing method)

### 1) 칫솔의 정의

칫솔(잇솔)은 세치제(치약)를 묻혀서 치관을 닦고 잇몸(gingiva)을 마사지하기 위해 사용하는 구강위생 제품이다.

칫솔의 선택은 매우 중요하다. 일반적으로 칫솔모가 너무 단단하거나 너무 부드러워도 안되며, 보통 중강도 강모에 머리 부분이 비교적 작고 손잡이는 직진형태가 좋으나, 구강 상태에 따라 칫솔을 선택하는 것이 좋다. 칫솔질의 목적이 구강청결이므로 칫솔에 의해 치아경조직, 치은, 구강 주위조직에 상처가 나서는 안되며, 더욱 효과적인 칫솔질을 위해서는 구강보건교육을 받아야 한다.

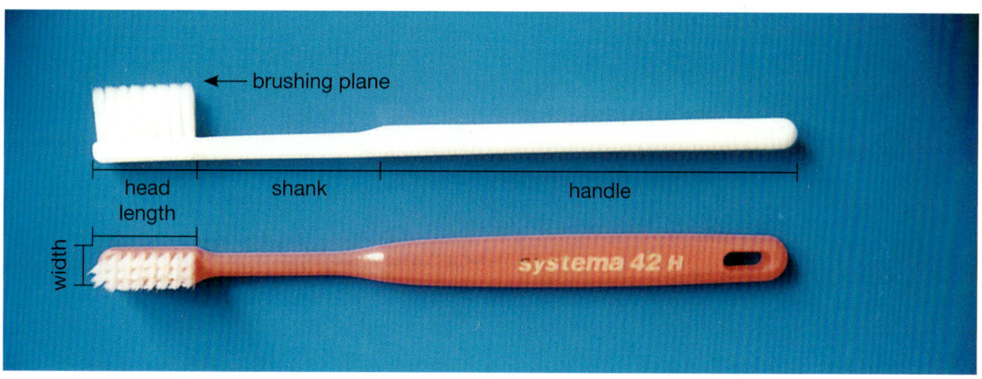


그림 9-16. 칫솔의 부분 명칭

(1) 칫솔질의 목적

① 구강을 청결하게 유지하기 위해
② 치아우식증과 치주병을 예방하기 위해
③ 구강내 기분을 상쾌하게 하기 위해
④ 심미 증진 및 구취 제거하기 위해
⑤ 구강내 미생물을 제거하기 위해

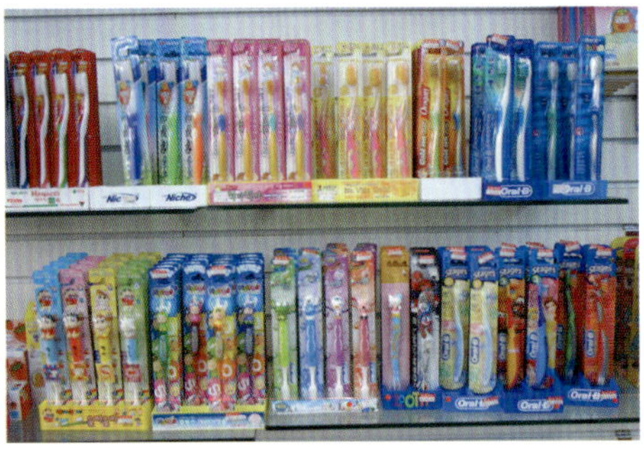

그림 9-17. 약국에서 시판되고 있는 칫솔 종류

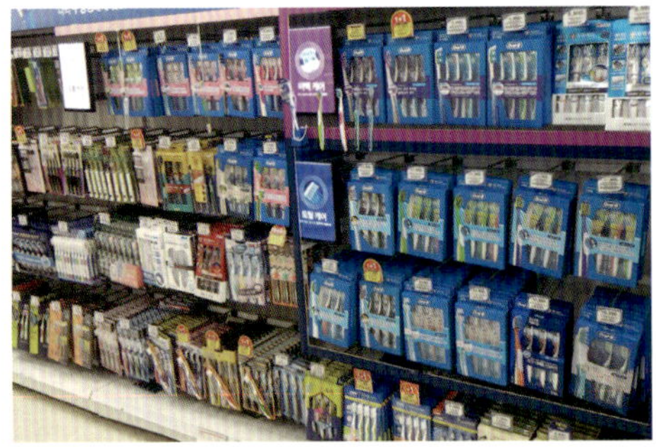

그림 9-18. 마트에 판매되고 있는 다양한 칫솔 종류

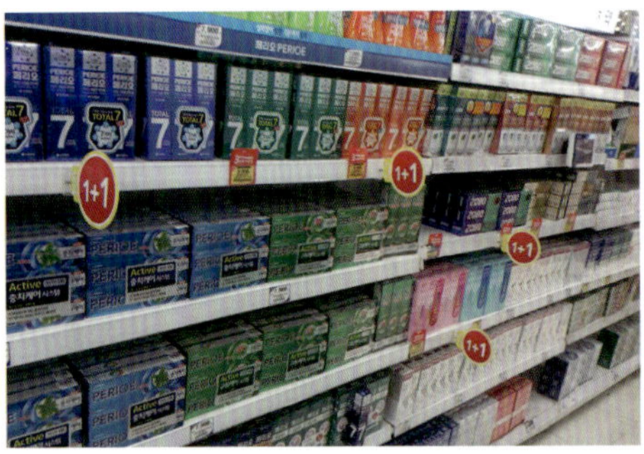

그림 9-19. 마트에 판매되고 있는 다양한 세치제 종류

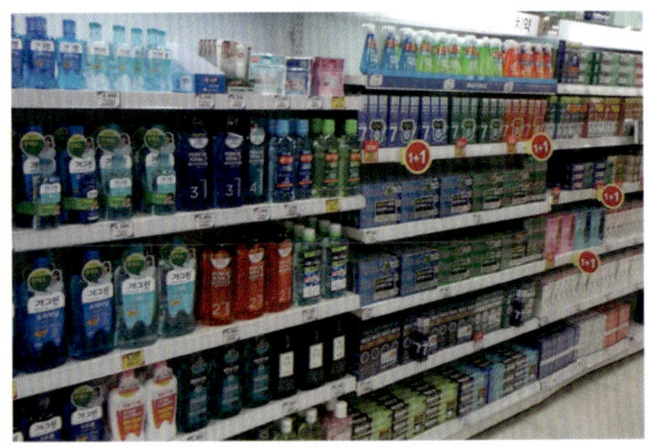

그림 9-20. 마트에 판매되고 있는 다양한 세치제 종류

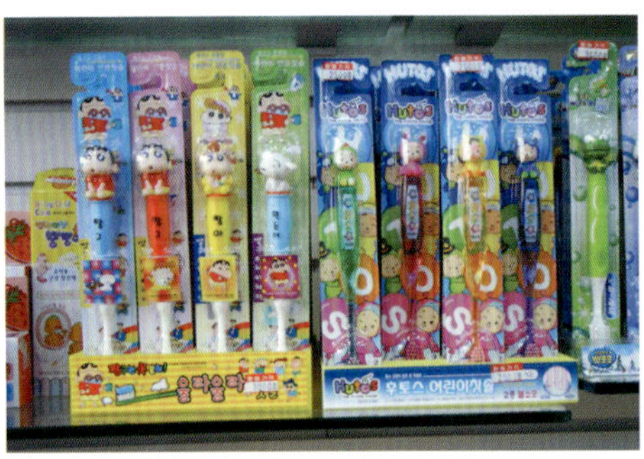

그림 9-21. 약국에서 시판되고 있는 어린이용 칫솔 종류

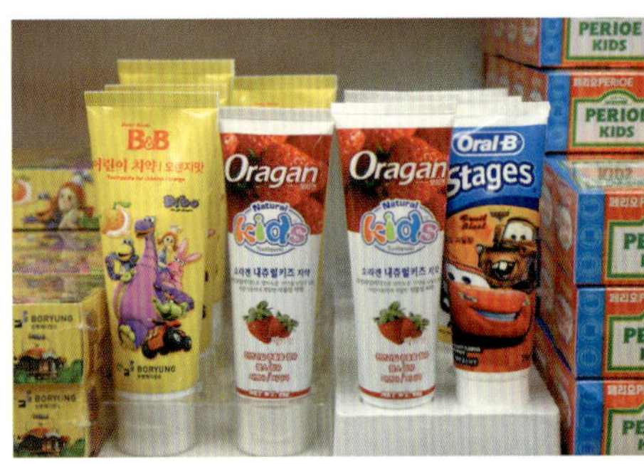


그림 9-22. 과일 향이 첨가된 어린이용 세치제

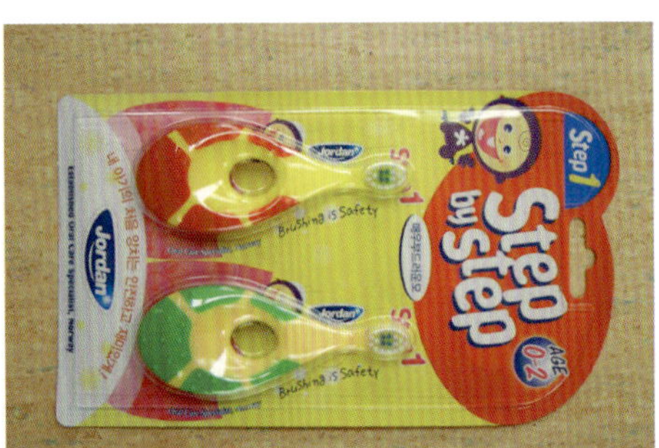


그림 9-23. 유아용 칫솔

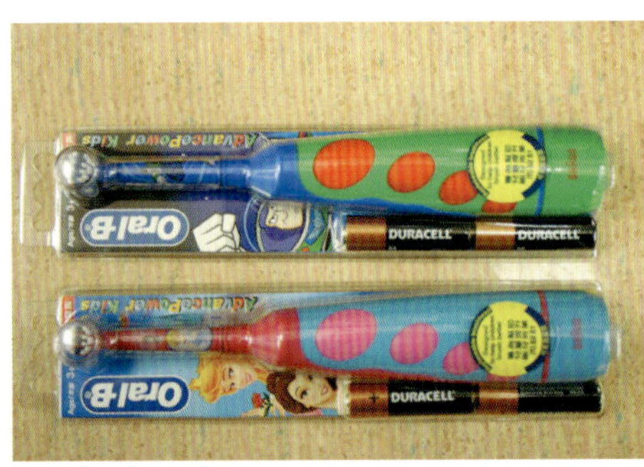


그림 9-24. 진동 칫솔

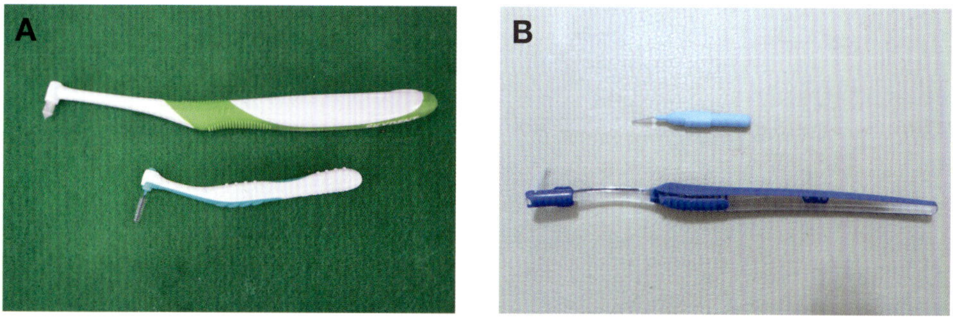


그림 9-25. A, B. 첨단 칫솔과 치간 칫솔

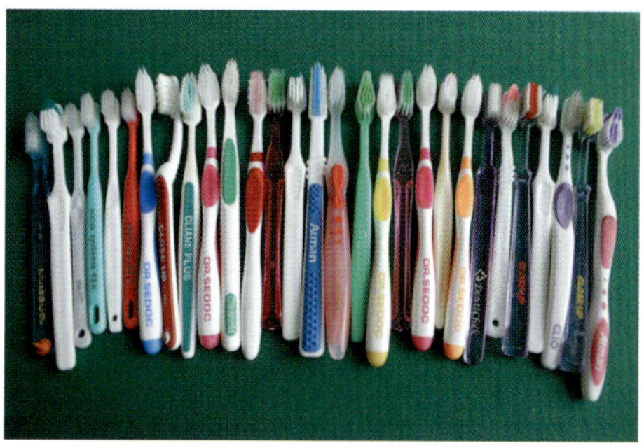

그림 9-26. 다양한 칫솔 종류

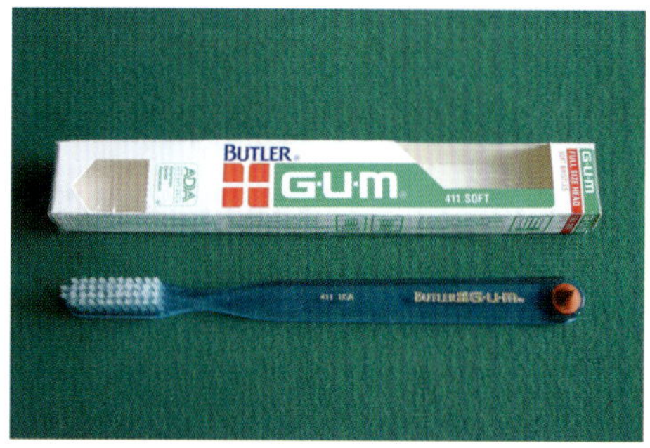


그림 9-27. 손잡이 끝에 치은 마사지용 고무원추가 부착된 칫솔

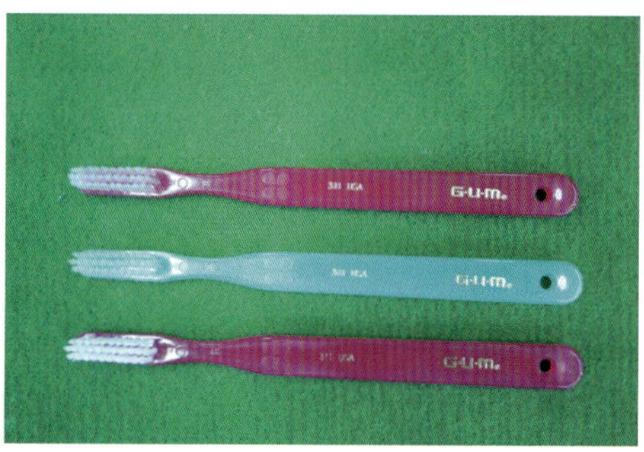

그림 9-28. 교정용 칫솔

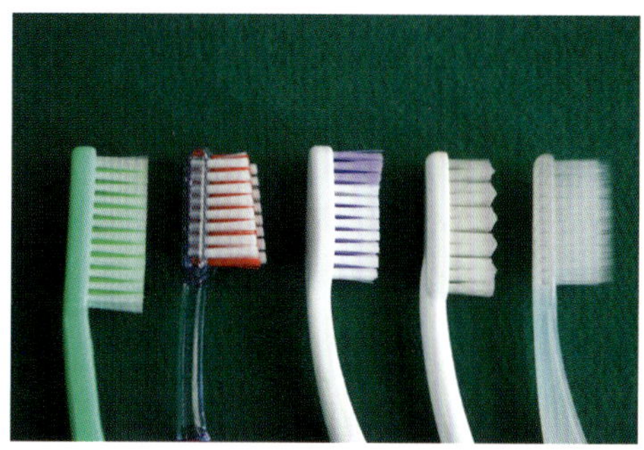

그림 9-29. 칫솔강모 측면형태(수평형, 경사형, 요철형, 이중형)

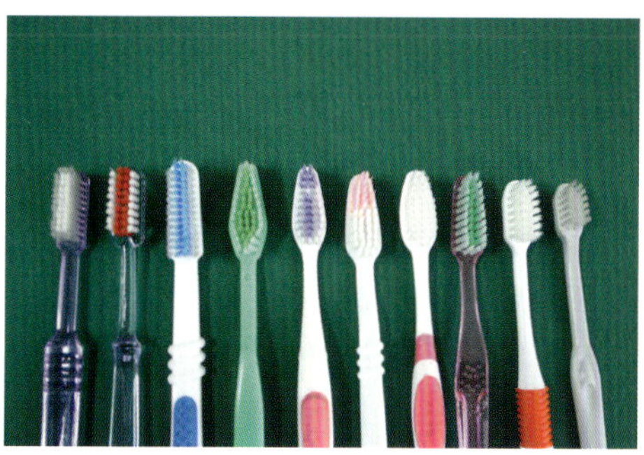

그림 9-30. 다양한 칫솔 머리 형태

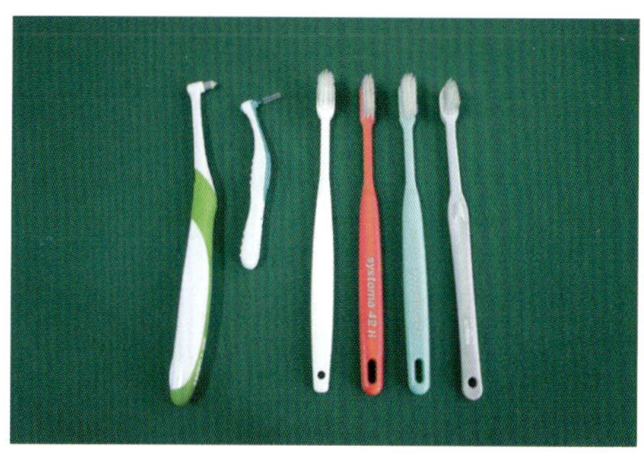

그림 9-31. 치주질환 환자용 칫솔

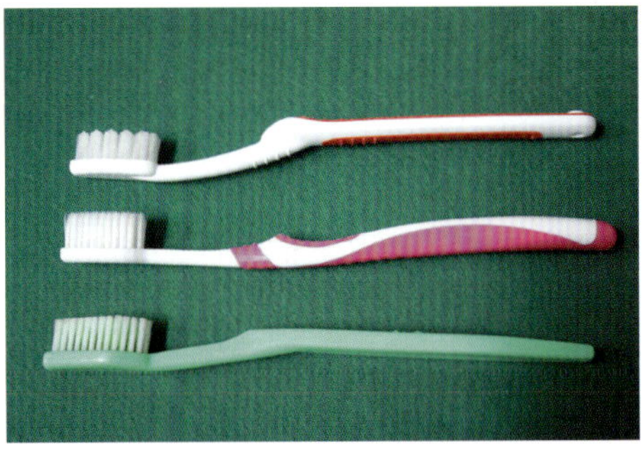

그림 9-32. 칫솔강모 단면의 형태(수평형, 이중형, 요철형)

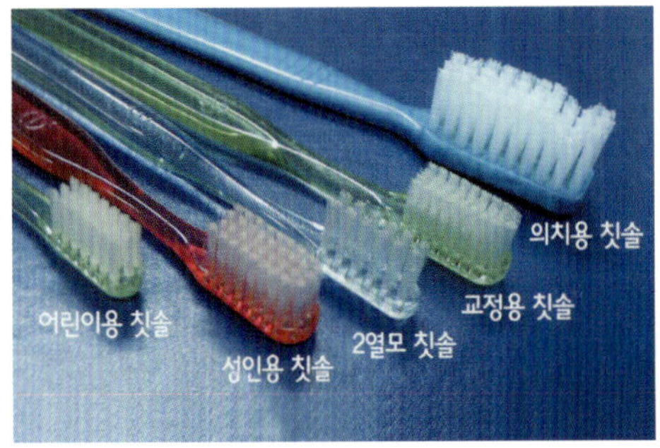


그림 9-33. 다양한 칫솔 종류

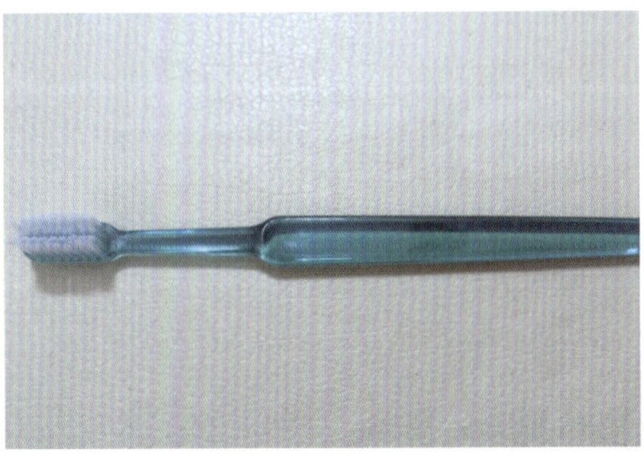

그림 9-34. 교정용 칫솔

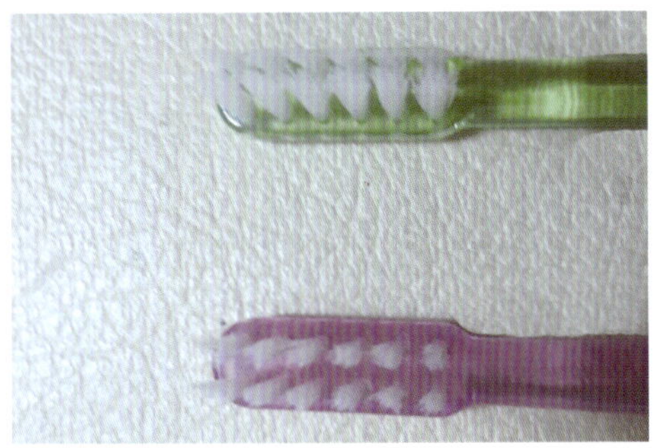

그림 9-35. 잇몸 마사지용 칫솔

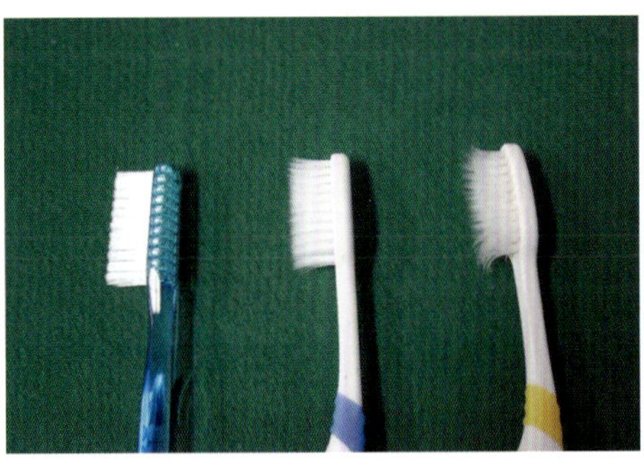

그림 9-36. 칫솔 사용 기간에 따른 두부 형태(사용전, 1개월, 3개월)

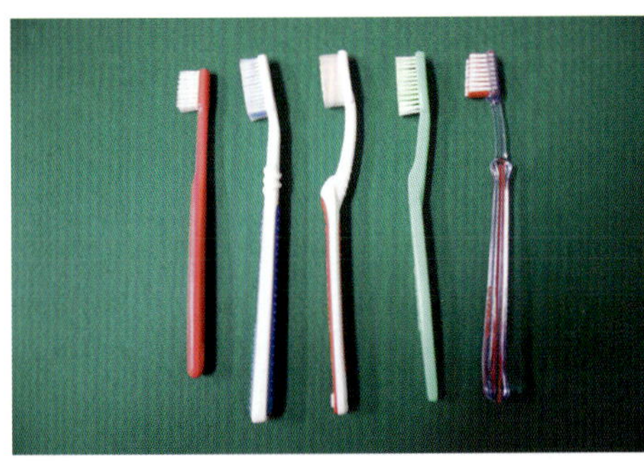

그림 9-37. 칫솔 손잡이 형태(직진형, 경사형, 굴절형, 궁상형)

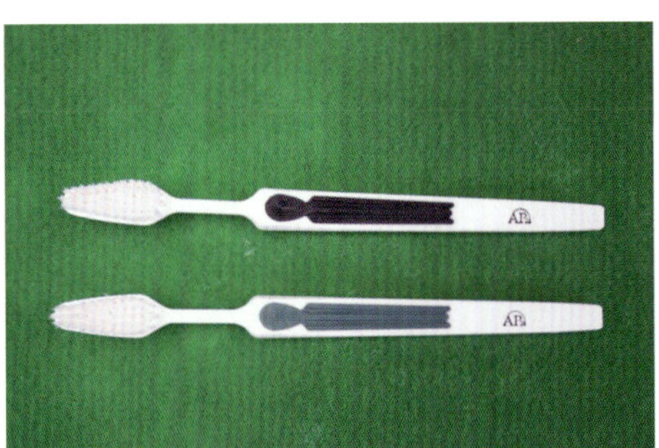

그림 9-38. 안티플라그 칫솔(미국)

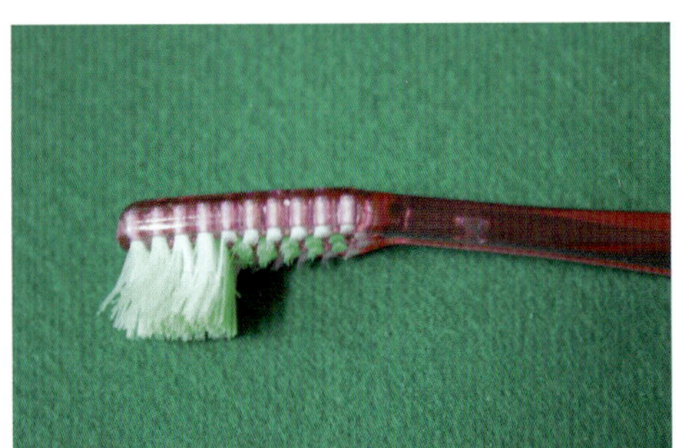

그림 9-39. 고립치아용 칫솔

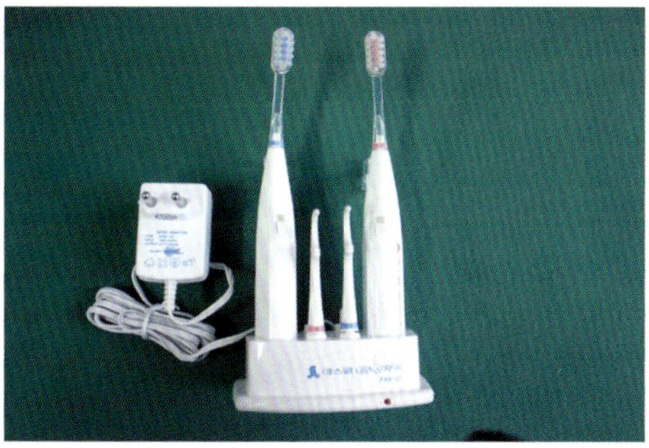

그림 9-40. 전동 칫솔

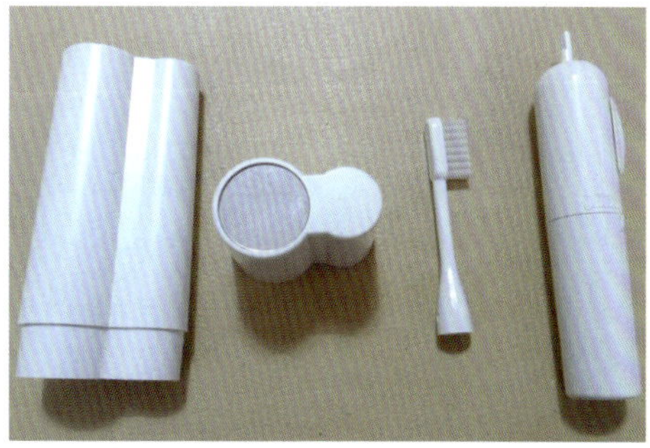

그림 9-41. 전동칫솔

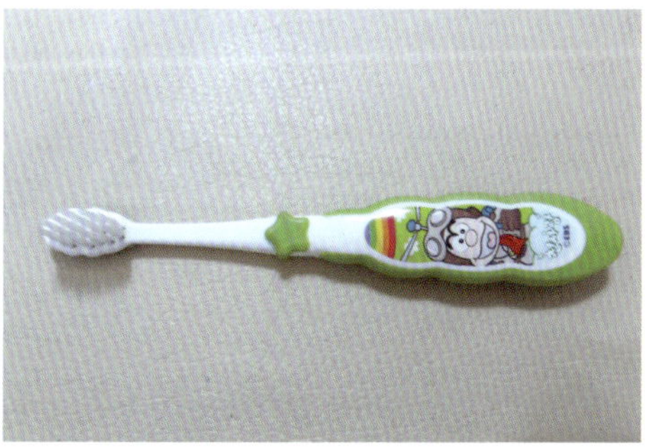

그림 9-42. 어린이 칫솔

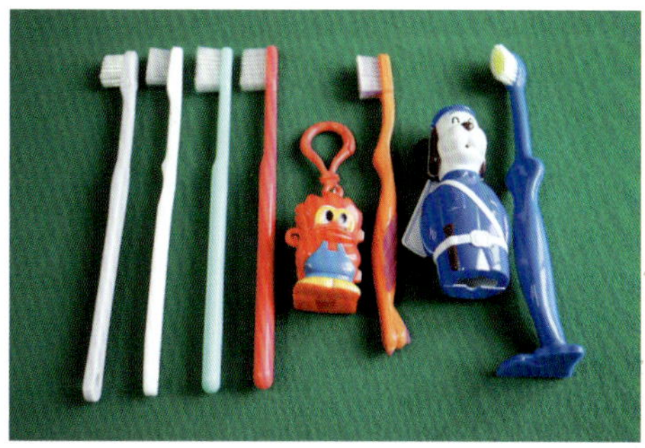

그림 9-43. 다양한 칫솔 측면 형태

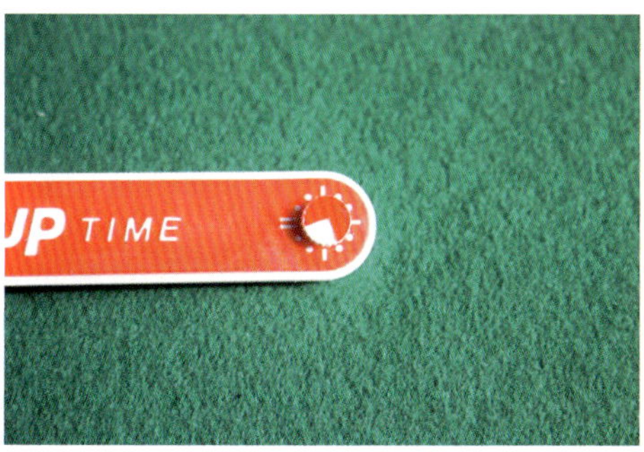


그림 9-44. 손잡이 끝에 사용기간이 표시된 칫솔

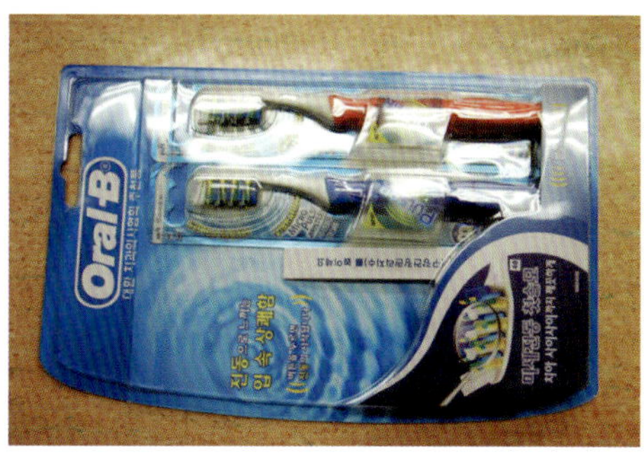


그림 9-45. 진동 칫솔

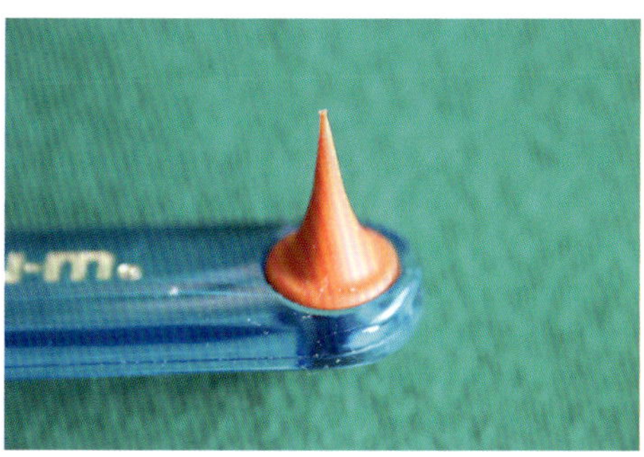

그림 9-46. 손잡이 끝에 부착된 치은 마사지용 고무원추

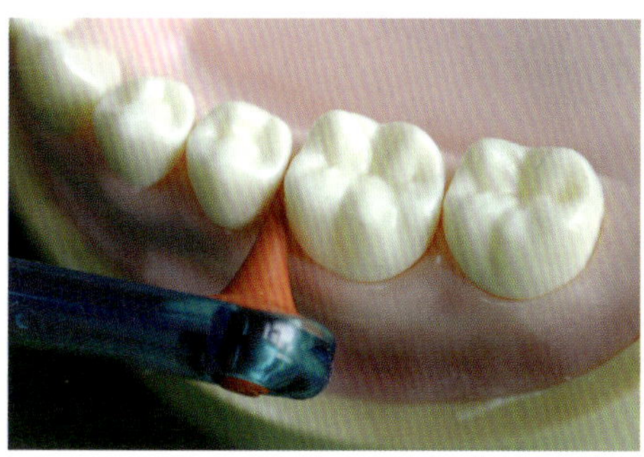

그림 9-47. 고무원추로 치은 마사지

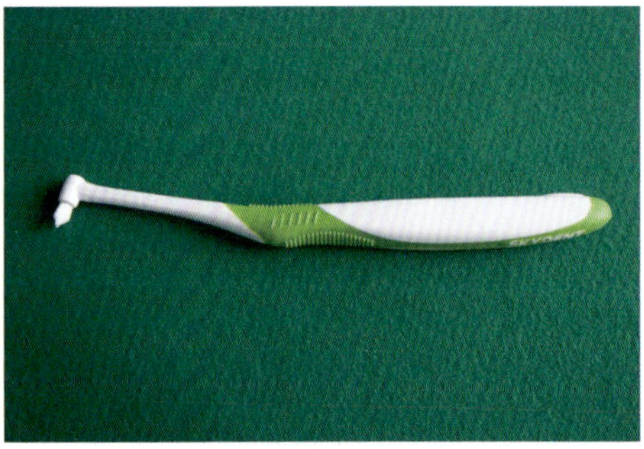

그림 9-48. 첨단 칫솔

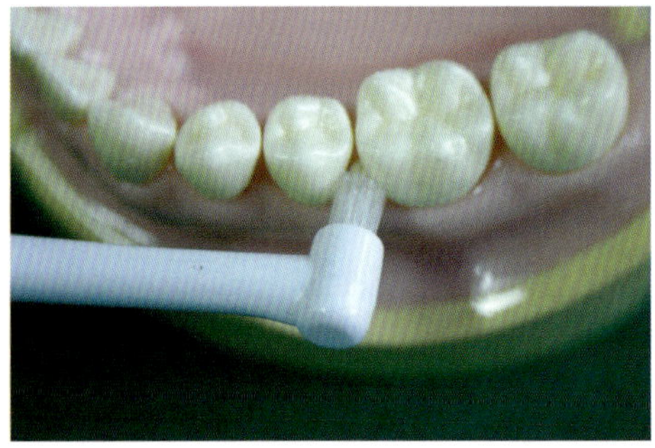

그림 9-49. 첨단 칫솔 사용하는 모습

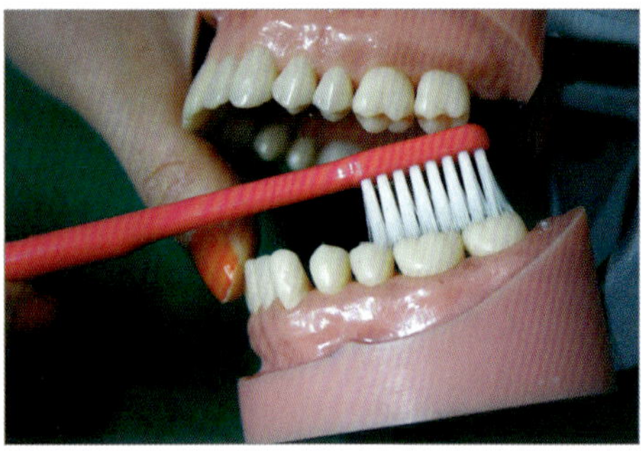

그림 9-50. 칫솔 두부의 적당한 크기(치아 2~3개 크기 정도)

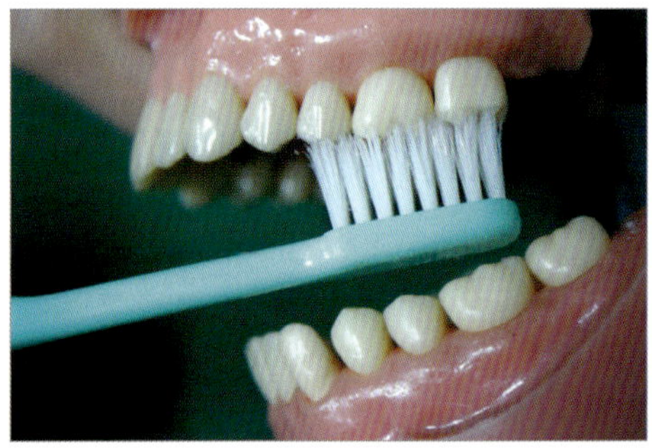

그림 9-51. 칫솔 두부의 적당한 크기(치아 2~3개 크기 정도)

### (2) 칫솔질 시기

우리나라 많은 국민들은 식전에 칫솔질을 하는 경우가 많은데, 식전보다는 식후에 칫솔질하는 것이 구강청결과 구강병 예방에 효과적이다. 그동안 3.3.3법이라 하여 하루에 3번, 식후 3분 이내, 3분 이상 닦아야 한다는 슬로건을 내걸고 교육도 하였다. 오늘날은 식사와 간식 횟수가 많아지면서 매 식사 및 간식 후 바로 칫솔질을 하는 것이 바람직하다. 따라서 구강을 청결하게 할 수 있고 구강병 발생을 예방할 수 있다.

[표 9-2] 매일 평균 칫솔질 횟수와 시기별 칫솔질 실행자율. 2000 (단위 : 회, %)

| 연령 | 평균횟수 | 아침 전 | 아침 후 | 점심 전 | 점심 후 | 저녁 전 | 저녁 후 | 잠자기 전 | 전혀없음 |
|---|---|---|---|---|---|---|---|---|---|
| 전체인구* | 2.31 | 29.09 | 70.88 | 0.63 | 30.85 | 1.41 | 40.04 | 2.86 | 6.07 |
| 1~5세 | 1.78 | 15.21 | 54.78 | 0.96 | 21.29 | 1.21 | 29.73 | 3.72 | 8.05 |
| 70세 이상 | 1.97 | 32.84 | 65.29 | 0.83 | 23.11 | 1.47 | 38.87 | 2.98 | 1.63 |

※ 해당 질문이 조사되지 않은 6세~19세까지의 학생 연령층을 제외한 전체 인구임
[자료출처: 보건복지부. 2000 국민구강건강실태조사. 2001]

### (3) 칫솔질의 목적을 달성하기 위한 기본요소

① 치아 표면에 부착된 음식물 잔사(치구)와 세균을 제거한다.
② 불완전하게 석회화된 치은연상치석을 제거한다.
③ 치간 인접면에 부착되어 있는 음식물과 세균을 제거한다.
④ 치은을 마사지하여 치은에 혈액공급을 증대시켜서 치은각화를 촉진시킨다.
⑤ 치은을 과도하게 자극하거나 치은에 손상을 주지 않도록 해야 한다.

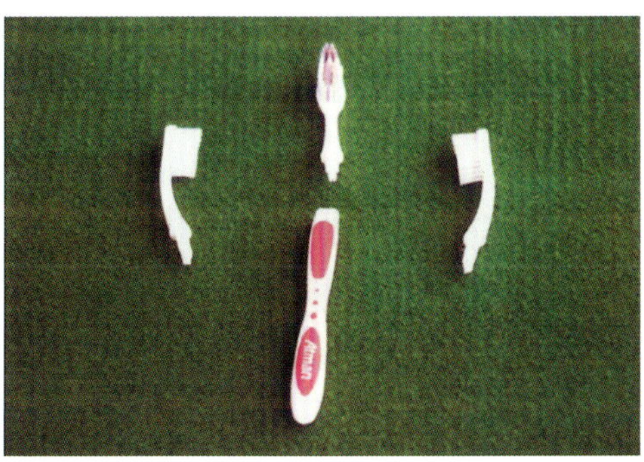


그림 9-52. 조립식 칫솔(두부 교체용)

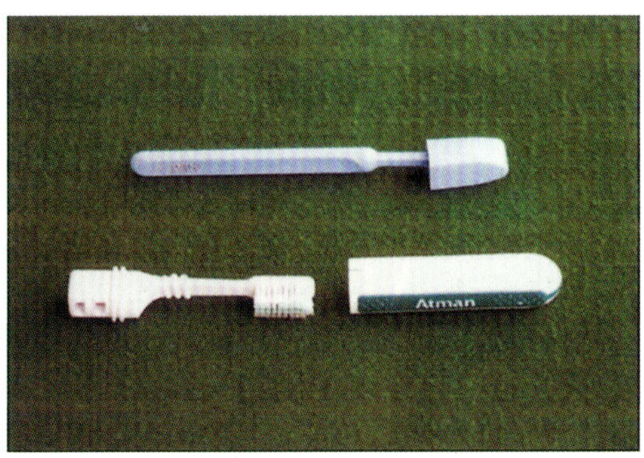


그림 9-53. 여행용 칫솔

### (4) 칫솔의 일반적인 요구조건(A.D.A에 의한 추천기준)

① 구강내에서 용이하게 사용될 수 있어야 한다.
② 두부가 전체 치면에 도달할 수 있어야 한다.
③ 청결하여야 한다.
④ 강모가 가늘어야 한다.
⑤ 강모가 일정한 탄력을 가져야 한다.
⑥ 내구성이 있어야 한다.
⑦ 외관이 양호해야 한다.
⑧ 가격이 저렴해야 한다.

### (5) 칫솔의 최소 구비조건(A.D.A)

① 강모의 단면이 평면이어야 한다.
② 강모가 가늘고 탄력성이 있어야 한다.
③ 모든 치면을 닦을 수 있도록 두부가 적어야 한다.

### (6) 칫솔질이 치주병 예방에 미치는 영향

칫솔질이 치주병을 예방하는 기전은 구강 청정작용과 치은 마사지 작용에 의한다. 즉, 마사지는 치은의 혈액공급을 양호하게 하고 상피의 적절한 각화를 촉진하여 감염에 대한 저항성을 높여준다.

### (7) 칫솔의 보관 방법

① 청결한 장소에 보관
② 건조가 잘 되는 곳에 보관
③ 칫솔모가 서로 접촉되지 않도록 보관

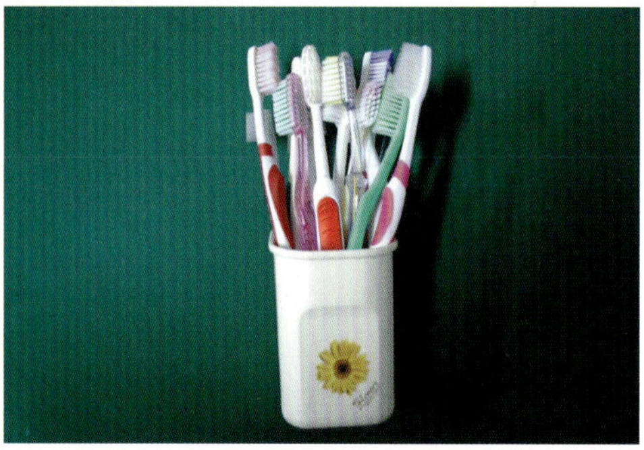

그림 9-54. 잘못된 칫솔 보관 방법

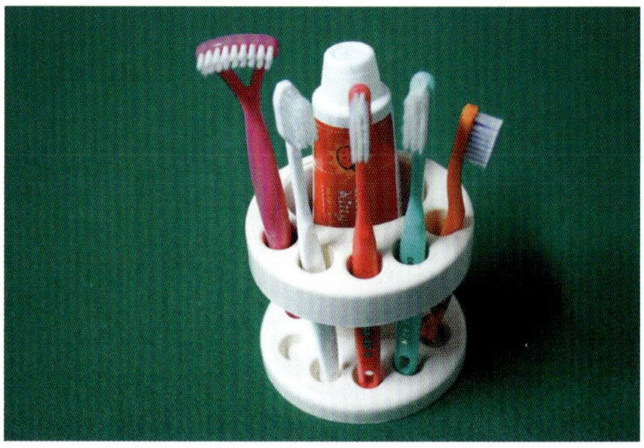

그림 9-55. 올바른 칫솔 보관 방법

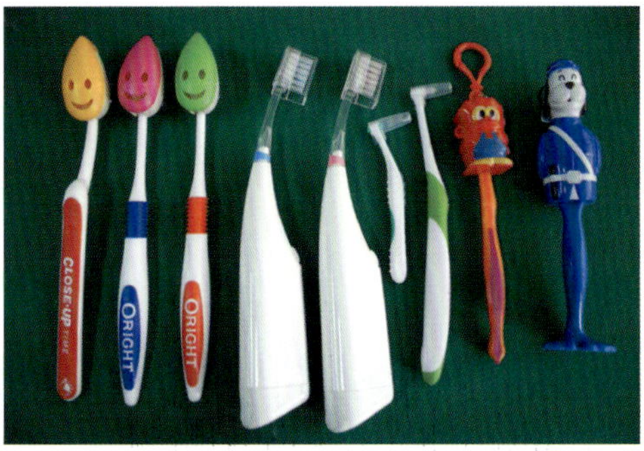


그림 9-56. 다양한 칫솔 보관 케이스

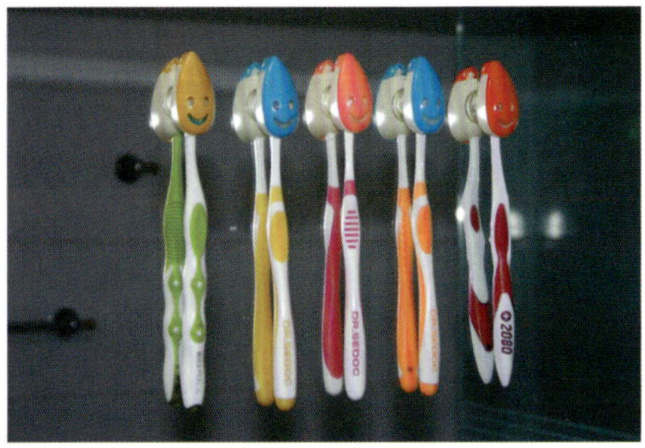


그림 9-57. 거울에 부착된 칫솔 보관 케이스

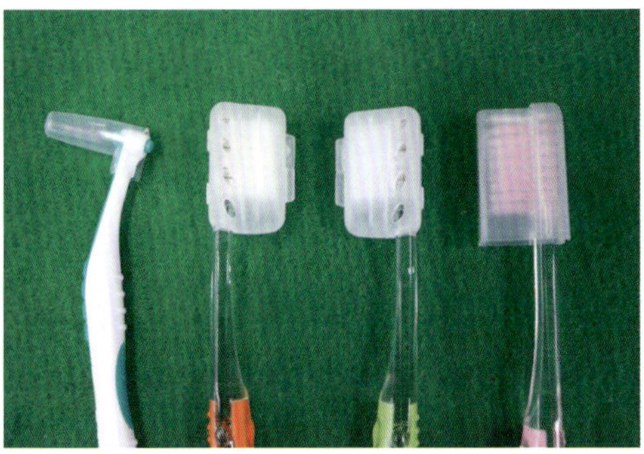

그림 9-58. 여행용 케이스가 있는 칫솔

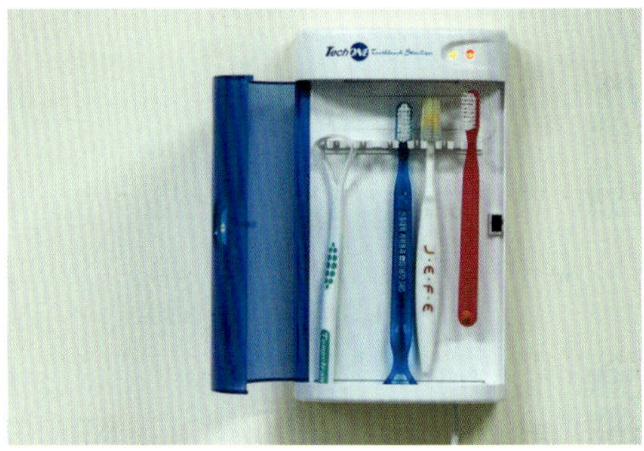


그림 9-59. 자외선 살균 칫솔 보관기

### (8) 칫솔의 부위별 요구조건

칫솔의 부위별 요구조건은 머리 부분의 크기, 강모 강도, 강모단면의 형태, 강모 속 열수, 칫솔 손잡이 형태로 나누어진다.

#### ① 머리 부분 크기(head size)

연령별로 치아 크기가 다르긴 하나 소아 칫솔과 성인 칫솔로 나누고, 두부의 크기에 따라 소두 칫솔과 대두 칫솔로 나눈다. 일반적으로 모든 치면을 잘 닦을 수 있는 소두 칫솔이 좋다. 칫솔 두부의 크기는 보통 구치 2~3개 정도를 피개할 수 있는 정도가 적당하다.

ex) 유치열기 소아환자는 2 cm 이하, 초등생 아동은 약 2.7 cm 이하, 성인용은 3 cm를 넘지 않는 것이 좋다(성인구치 2~3개 크기 정도).

② 강모강도 분류

칫솔의 강모강도는 약강도(soft), 중강도(medium), 강강도(hard) 3종류로 제작, 시판되고 있는데 칫솔의 강모강도 선택은 사용자의 구강내 상태와 환경에 따라 선택하여야 한다. 일반적으로 중강도 강모칫솔을 사용하나, 구강 상태에 따라 선택되어야 한다.

③ 강모강도별 용도(bristle hardness)

a. 강강도 및 중강도의 칫솔 사용

가. 환자의 평균 치면 세균막 지수가 높은 경우
나. 평균 일일 칫솔질 횟수가 적은 경우
다. 구강위생 상태가 나쁜 경우
라. 심한 흡연습관이 있는 경우

b. 약강도 칫솔 사용

가. 치경부 마모증이 있는 환자
나. 과민성 치질증상이 있는 경우
다. 심한 치주염이 있는 경우

④ 강모단면의 형태(bristle plane)

칫솔의 강모단면 경사도에 따라서 수평강모단면칫솔, 전경강모단면칫솔, 후경강모단면칫솔로 분류되는데 그 중에 가장 이상적인 것은 수평강모단면칫솔이다.

⑤ 강모 속 열수

- 1열 강모 칫솔: 심한 치주염 치은출혈, 치은비대 시 사용
- 2열 강모 칫솔: 치주염 환자의 bass법 시행 시 사용
- 3열 강모 칫솔: 치경부 마모환자의 회전법 시행 시 사용
- 4열 강모 칫솔: 치면세균막(치태) 지수가 높은 환자의 회전법 사용 시 시행

⑥ 칫솔 손잡이 형태

칫솔 손잡이는 굴절정도에 따라서 직진손잡이칫솔, 전굴절손잡이칫솔, 후굴절손잡이칫솔로 분류되는데 가장 이상적인 칫솔은 경우에 따라 다르지만 일반적으로 직진 손잡이 칫솔이다.

## 2) 칫솔질 방법(tooth brushing method)

칫솔질 방법은 치아 및 잇몸에 접촉된 칫솔의 운동형태에 따라 분류되는데, 회전법(rolling method), 횡마법(scrub method), 종마법(vertical method), 묘원법(circular method = Fones's method), 스틸맨법(Stillman's method = 진동법), 차터스법(Charter's method = 묘원진동법), 생리법(Smith's method, physiological method), 바스법(Bass method = 수평왕복진동법), 전동 칫솔질법(motor driven method) 등이 있다.

모든 칫솔질 방법 등은 각각 장점과 단점이 있으므로 환자의 상태와 선택목적에 따라 교습시키도록 해야 한다. 또한 환자에게 꼭 한 가지 방법만을 교습시켜야 하는 것은 아니고, 두 가지 이상의 방법을 구강 부위에 적절히 혼합하여 복합적으로 사용하는 것이 좋다.

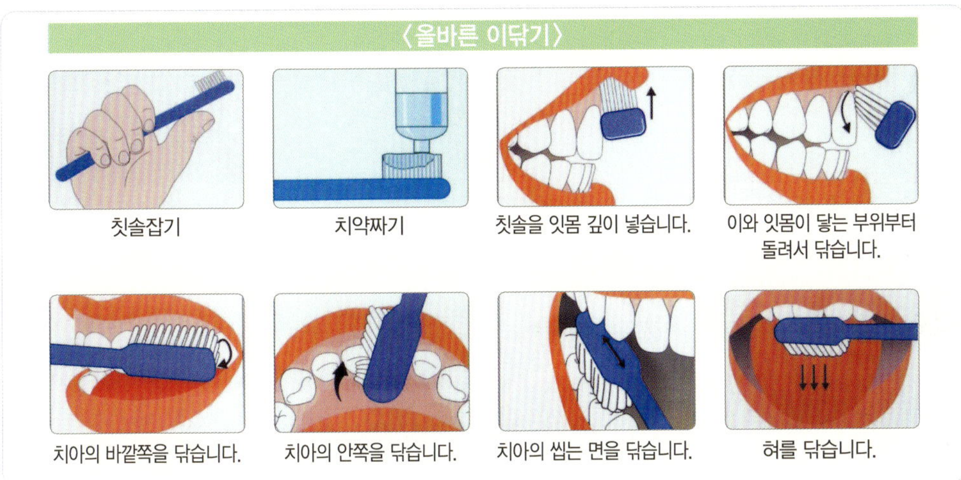


그림 9-60. 올바른 칫솔질 방법

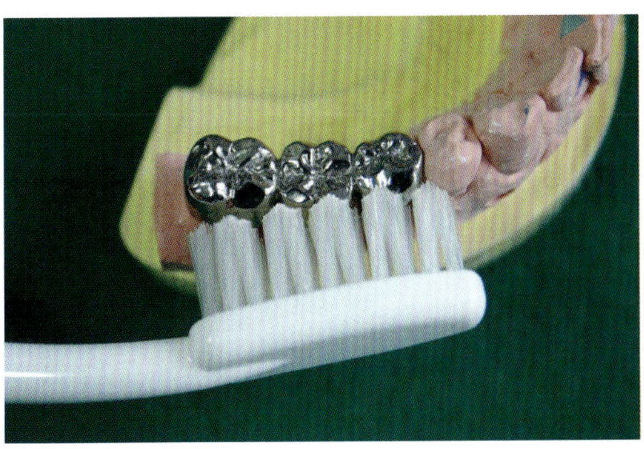

그림 9-61. 보철물에 용이한 요철형 칫솔

[표 9-3] 칫솔질 방법에 따라 칫솔의 운동방향

| 칫솔의 운동방향 | 칫솔질 방법 |
|---|---|
| 왕복동작 = 수평동작<br>(horizontal scrub) | 횡마법(scrub method) |
| 진동동작<br>(vibratory) | • 바스법 = 수평왕복진동법(Bass method)<br>• 스틸맨법 = 진동법(Stillman's method)<br>• 차터스법 = 묘원진동법(Charter's method) |
| 상하동작 = 수직동작<br>(vertical sweeping) | • 회전법(rolling method)<br>• 종마법(vertical method)<br>• 개량스틸맨법(modified Stillman's method)<br>• 개량바스법(modified Bass method)<br>• 개량차터스법(modified Charter's method)<br>• 생리법(Smith Bell method) |
| 회전동작 = 원호동작<br>(rotary, circle) | • 폰스법 = 묘원법(circular method) |

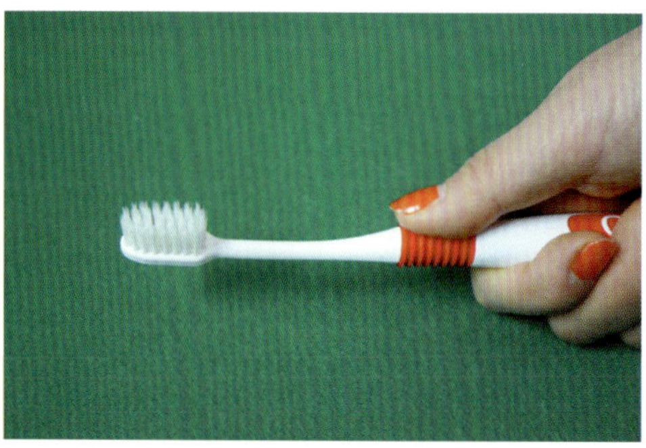

그림 9-62. 칫솔 잡는 법

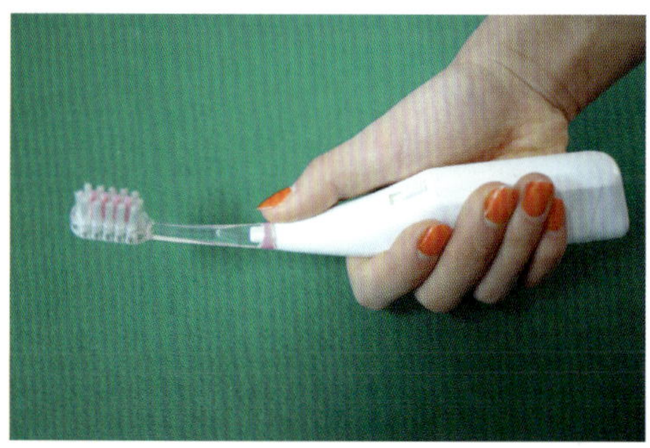

그림 9-63. 전동 칫솔 잡는 법

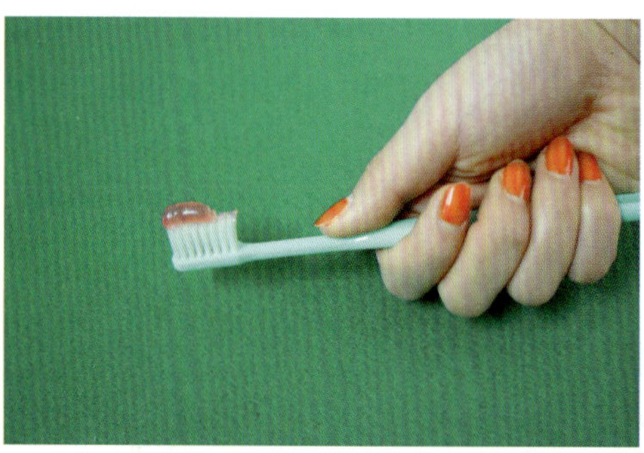

그림 9-64. 세치제의 적당량(칫솔 머리의 2/3)

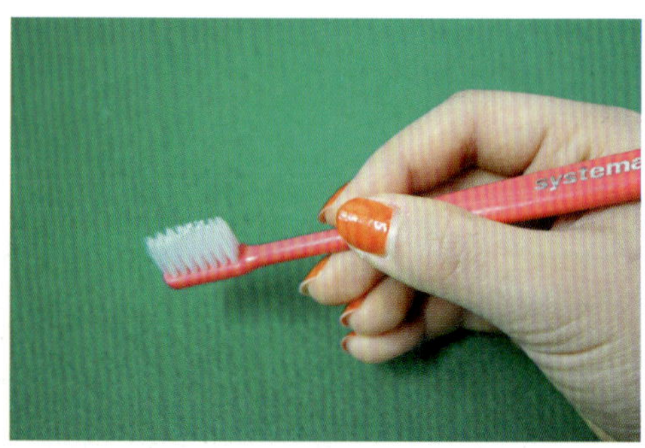


그림 9-65. 와타나베 칫솔 잡는 법

### (1) 회전법(rolling method)

① 방법

칫솔의 강모를 치은 깊숙이 치아장축과 평행하게 위치시켰다가 비로 쓸어내리듯 이동시켜 치경선에 이르면, 칫솔모가 치아장축의 45°가 되도록 위치시킨 다음 압력을 가하여 교합면을 향해 칫솔 잡은 손목을 회전시키는 방법으로 칫솔모가 상악은 위로 향하고 하악은 아래로 향하도록 한다.

교합면 쪽으로 각각 시행하며 부위마다 5~6회씩 시행한다. 이 방법은 미국치과의사협회(ADA)와 한국구강보건협회에서 국민들에게 권장하는 방법으로 치면세균막(치태, dental plaque)이나 음식물 잔사(치구) 제거가 용이하고, 치은 마사지를 함으로서 치은각화상피를 촉진시키는데 좋은 효과가 있으며, 성인들의 경우 비교적 쉽게 할 수 있으므로 실천성이 높은 방법이다.

② 장·단점

a) 장점

- 치면세균막(치태) 제거가 용이하다.
- 치은 마사지를 효과적으로 할 수 있다.
- 교습방법이 비교적 쉬워서 실천성이 높다.
- 협설면과 인접면을 효과적으로 닦을 수 있다.

b) 단점

- 소아(7~8세)들에게는 실천성이 없다.
- 연조직이 상할 우려가 있다.
- 특수한 구강환경을 가진 환자에게는 권장하기 힘들다.

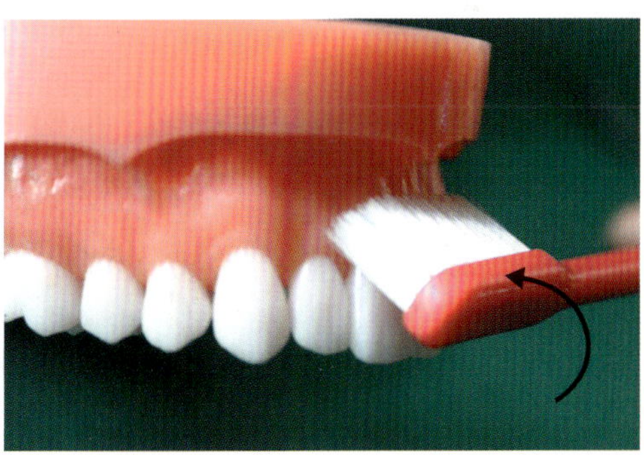

그림 9-66. 회전법 칫솔질(상악 전치부 순면)

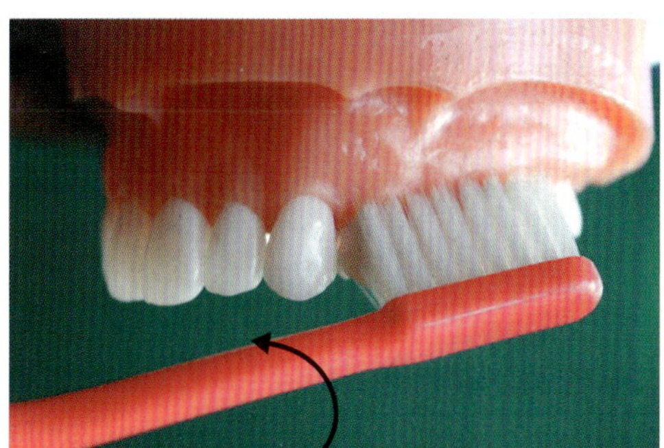

그림 9-67. 회전법 칫솔질(상악 구치부 협면)

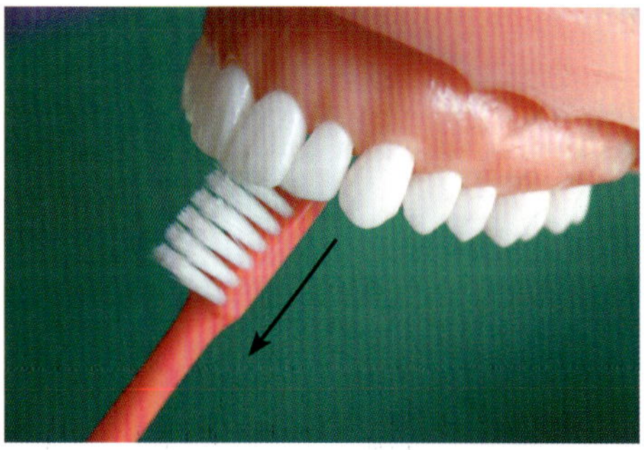
그림 9-68. 회전법 칫솔질(상악 전치부 구개면)

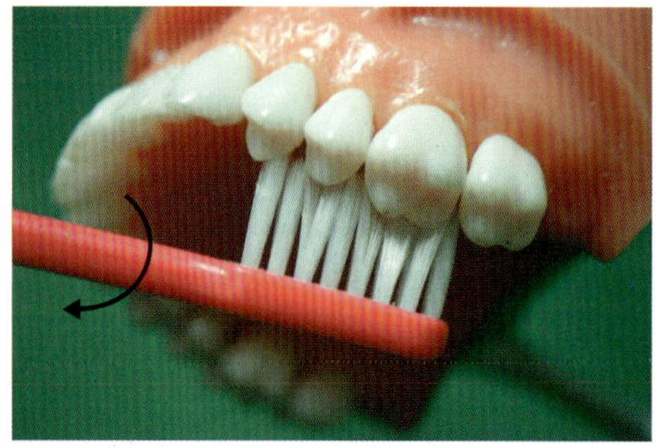
그림 9-69. 회전법 칫솔질(상악 전치부 설면)

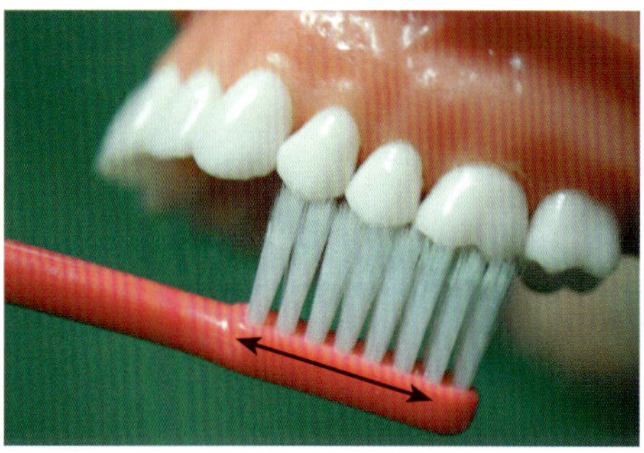
그림 9-70. 회전법 칫솔질(상악 구치부 교합면)

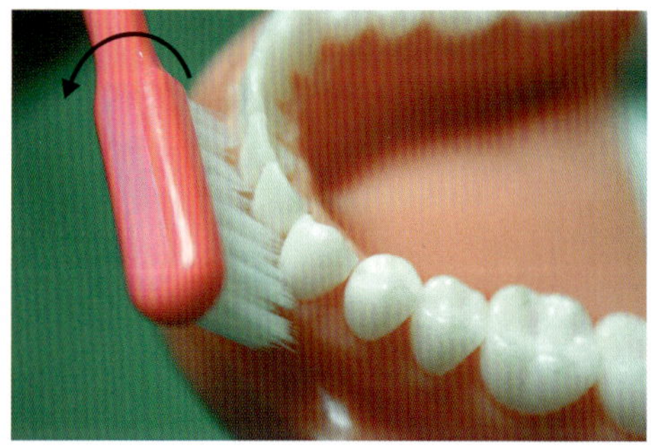
그림 9-71. 회전법 칫솔질(하악 전치부 순면)

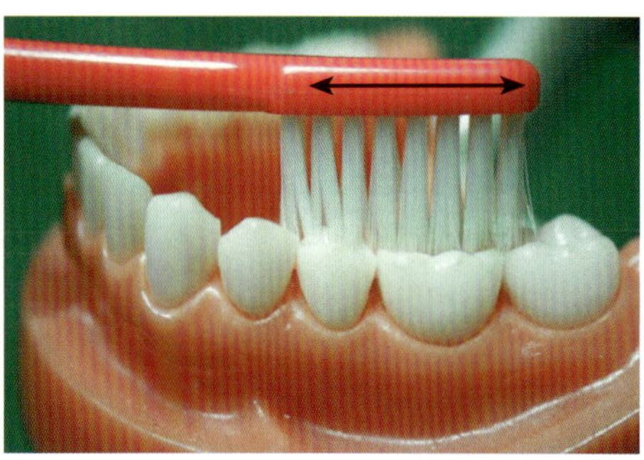
그림 9-72. 회전법 칫솔질(하악 구치부 교합면)

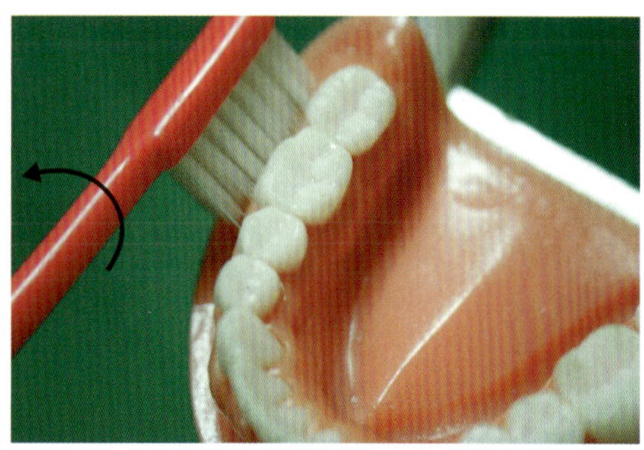
그림 9-73. 회전법 칫솔질(하악 구치부 협면)

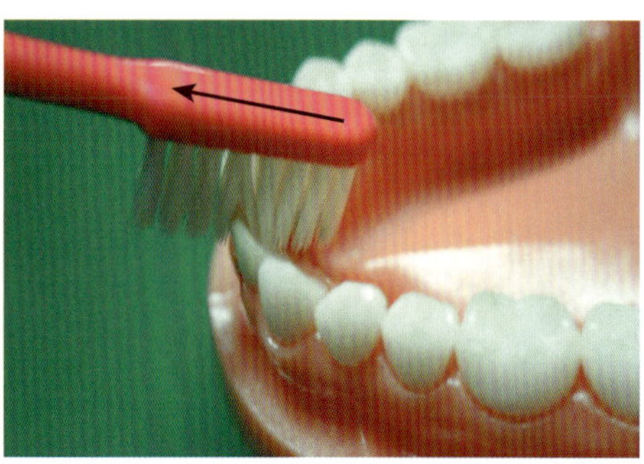
그림 9-74. 회전법 칫솔질(하악 전치부 설면)

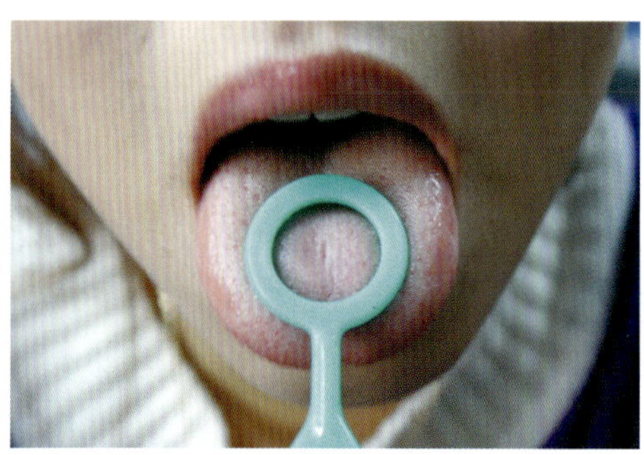
그림 9-75. 혀 세척기 사용법

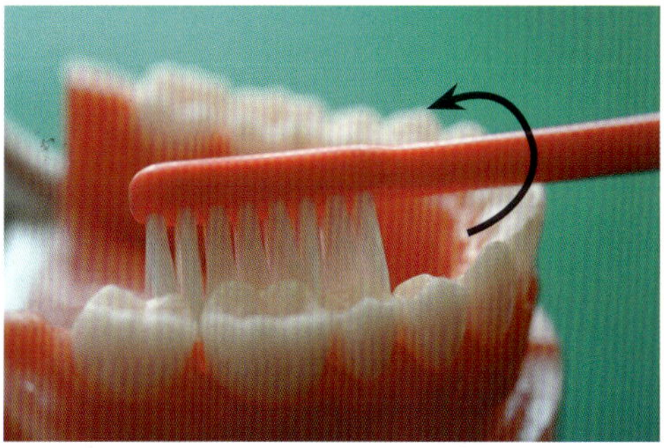

그림 9-76. 회전법 칫솔질(하악 구치부 설면)

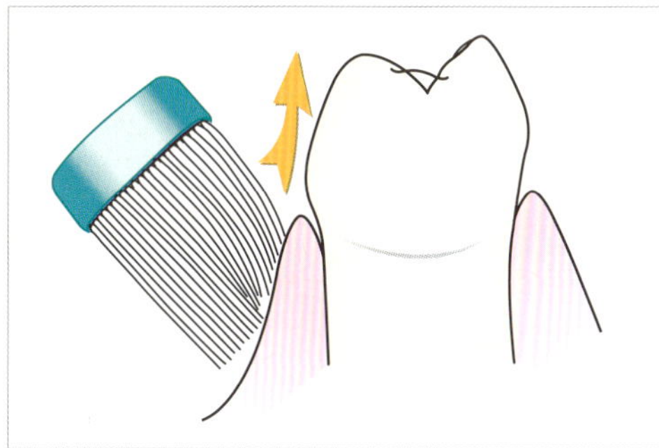

회전법(rolling method)

(2) 횡마법(scrub method)

① 방법

치면과 강모가 직각이 되도록 한 다음 칫솔을 치열에 따라 전후행정으로 치아를 닦는 방법으로 실천성이 높아서 유아나 소아에게 교육시키기는 쉬우나 초등학교 이후부터는 사용하지 않는 것이 좋다.

일반적으로 치아의 교합면을 닦거나 교정장치가 부착된 면을 닦을 때 효과적이긴 하나, 장기간 이 방법을 시행할 경우 치경부 마모증과 과민성 치아를 유발하기 쉬우며, 음식물 잔사(치구, food debris)들을 치간 사이(interdental space)에 메꾸는 좋지 않은 방법인데 현재 우리나라 국민들의 대다수가 이용하고 있는 실정이다.

② 장·단점

a) 장점

- 모든 사람들이 실천하기가 용이하다.
- 순면과 협면 및 교합면 세균막을 제거하는데 용이하다.
- 특히 교합면을 닦는데 효과적인 방법이다.

b) 단점

- 치간 사이나 인접면의 세균막 제거가 어렵다.
- 치아의 인접면과 설면을 닦기가 어렵다.
- 장기간 사용 시 치경부 마모나 과민성 치질을 유발할 수 있다.
- 치은을 마사지할 수 없으므로 퇴축시킬 수 있다.

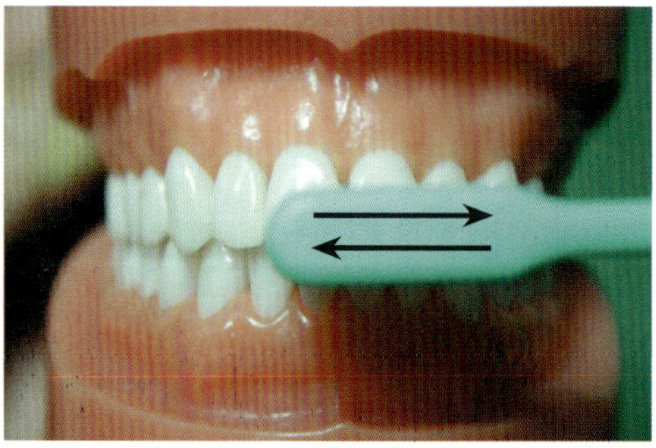

그림 9-77. 횡마법(순면 칫솔질 방법)

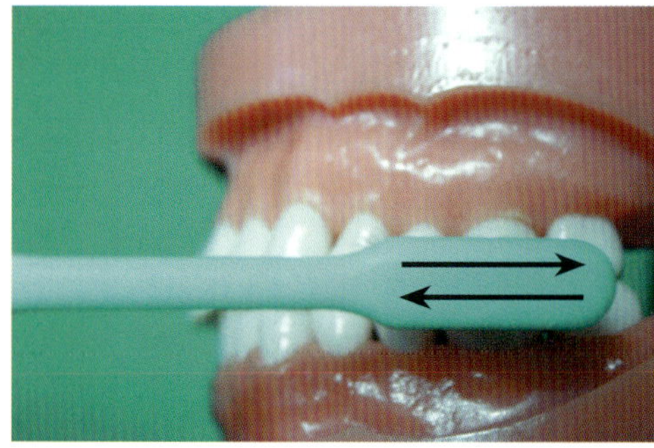
그림 9-78. 횡마법(협면 칫솔질 방법)

(3) 종마법(vertical method)

① 방법

칫솔의 손잡이를 수직으로 잡고 강모가 치면에 수직(직각)이 되도록 강모단면을 치아표면에 위치시킨 후 상·하 왕복행정으로 치면을 닦는 방법으로 비교적 쉬운방법이다. 일명 수직법이라고도 하며 Leonard가 창안한 칫솔질 방법이기 때문에 레오나드법이라고도 한다.

② 장·단점

a) 장점

- 비교적 쉬운 방법이다.
- 전치의 순면을 닦는데 효과적이다.

b) 단점

- 치간이 잘 닦이지 않는다.
- 잇몸 퇴축 우려가 있다.
- 치아의 설면과 구치의 교합면 닦는데 부적합하다.

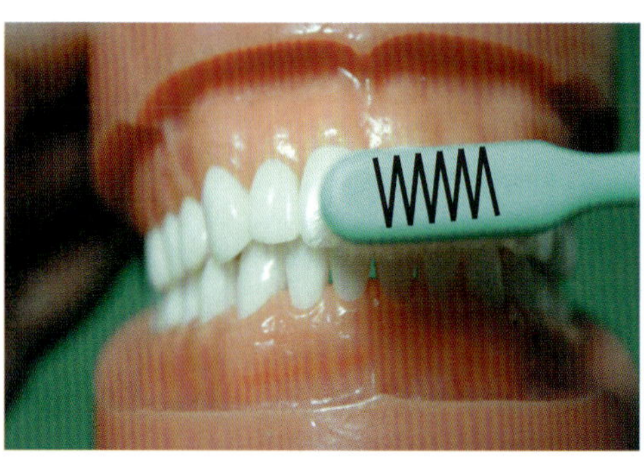
그림 9-79. 종마법(순면 칫솔질 방법)

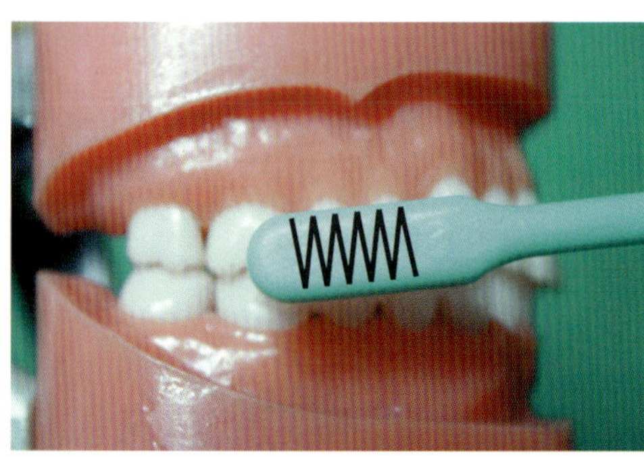
그림 9-80. 종마법(협면 칫솔질 방법)

### (4) 묘원법(circular method = fones method)

① 방법

Fones가 창안한 방법으로 일명 Fones method라고 하는데 상·하악 교합상태에서 순·협면에 칫솔모가 직각이 되게 위치시킨 다음, 압력을 가하면서 큰 원을 그리듯이 칫솔모를 빙글빙글 돌려가면서 순면과 협면의 치아와 치은을 닦는 방법이다.

이 방법은 많은 사람들이 좋아하나 성인들에게는 권장되고 있지 않은 방법이고, 특히 초등학교 어린아이들을 위해 가장 쉽게 배울 수 있는 방법 중의 하나로 차후 회전법으로 전환하여 교습시키기에 좋은 방법이다.

② 장·단점

a) 장점

- 방법이 비교적 쉬우므로 어린이들이 사용하기가 용이하다.
- 치아를 닦기 쉽고 치은 마사지 효과가 좋다.
- 차후 회전법으로 전환하기 쉽다.

b) 단점

- 치간 사이의 음식물 잔사(치구) 제거가 어렵다.
- 설면, 교합면, 인접면 닦기가 어렵다.
- 평균 치면세균막(치태) 지수를 낮추는데 효과가 적다.
- 치아의 순면만을 닦는 방법이기에 치주조직병 환자에게는 부적합하다.

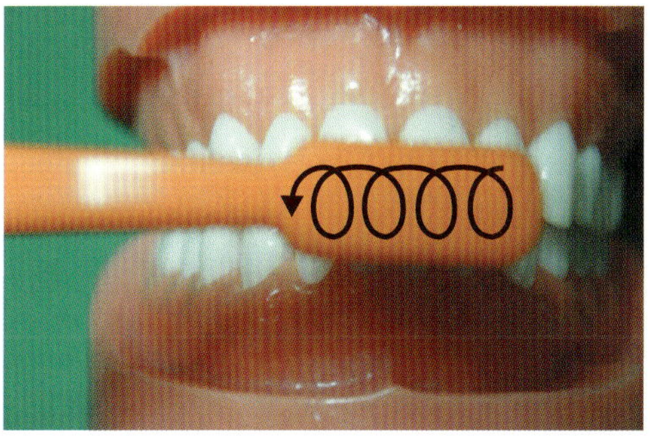

그림 9-81. 묘원법 칫솔질(순면)

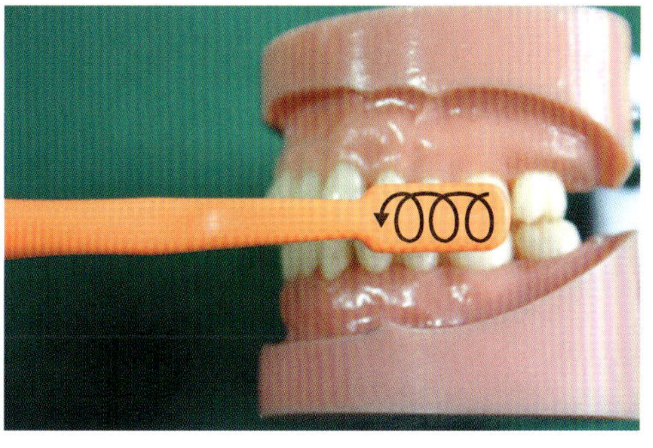

그림 9-82. 묘원법 칫솔질(협면)

### (5) 스틸맨법(Stillman's method)

#### ① 방법

Stillman에 의하여 1932년에 고안된 방법으로 진동법이라고도 하는데, 칫솔모의 단면이 치근단을 향하게 하고 강모를 치아장축에 45°가 되도록 하여 강모단이 치근단 부위의 치은에 닿도록 위치시킨다. 그다음 빠른 동작으로 치은에서부터 치아표면까지 전후로 이동시키면서 치은과 치아를 닦는 방법으로 치간과 치은을 효과적으로 마사지할 수 있으며, 특히 치은에 약한 자극을 주어 혈류를 좋게 하고 염증을 없애는데 좋은 방법이다.

#### ② 장·단점

a) 장점

- 치은 마사지를 충분히 할 수 있다.
- 음식물 잔사(치구) 제거가 용이하다.
- 치은의 염증을 완화시킬 수 있다.

b) 단점

- 이 방법을 숙지하기 위해 시간과 노력이 요구된다.
- 잘못 사용 시 치은에 위해작용을 줄 수 있다.
- 부드러운 칫솔 사용과 진동법으로 닦기 때문에 치면세균막(치태) 지수가 높아질 수 있다.

#### ③ 변형 스틸맨법(개량진동법, modified Stillman's method)

스틸맨법(진동법)을 더욱 효과적으로 시행하기 위하여 스틸맨법으로 칫솔질을 한 후, 바로 그 상태에서 회전법(rolling method)으로 마무리하면서 단점을 보완해 주는 방법이다.

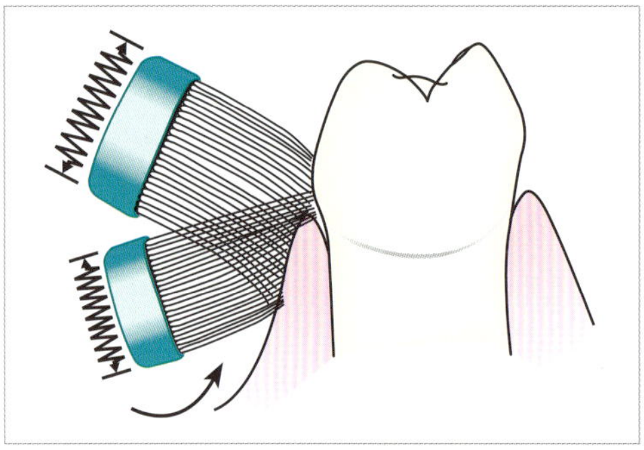

그림 9-83. 스틸맨법

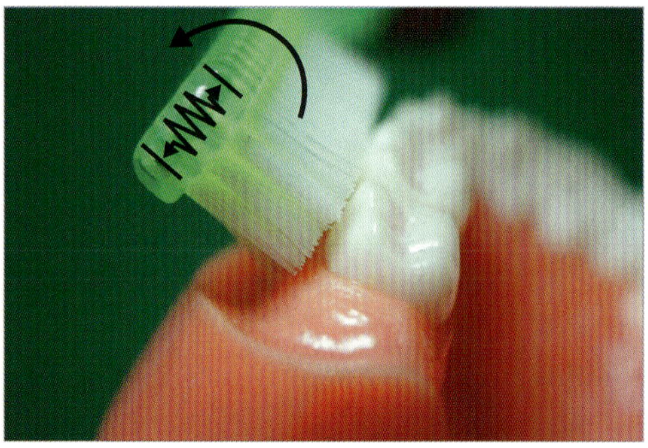

그림 9-84. 변형 스틸맨법 칫솔질

### (6) 차터스법(Charter's method)

① 방법

Charter에 의해 고안된 방법으로 강모의 단면을 교합면 쪽으로 향해 역으로 45° 되게 칫솔 강모를 위치시키거나 치아장축에 직각이 되도록 위치시킨 다음, 치아표면과 치간 및 인접면 그리고 인공치아의 기저부 등을 중심으로 짧은 진동을 주는 방법으로 치면세균막(치태)과 음식물 잔사(치구)를 효과적으로 제거할 수 있고, 치은 마사지를 할 수 있다. 일명 묘원진동법이라고도 한다.

② 장·단점

a) 장점

- 치주조직을 잘 마사지할 수 있다.
- 치아와 치아 사이 치면세균막(치태)을 제거하기 좋은 방법이다.
- 인접면 치면세균막(치태)을 제거하기 용이한 방법이다.
- 인공치 기저부 세균막을 제거하기 용이한 방법이다.

b) 단점

- 힘이 너무 많이 든다.
- 설측을 닦기가 힘들다.
- 잘못 사용했을 경우 치은에 손상이 올 수 있다.
- 다른 방법보다 시간이 많이 소요되고 실천하기 어렵다.

③ 변형 차터스법(개량묘원진동법, modified Charter's method)

차터스법(묘원진동법)을 더욱 효과적으로 시행하기 위하여 차터스법으로 칫솔질을 한 후 바로 이어서 회전법(rolling method)으로 마무리를 함으로써 인접면과 순면, 협면을 모두 효과적으로 칫솔질할 수 있는 방법이다.

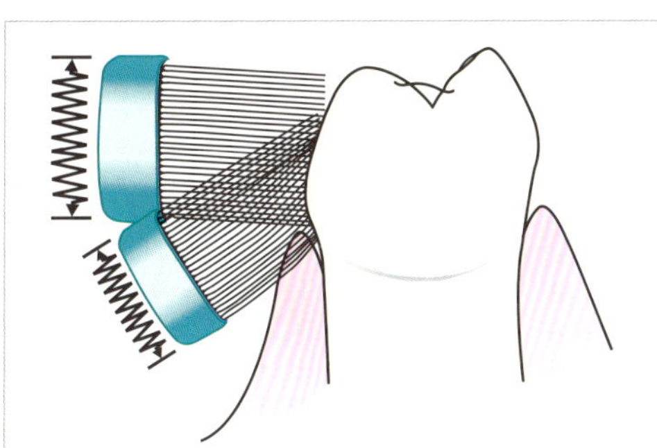

그림 9-85. 차터스법(Charter's method)

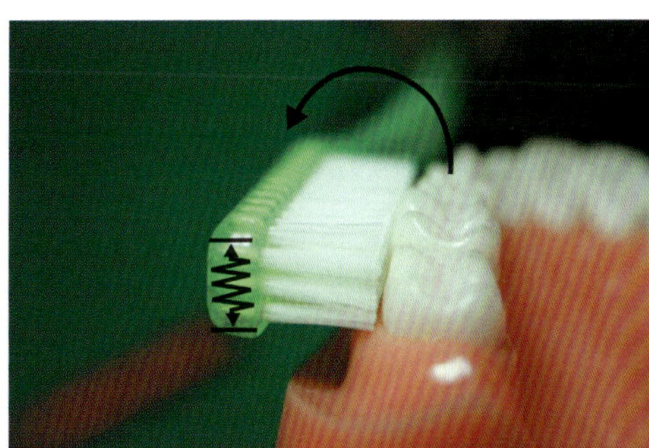

그림 9-86. 변형 차터스법 칫솔질

(7) 생리법(physiological : Smith's method)

① 방법

이 방법은 Smith에 의해 만들어진 후에 Bell이 발표한 방법으로 4개의 줄을 가진 부드러운 칫솔을 사용하여 교합면에서 상악은 위로, 하악은 아래 치근단쪽으로 칫솔을 움직여서 닦는 방법인데 치아의 순면과 협면을 닦고 치은을 마사지하여 치은을 건강하게 할 수 있는 방법이다. 이 방법의 원리는 구강내에서 음식물 저작 시 음식물이 교합면에서 저작된 후 잔사들이 상·하악 각각의 치은 쪽으로 흘러내리는 것처럼 자연스럽게 닦아주는 방법인데 치은유두 부위를 잘 마사지할 수 있지만 설면을 닦기가 어려운 방법이다.

② 장·단점

a) 장점

- 치은연과 치은유두를 적절히 마사지할 수 있다.

b) 단점

- 너무 부드러운 칫솔 사용 시 연성침착물을 닦아낼 수 없다.
- 너무 부드러운 칫솔 사용 시 치은 마사지 효과가 적다.
- 부주의하거나 강모칫솔을 사용하면 연조직을 상하게 할 수 있다.
- 설면 칫솔질하기가 어렵다.

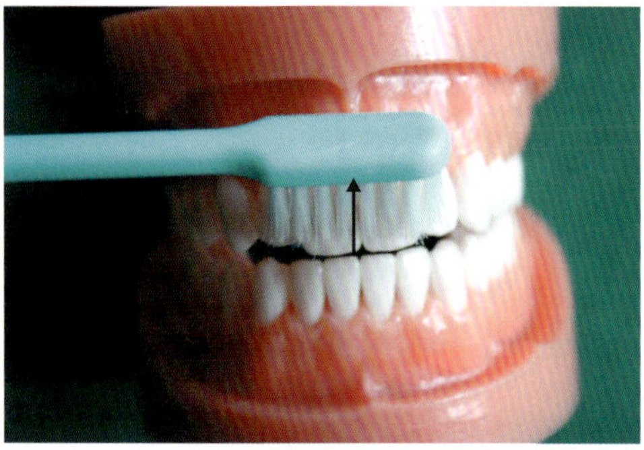

그림 9-87. 생리법 칫솔질(상악)

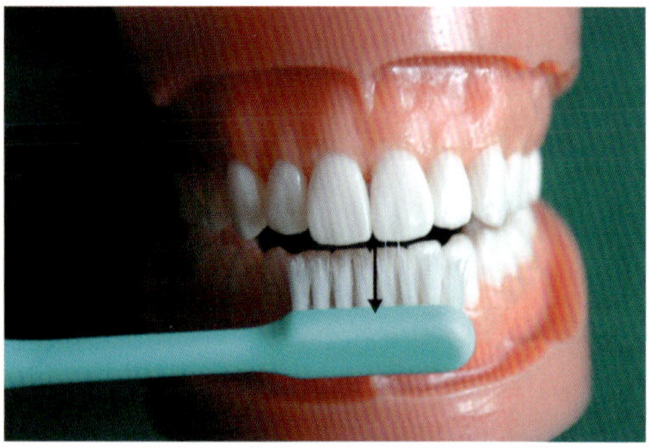

그림 9-88. 생리법 칫솔질(하악)

(8) 바스법(Bass method = 수평왕복진동법)

① 방법

Bass법은 Dr. Bass에 의해 고안된 방법으로 gingiva margin 가까이에 있는 치면세균막(치태)을 제거하기 위해 가장 효과적인 방법으로 널리 이용되고 있다. 비교적 부드러운 칫솔로 칫솔모가 치아장축에 대하여 45° 각도로 치은열구에 삽입시킨 후 치은열구 내의 치면 세균막을 제거하고 치은 마사지를 효과적으로 하기 위한 방법이다. 짧은 진동을 주며 닦기 때문에 수평왕복진동법이라고 할 수 있다.

② 장·단점

a) 장점

- 치은염을 효과적으로 예방, 치료할 수 있다.
- 치은열구 내 치면세균막(치태) 제거가 용이하다.
- 치은열구 내 마사지 효과가 양호하다.
- 치경부에 노출된 root surface를 닦을 때 좋은 방법이다.

b) 단점

- 잘못 이용 시 gingival margin에 상처를 줄 수 있다.
- 장기간 계속 사용 시 치면세균막(치태) 지수가 높아질 수 있다.
- 치간 사이 음식물 잔사(치구) 제거가 어렵다.
- 방법이 어렵다.

③ 변형 바스법(개량수평왕복진동법, modified Bass method)

바스법(개량수평왕복법)을 효과적으로 시행하기 위하여 바스법으로 칫솔질을 한 후 바로 이어서 회전법(rolling method)으로 마무리를 함으로써 치은연 상·하부위와 협설면을 모두 효과적으로 칫솔질할 수 있는 방법이다.

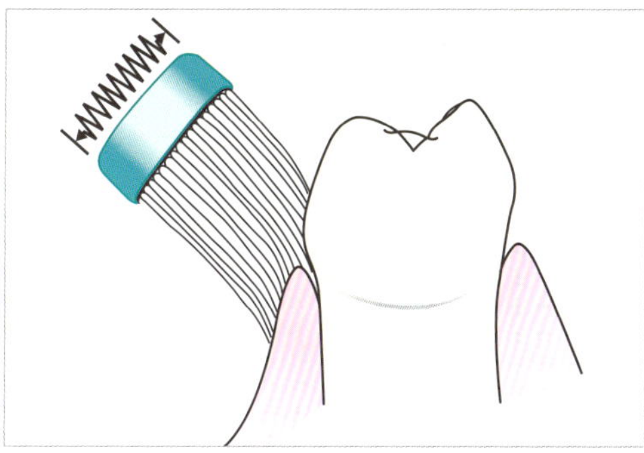

그림 9-89. 바스법(Bass method)

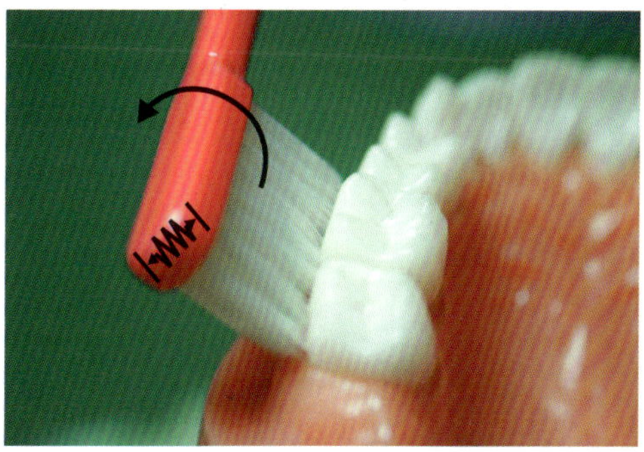

그림 9-90. 변형 바스법(modified Bass method)

### (9) 전동칫솔질법(motor driven method)

#### ① 방법

전동칫솔은 전기나 배터리의 힘으로 칫솔이 자동으로 진동이 되어 교합면과 치근단을 향하여 진동과 회전운동으로 치아를 닦는 특수 칫솔질 방법인데, 지체 부자유자를 위해 부모나 보호자가 생리법과 회전법 등을 교대로 수회 반복하여 구강내를 청결히 하는 칫솔질 방법이다.

#### ② 장·단점

a) 장점

- 지체 부자유자에게 사용하기가 유용하다.
- 치면세균막(치태)을 효과적으로 제거할 수 있다.
- 칫솔질을 본인이 할 수 없는 자에게 보호자가 해 줄 수 있다.
- 병원에 입원 치료 중인 환자에게 용이하다.
- 교정치료를 받고 있는 환자에게 용이하다.

b) 단점

- 가격이 비싸기 때문에 일반화하는데 어려움이 있다.
- 치경부 마모증을 유발할 수 있다.
- 칫솔질의 속도 조절 시 어려움이 있다.

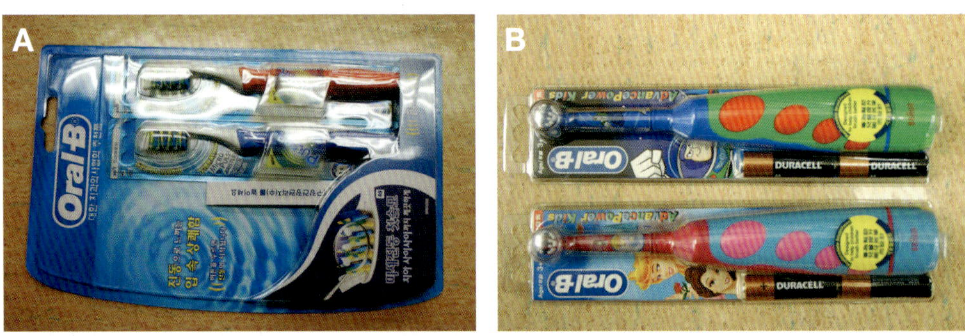


그림 9-91. A, B. 진동 칫솔

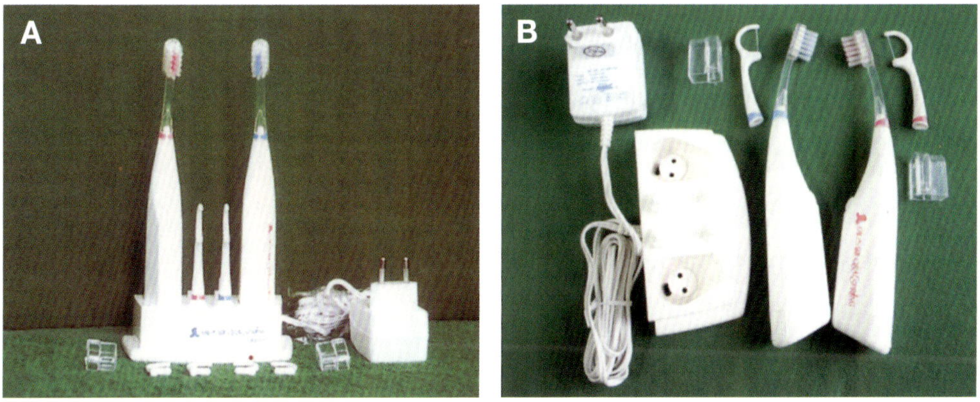


그림 9-92. A, B. 전동 칫솔(electric tooth brush)

### 3) 칫솔질 방법(tooth brushing method) 교습

칫솔질은 구강을 청결하게 하여 치아우식증 및 치주병을 예방하는데 가장 이상적이고 기본적인 방법이다. 그러나 잘못 사용하였을 경우 오히려 치아나 치주에 문제점을 발생시킬 수 있으므로 구강상태와 치열의 구조, 연령과 교육정도 등 개인의 특성을 고려하여 효과적으로 할 수 있도록 칫솔질 교습이 이루어져야 한다.

올바른 칫솔질 습관이 생활화되어 각 환자의 평균 치면세균막(치태) 지수를 낮춤으로써 일생동안 구강위생관리를 합리적으로 할 수 있도록 하는데 목적이 있다.

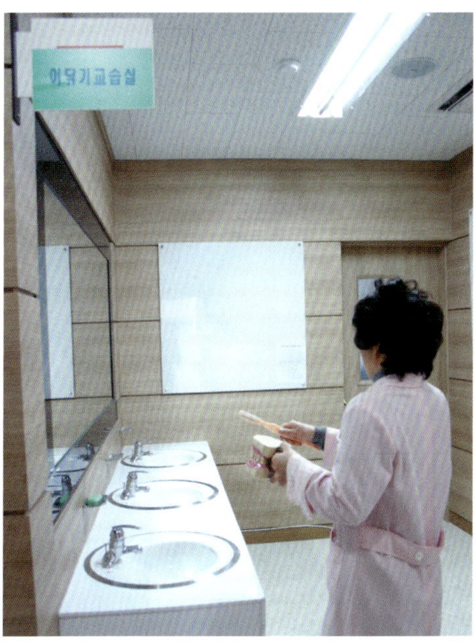


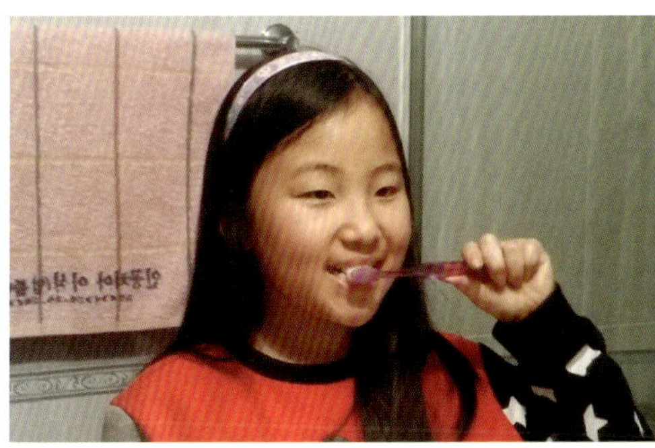

그림 9-94. 칫솔질 교습

그림 9-93. 이닦기 교습실(보건소)

### (1) 교습내용

① 치면세균막(치태) 확인, 지수검사

② 칫솔질 시기, 올바른 방법, 치약, 칫솔 선택법 교육

③ 실습교육(직접실습)

④ 주기적인 체크 및 재교습

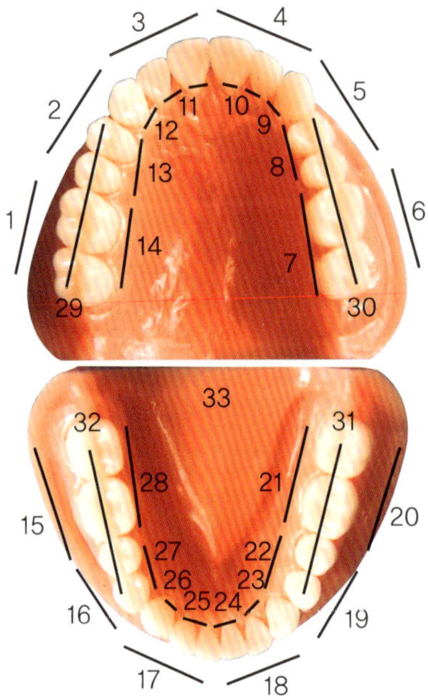

그림 9-95. 칫솔질 순서

### (2) 교습방법 순서

① 개개 환자에게 알맞은 칫솔질 방법을 선택한다.

② 상·하악 협설면을 각각 6개 1악에 12개 전체 상·하악 24개 평면 설명

③ 선택된 칫솔질 방법을 먼저 시범을 보인다.

④ 모형상에서 직접 실습을 해보도록 한다.

⑤ 구강 내에서 직접 칫솔질을 하도록 한다.

⑥ 잘못 시행될 경우 수정해 준다.

### (3) 칫솔질 방법 선택 시 고려사항

① 환자 개인적인 특성

② 치아결손부위 유무

③ 부정치열 존재 유무

④ 치아 상아질과 백악질 노출 여부

⑤ 치주조직의 건강상태

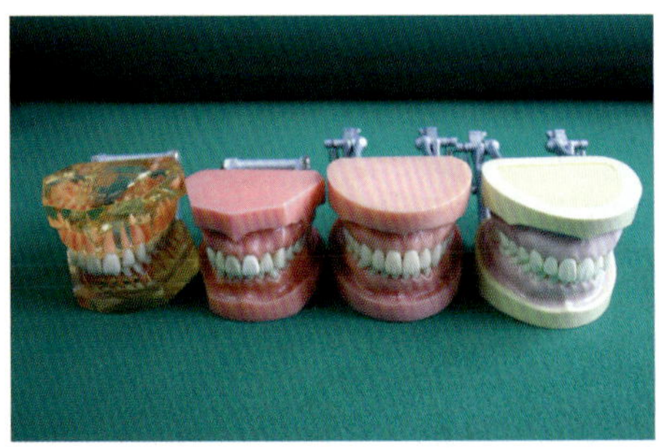
그림 9-96. 교육용 치아모형

### (4) 칫솔질을 하지 않아야 되는 경우

① 구강내 급성염증이 있을 때

② 외상성 병소가 있을 때

③ 치주수술을 한 후

④ 발치 후 상처가 있는 부위

⑤ 보철치료에 따라서

### 4) 혀솔질(tongue brushing)

혀(tongue)의 표면에는 무수히 많은 유두가 있으며, 이 유두에는 맛봉오리(미뢰)가 있다. 음식물 섭취 후에는 이 유두 사이에 음식물 잔사(치구)가 남게 되므로 세균이 발생될 수 있고 구취가 발생되어 사회 생활하는데 장애가 될 수 있기 때문에 칫솔질 후에는 혀도 깨끗이 세척해 주어야 한다. 여러 종류의 혀 세척기(tongue cleaner)가 개발되어 시판되고 있으므로 각자에게 알맞은 크기나 형태를 선택하여 사용하면 구강내를 청결하게 유지할 수 있다.

#### (1) 혀를 청결히 하는 이유

① 구강내 음식물 잔사(치구) 감소
② 치면세균막(치태)형성이나 축적을 지연
③ 구강내 세균수 감소
④ 구강내 청결을 유지

#### (2) 혀의 칫솔질 과정

① 칫솔질을 한 후 최종적으로 혀(tongue)를 닦는다.
② 혀(tongue) 칫솔과 혀 세척기(cleaner)를 이용한다.
③ 혀의 칫솔을 혀의 중앙에 brush tip이 목구멍 쪽으로 향하고 90°각도로 댄다.
④ 혀의 안쪽에서부터 바깥쪽으로 이동시키는 과정을 되풀이한다.

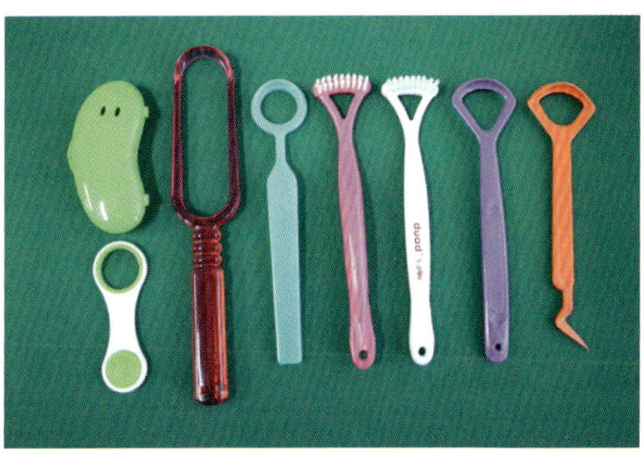

그림 9-97. 다양한 혀 세척기 종류

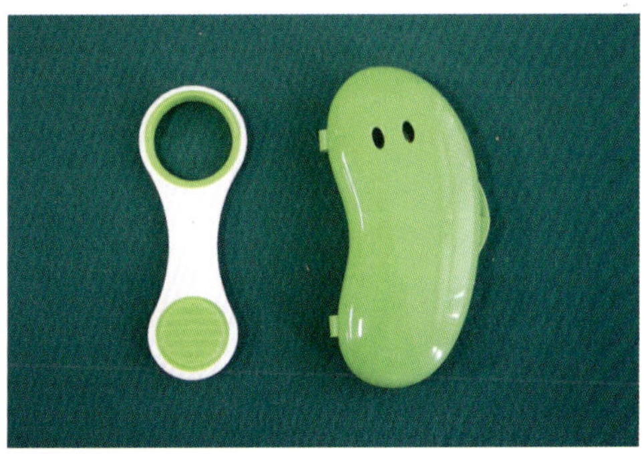

그림 9-98. 휴대용 혀 세척기

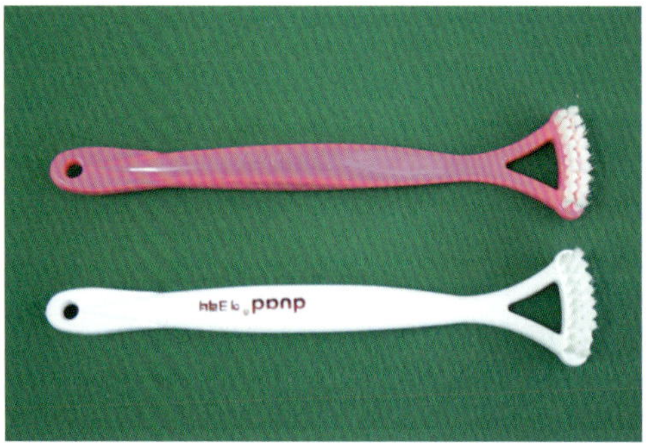

그림 9-99. 브러시형 혀 세척기

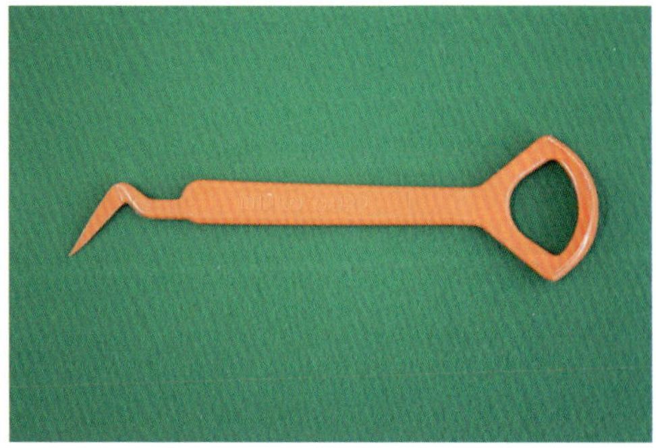

그림 9-100. 이쑤시개 겸용 혀 세척기

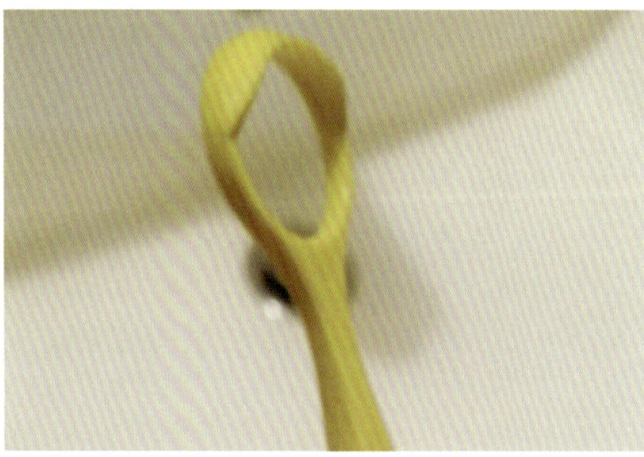

그림 9-101. 혀 세척기 준비

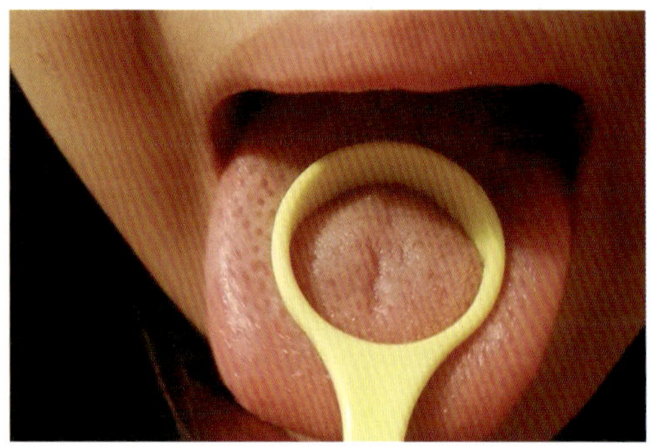

그림 9-102. 혀 세척기 사용

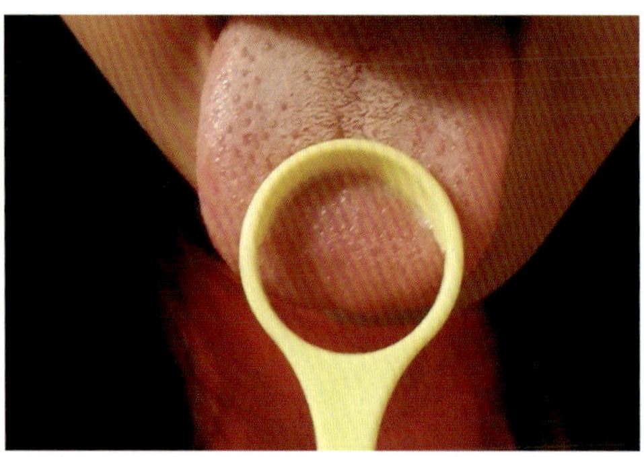

그림 9-103. 혀 안쪽에서 바깥쪽으로 2~3회

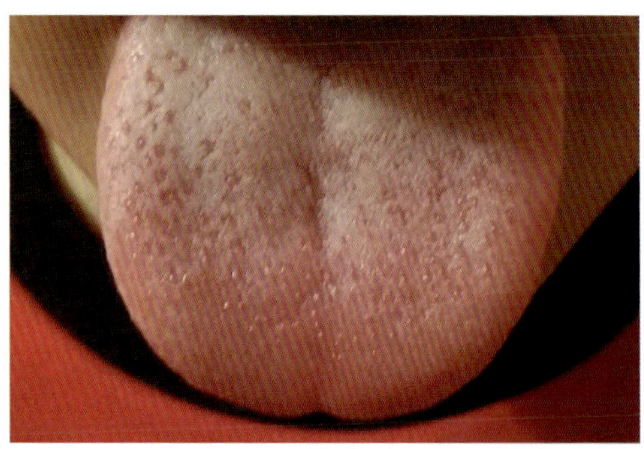

그림 9-104. 혀 세척기 사용 후

# 3. 세치제(dentifrice)

## 1) 세치제의 정의

세치제란, 치아표면을 청결히 하기 위해서 칫솔질할 때 사용되는 보조 재료로서 의약부외품에 속하며 보통 우리나라에서 치약이라고 부르고 미국에서는 dental cream 또는 dentifrice 라고 하며 일본에서는 치마제라고 한다.

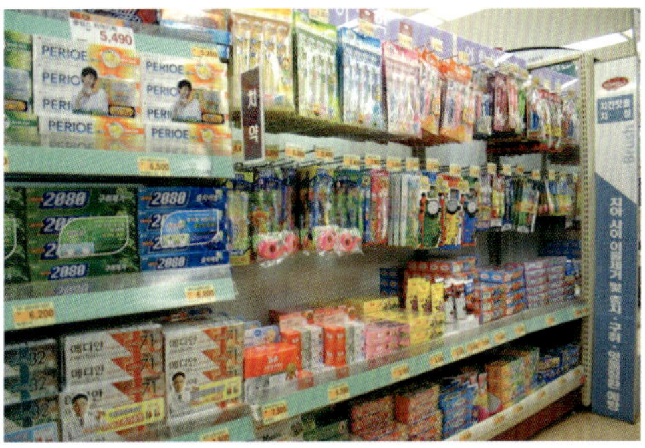


그림 9-105. 마트에 판매되고 있는 다양한 세치제 종류

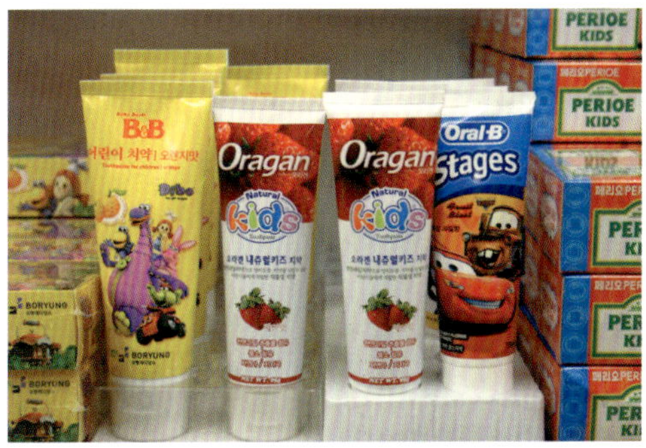


그림 9-106. 과일 향이 첨가된 어린이용 세치제

## 2) 세치제의 분류

세치제의 종류는 물리적 성상에 따라서 액상세치제, 분말세치제, 크림세치제, 고형세치제로 분류된다.

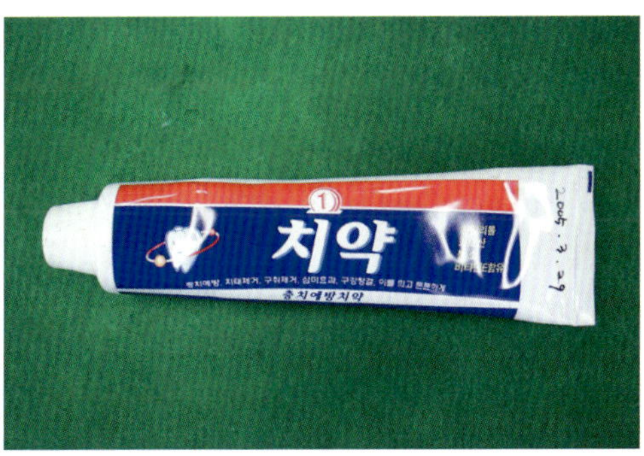


그림 9-107. 다기능성 세치제

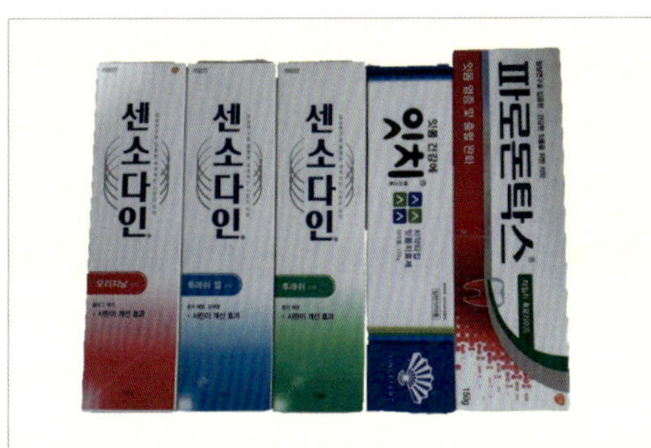


그림 9-108. 과민성 치아용 세치제

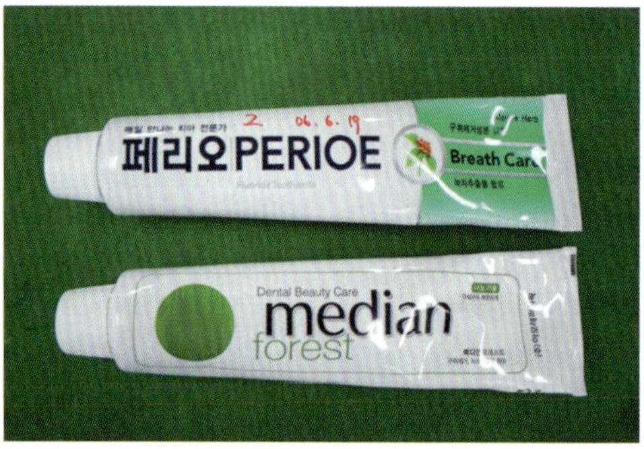


그림 9-109. 구취제거용 세치제

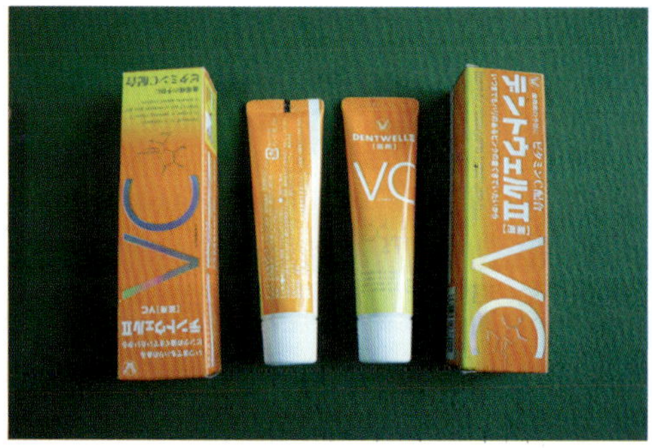


그림 9-110. 약용 세치제

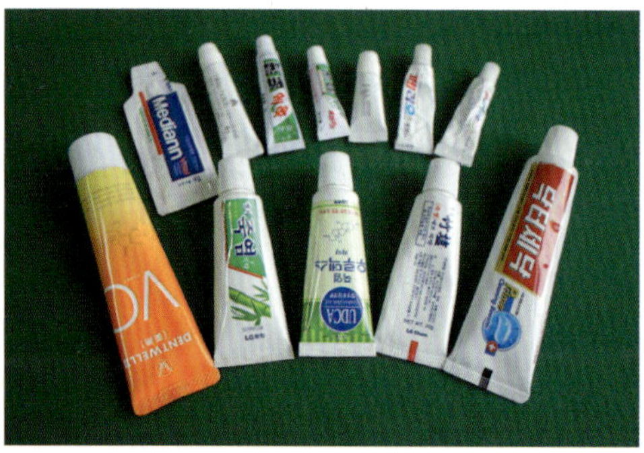

그림 9-111. 휴대용 세치제

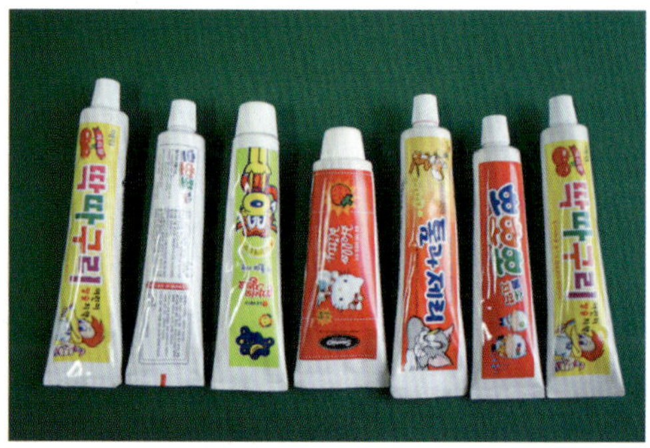

그림 9-112. 어린이용 세치제

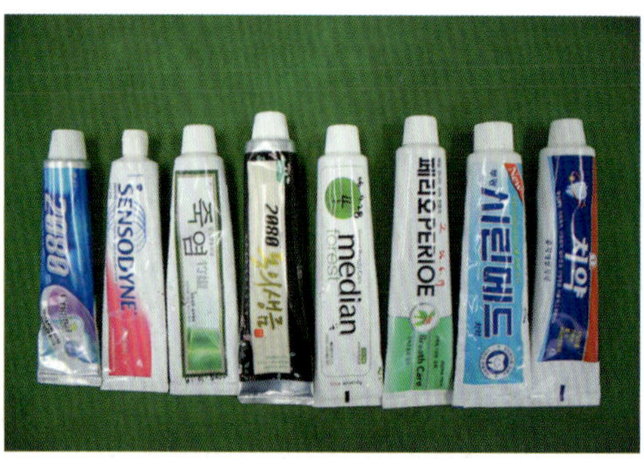


그림 9-113. 다양한 세치제 종류

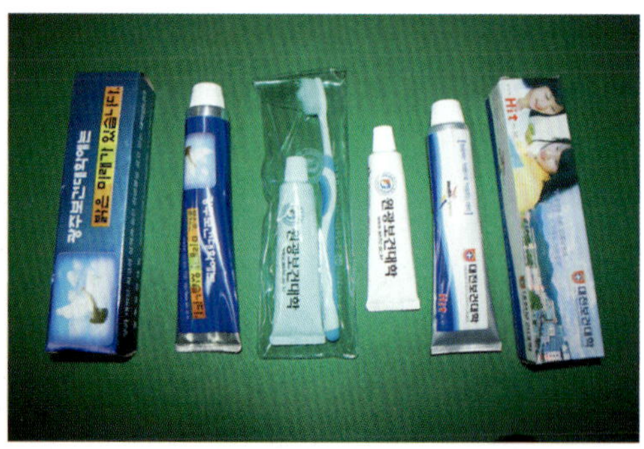

그림 9-114. 대학 홍보용으로 제작된 세치제 및 칫솔

[표 9-4] 세치제 종류 및 특징

| 세치제 종류 | 특 징 |
|---|---|
| 액상세치제 | 액상세치제는 연마제가 포함되어 있지 않아 마모력이 약해서 음식물 잔사(치구)가 제거되지 않기 때문에 오늘날 사용되지 않고 있다. 치근 상아질이 노출된 과민성 치질 환자에게 이용하는 것이 좋다. |
| 분말세치제 | 액상 성분이 포함되지 않고 습제, 결합제, 물을 배합하지 않은 세치제로 분말 형태로 되어 있기 때문에 치분이라고도 하며, 마모도가 매우 높기 때문에 오늘날에는 시판되지 않고 있다. |
| 고형세치제 | 세치제 중에서 치아 마모력이 가장 커서 오늘날에는 사용되지 않고 유럽 일부 국가에서만 시판되고 있다. |
| 크림세치제 | 일반적으로 치약이라고 불리는 세치제로 크림상태로 되어 있는데 현재 플라스틱 튜브에 포장되어 가장 많이 판매되고 있으며, 약물 배합여부에 따라서 특수크림세치제와 일반크림세치제로 분류된다.<br>• 특수크림세치제: 예방세치제 또는 약용크림제로 분류된다. 구강병을 예방하거나 치료하기 위해 약품이 배합된 세치제<br>• 일반크림세치제: 사용세치제 또는 심미세치제라고도 하는데 특수약물을 배합하지 않으므로 특수세치제보다 예방효과가 적다. |

(1) 크림형(호형) 세치제의 일반적인 요구조건

① 조성이 균일한 크림성상이어야 한다.

② 칫솔질 과정 중 치아와 구강에 손상을 주지 않아야 한다.

③ 성분 중에 불순물이 들어 있지 않고 발효나 경화되지 않아야 한다.

④ 과도한 알칼리성 또는 산성이 되지 않아야 한다.

⑤ 치주조직에 자극을 주거나 독성이 있어서는 안 된다.

⑥ 색상이 변화되지 않고 불쾌감이 없어야 한다.

⑦ 튜브용기 속의 치약은 10℃정도의 온도에서도 작은 압력으로 배출되어야 한다.

⑧ 튜브 배출구에 10 mm 정도 흘러나온 크림세치제가 20℃ 온도에서 15초 이상 유지하여야 한다.

⑨ 영하 15℃에서 1시간 동안 노출시켜 놓아도 성분에 이상이 없어야 한다.

⑩ 50℃ 상태에서 3일간 노출시켜 놓아도 발효되지 않고 변질되지 않아야 한다.

⑪ 맛과 향이 변화되지 않아야 하고 구강내를 청결히 할 수 있어야 한다.

[표 9-7] 세제의 세정작용

| | |
|---|---|
| 침투작용 | 세제 녹은 물이 치아 표면과 물질(음식물 잔사(치구), 치면세균막(치태) 등) 사이에 침투하여 떨어지기 쉬운 조건을 만드는 작용 |
| 흡착작용 | 치아 표면에 부착된 물질에 흡착하여 부착 물질을 분리시키는 작용 |
| 부화작용 | 치아 표면에 부착되어 있는 물질들을 유화시키고 부유시켜 제거하는 작용 |
| 분산작용 | 치아 표면에서 제거된 부화물질들이 재부착되거나 서로 결합하지 못하도록 분산시키는 작용 |

### (3) 결합제(binding agent)

세치제에 배합된 구성성분들이 시간이 경과됨에 따라 분리되지 않도록 하기 위해서 첨가해 주는 물질을 말하는데 세치제 전체 중량의 2% 미만을 배합한다.

세치제는 다른 성분들과 공존할 수 있어야 하고 구강내에서 세치제가 분산되는 정도를 조절하는 조정제가 되므로 선택 시 고려돼야 하며 결합제는 분산되기 때문에 세치제에서 미생물이 증식될 수 있으므로 방부제를 첨가하여야 한다.

### (4) 습제(humectant)

습제는 보습제라고 하는데 그 기능은 호형세치제의 성상이 고체로 변하는 것을 방지하고, 세치제의 화학적 조성을 안정되게 유지하기 위해서 세치제 전중량의 20~40%를 첨가한다.

오늘날 많이 사용되는 습제로는 글리세린(glycerin), 솔비톨(sorbitol), 글리콜 수용액(propylene glycol) 등이 많이 사용되는데 글리세린과 솔비톨은 단맛이 있어 세치제에 감미제 역할도 한다. 옛날에는 벌꿀이 사용되기도 하였다. 습제 중에서 글리콜 수용액을 습제로 배합한 세치제는 방부제를 함께 배합해야 하는데 그 이유는 세균과 곰팡이가 성장할 수 있기 때문이다.

### (5) 기타성분

세치제의 기본성분인 세마제(25~60%), 세제(2%미만), 결합제(2%미만), 습제(20~40%)외에 부가적으로 물, 향미제, 감미제, 방부제, 착색제 등이 주로 사용되고 예방제와 표백제가 사용되는 세치제도 있다.

[표 9-8] 기타 성분

| 기타 성분 | 내 용 |
|---|---|
| 물 | • 물은 세치제 중량의 15~50%를 첨가한다.<br>• 세치제에 배합할 물은 증류수 또는 탈이온화 한 물을 사용한다.<br>• 물의 양은 연마제의 마모력에 영향을 줄 수 있는데 그 이유는 세치제 농도와 점조도 등에 영향을 주기 때문이다. |
| 향미제 | • 향료라고도 한다.<br>• 종류로는 spearmint, peppermint, winter green, cinnamon anise 등이 있다.<br>• 세치제 총 중량의 1.5% 미만 첨가한다.<br>• 민족, 종교, 개인의 특성 등에 따라 선호하는 향미제가 있다. |
| 감미제 | • 세치제 총 중량의 3% 미만을 첨가한다.<br>• 종류는 글리세린, 솔비톨, sodium saccharine이 있다. |
| 방부제 | • 세치제 총 중량의 3% 미만을 첨가한다.<br>• parahydroxy benzoates를 많이 첨가한다. |
| 착색제 | • 세치제 총 중량의 3% 미만을 첨가한다.<br>• 식용색소를 적량 사용한다. |
| 예방치료제 | • 세치제 총 중량의 2% 미만을 첨가한다.<br>• 구강병을 예방하는 약물과 치료하는 약물을 더 첨가하고 있다.<br>• 가장 대표적이고 예방 효과가 좋은 약물은 불소이다.<br>• 치아우식증 예방제로 불소를 배합한 불소치약이 상품으로 판매되고 있다.<br>• 세치제에 암모니아와 요소, 페니실린(항생제), sarcosinate, 엽록소 등을 배합했었지만 예방 효과가 나타나지 않았다.<br>• 엽록소는 구취를 어느 정도 감소시킨다고 인정되고 있다.<br><br>※ 세치제 배합 시 사용되는 약물의 조건<br>① 독성이 없어야 하고 무해해야 한다.<br>② 치아를 변색시키지 않아야 한다.<br>③ 다른 성분들과 화학적으로 반응이 없어야 한다.<br>④ 구강 및 인체에 무해하고 부작용이 없어야 한다. |

## 4. 보조구강위생용품을 이용한 치면세균막(치태) 관리법

치면세균막(치태) 관리를 위해 가장 기본적이고 효과적인 방법이 칫솔질이지만 치아 인접면 부위에 있는 치면세균막(치태, plaque)들은 칫솔로 완전히 제거하기 어렵기 때문에 완전한 예방관리가 필요하다. 그러므로 특별한 도구나 고안품들을 이용하여 구강건강의 목적에 도달하도록 하기 위해서는 교육과 훈련을 하기 위한 충분한 시간과 인내 등이 필요하다.

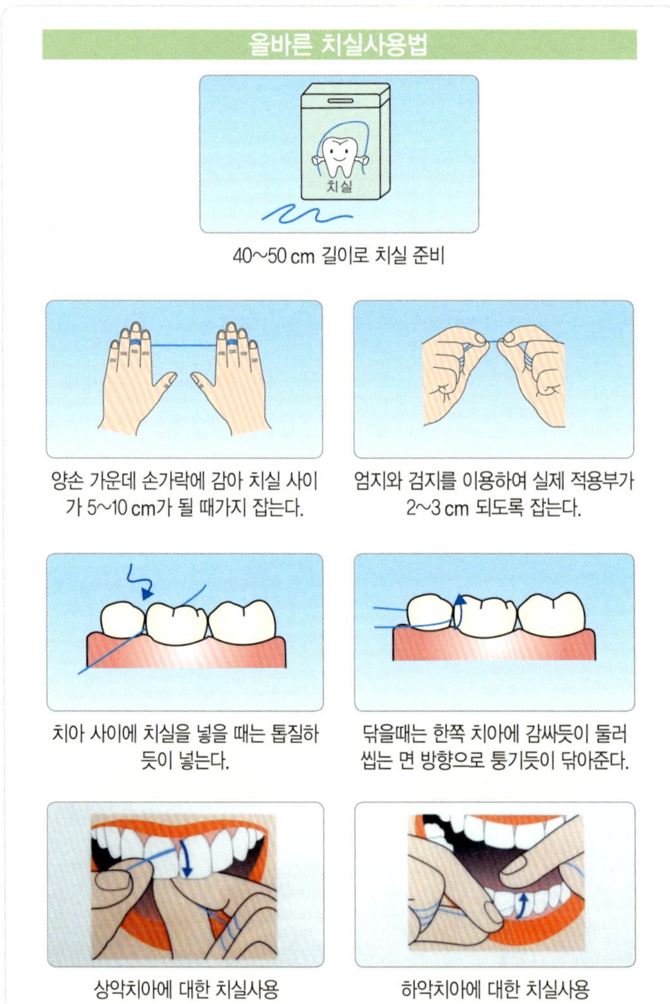


그림 9-116. 올바른 치실 사용법

## 1) 치간청결 목적

① 치아 인접면 사이의 세균막을 제거
② 치간유두를 마사지하여 혈액순환 촉진
③ 치간유두를 마사지하여 상피각화 촉진
④ 인접면 부위의 치면세균막(치태), 음식물 잔사(치구), 피막 제거

## 2) 보조치면세균막 관리법

칫솔질 외에도 보조적으로 치면세균막(치태)을 관리할 수 있는 방법이 있는데 치간세정사질, 이쑤시개질, 치간쐐기질, 양치질, 혀 세척기 사용법 등이 있다.

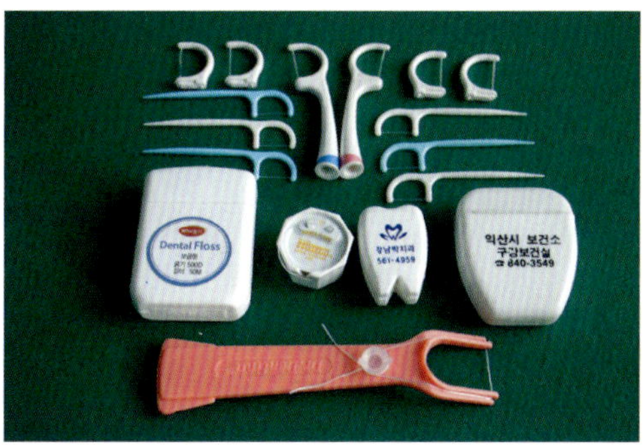


그림 9-117. 다양한 치실 종류

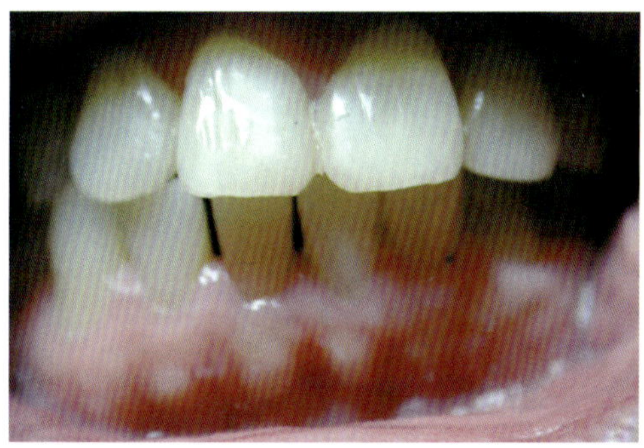

그림 9-118. 치간이개(과도한 이쑤시개 사용)

[표 9-9] 치실 혹은 치간칫솔 이용률 (단위 : 회, %)

| 구분 | 전체 | 19~29세 | 30~39세 | 40~49세 | 50~59세 | 60~69세 | 70세이상 |
|---|---|---|---|---|---|---|---|
| 매일 이용 | 5.0 | 4.4 | 5.3 | 8.0 | 3.9 | 3.2 | 0.6 |
| 전혀 이용안함 | 74.0 | 78.9 | 75.4 | 73.0 | 75.3 | 68.4 | 62.3 |

[자료 출처: 한국보건사회연구원. 2005년 국민건강 영양조사 건강면접 및 보건의식형태 조사 결과분석 및 정책적 활용방안에 관한 정책토론회 자료집. 2006;130쪽]

[표 9-10] 보조 치면세균막(치태) 관리법 종류 및 방법

| 종 류 | 방 법 |
|---|---|
| 치간세정사질<br>(치과용푼사질)<br>(dental floss silk) | 치간세정사질은 칫솔질 외에 보조 구강위생용품 중 가장 보편적으로 권장할 수 있는 방법으로 치실로 치간을 깨끗이 닦는 행위를 말한다.<br><br>※ 치간세정사질의 효과<br>① 치아 인접면의 치면세균막(치태)과 음식물 잔사(치구) 제거<br>② 치간 청결로 구취 제거<br>③ 치아 인접면 연마<br>④ 치간유두 마사지 효과<br>⑤ 치은, 치아, 치간 부위 등의 수시 검사<br><br>※ 치과용 푼사(dental floss silk) 종류<br>① 푼사 – 과거에는 명주실(silk)로 만들었으나 요즘은 나이론(nylon)으로 만들고 실이 여러 가닥으로 꼬이지 않고 풀어진 채 사용한다.<br>② 방사 – 실 올을 서로 꼬아서 사용하는 방법인데 치은이 많이 퇴축 되었거나 치간이 넓은 경우 사용한다. |
| 이쑤시개질<br>(balsa wood wedge) | 이쑤시개질은 이쑤시개를 이용하여 치아와 치아 사이에 낀 음식물 잔사(치구)와 치면세균막(치태)을 제거하는 행위를 말한다. 이쑤시개 종류는 금속, 나무, 플라스틱 등 다양하게 상품화되어 있는데 잘 사용하면 유리하지만 잘못 사용하면 문제점을 야기할 수 있다.<br><br>※ 사용상 주의점<br>① 치은에 상처가 나지 않도록 한다.<br>② 치간이 벌어질 수가 있으므로 주의를 요한다.<br>③ 조각이 치간에 끼워져 빠지지 않을 수도 있으므로 주의를 요한다.<br>④ 구강보건 교육을 통해 올바른 이쑤시개질을 해야 한다. |
| 치간쐐기질<br>(interdental wedge) | 치간쐐기질은 쐐기형태의 기구로 치간을 닦는 행위를 말하는데 대표적으로 손잡이 끝에 원추형의 고무(고무치간 자극기, rubber-tip)가 부착되어 있는 칫솔이 있는데 이 기구를 이용하여 치간을 닦고 치간유두를 마사지할 수도 있다. 최근에는 치간 칫솔(interdendental brush), 첨단칫솔(end tuft brush) 등이 다양하게 개발되어 사용되는데 최후방 구치의 원심면이나 고립된 치아(isolaton tooth) 세균막을 관리하는데 용이하다. |
| 물 사출기질<br>(water-pik) | 물 사출로 치간 사이 음식물 잔사(치구)나 세균막을 제거하는 기구로 칫솔질 중간에 사용하거나 교정장치를 장착하고 있는 환자 구강을 청결히 하는데 용이하다. |

| 종 류 | 방 법 |
|---|---|
| 양치질<br>(gargling) | 양치질은 구강양치액(mouth rinsing)으로 구강내에 붙어있는 잔사들을 제거하기 위해 매 식사 후 또는 매시간 후에 꼭 해야 하며 특히 당분을 섭취했을 때나 간식을 먹은 후 칫솔질을 못할 때는 반드시 하도록 해야 한다.<br><br>※ 양치질 방법<br>① 적당량의 양치액을 입에 담고 입술을 다문다.<br>② 액체가 치아 사이를 통과하도록 한다.<br>③ 양치액이 구강내에서 입술, 혀, 뺨과 치아 사이로 지나도록 한다.<br>④ 구강내를 3부분으로 나누어(전치부와 양옆부분) 양치한다.<br>⑤ 양치액을 뱉은 후 30분 동안 음식물이나 음료수 등을 섭취해서는 안된다. |
| 혀 세척기<br>(혀 칫솔질)<br>(tongue brushing) | 혀 세척기란, 기구로 혀를 닦는 행위를 말하는데 실제로 직접적인 치면세균막(치태) 관리법은 아니지만 구강 내에서 세균이 많이 있는 부분이 혀의 설배 유두 부위이기 때문에 간접적인 치면세균막(치태) 관리법이라고 할 수 있다. 보통 칫솔의 손잡이 끝부분에 붙어있지만 요즘에는 전용 혀 세척기가 다양하게 시판되고 있다. |

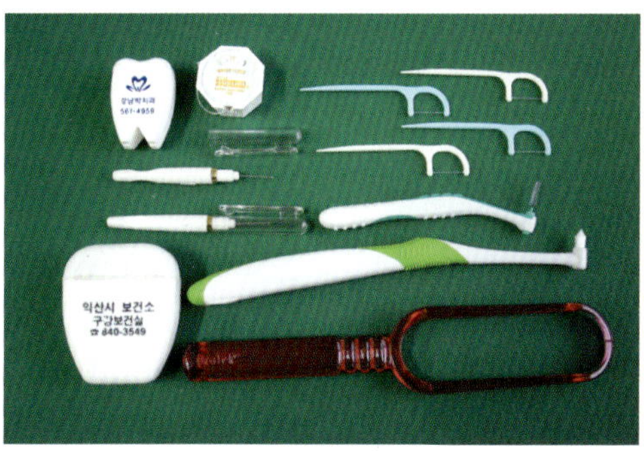

그림 9-119. 보조 구강 위생용품

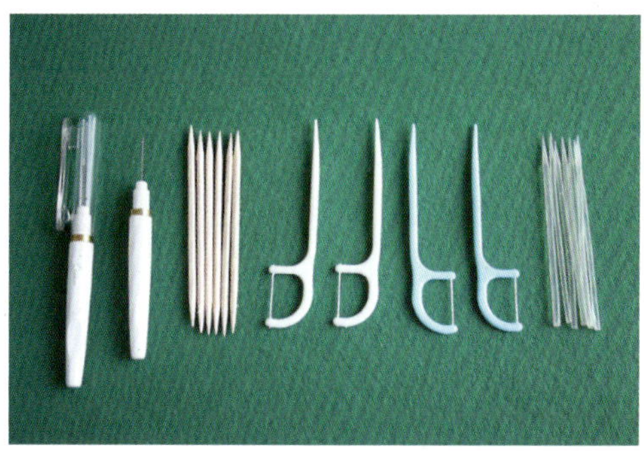
그림 9-120. 이쑤시개 종류

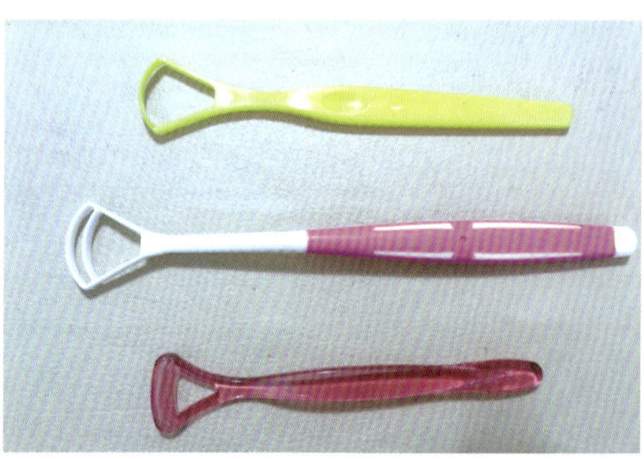
그림 9-121. 혀 클리너

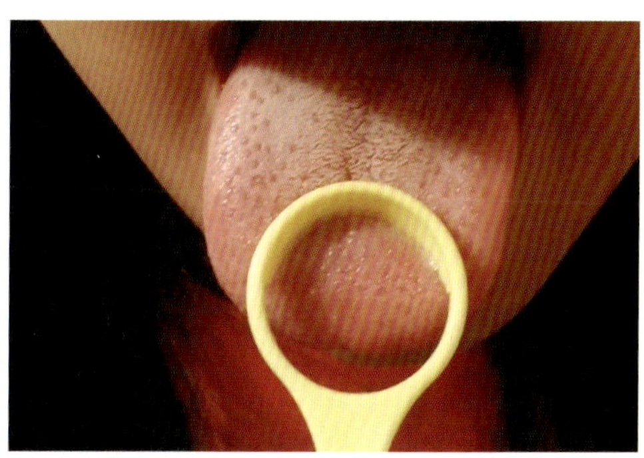
그림 9-122. 혀 세척기 사용법

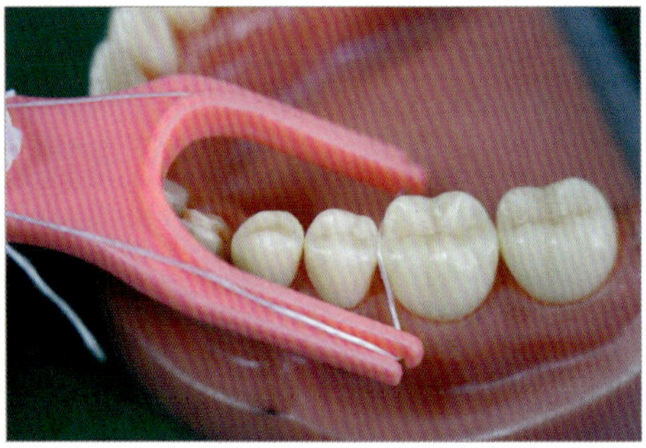

그림 9-123. 치실대를 이용한 연습

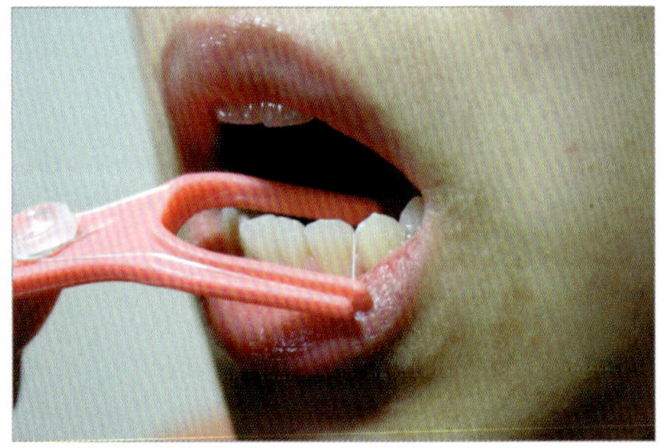

그림 9-124. 치실대를 이용한 방법

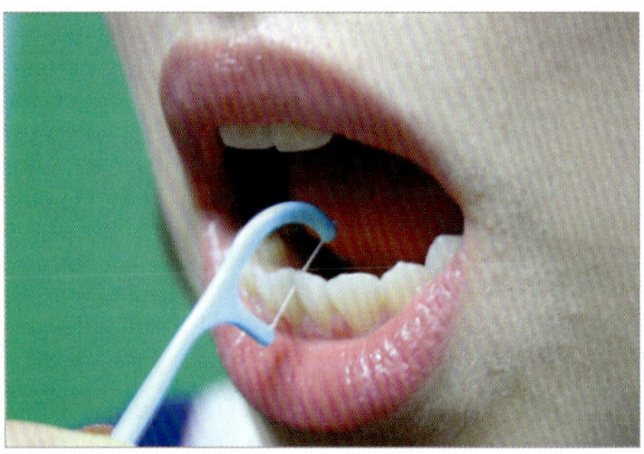

그림 9-125. 치실대를 이용한 방법

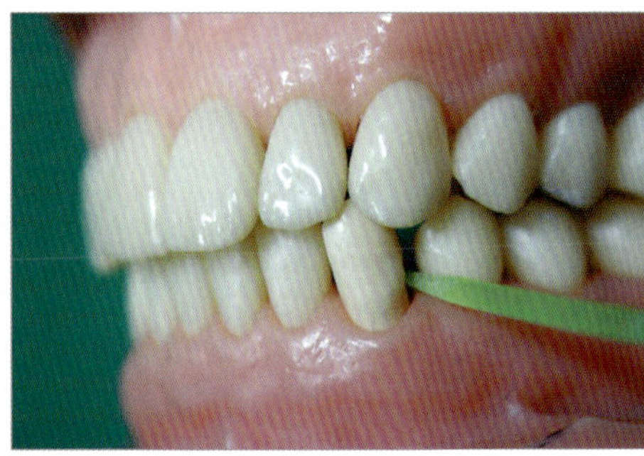

그림 9-126. 이쑤시개 이용법

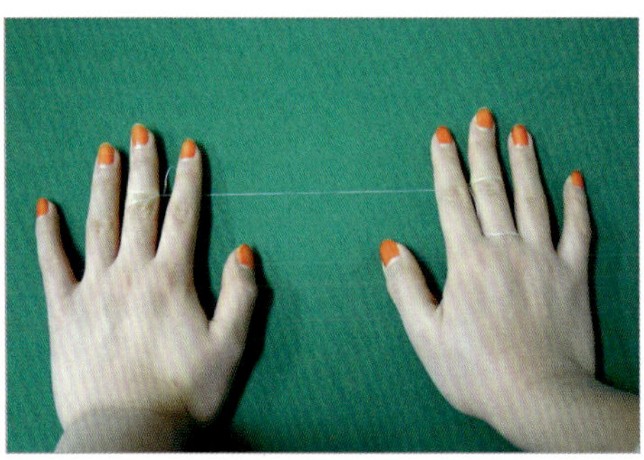

그림 9-127. 치실 양 중지 사용법

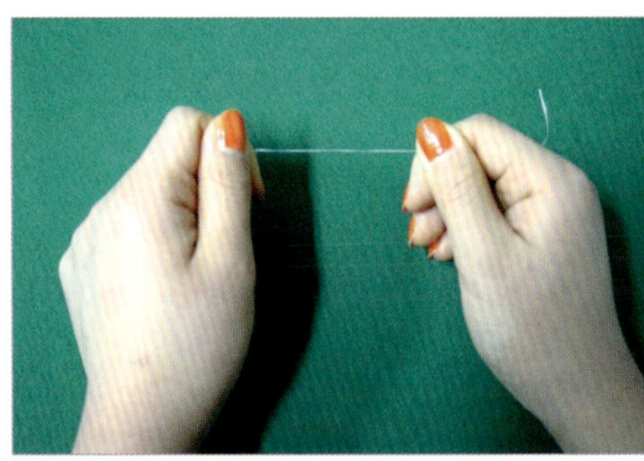

그림 9-128. 엄지와 검지로 치실 길이 조정

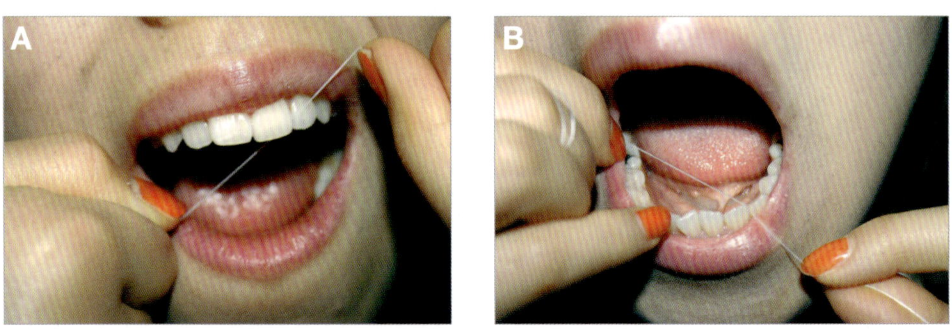


그림 9-129. 상악(A) 하악(B) 전치부 양손 엄지와 검지 치실 이용법

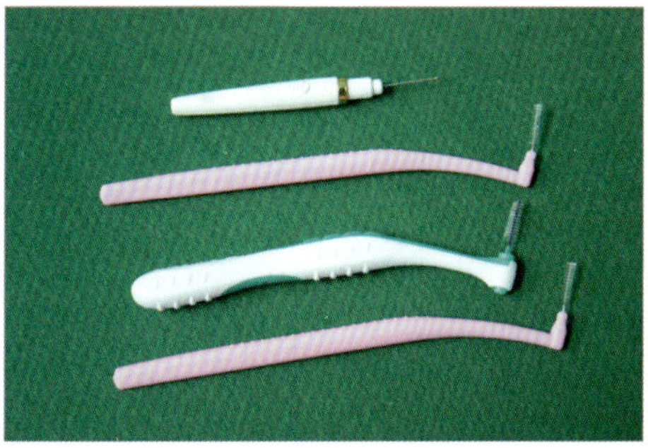

그림 9-130. 치간 칫솔의 종류

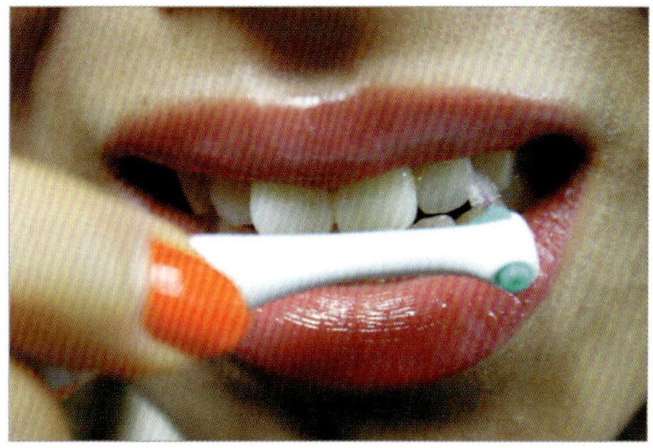

그림 9-131. 치간 칫솔 사용

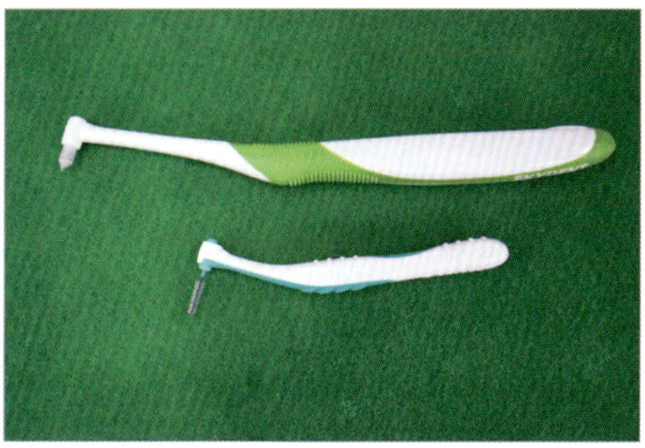

그림 9-132. 첨단 칫솔과 치간 칫솔

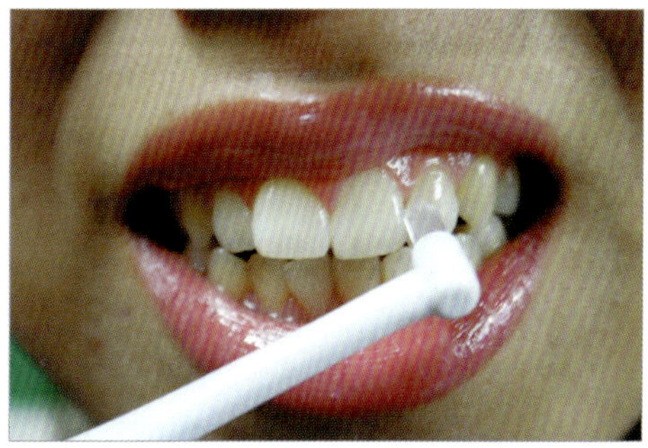

그림 9-133. 첨단 칫솔 사용

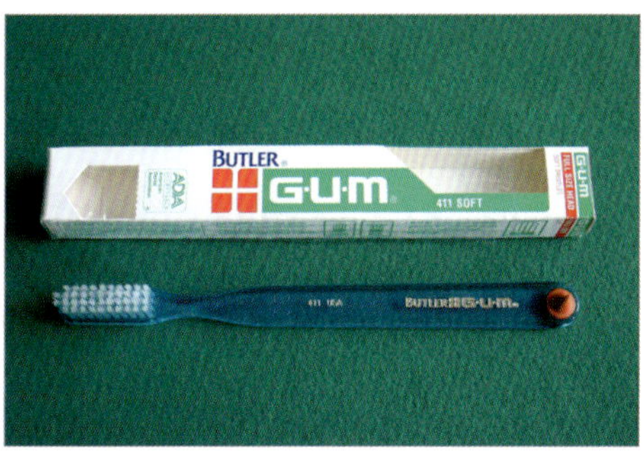


그림 9-134. 치은 마사지용 고무원추가 부착된 칫솔

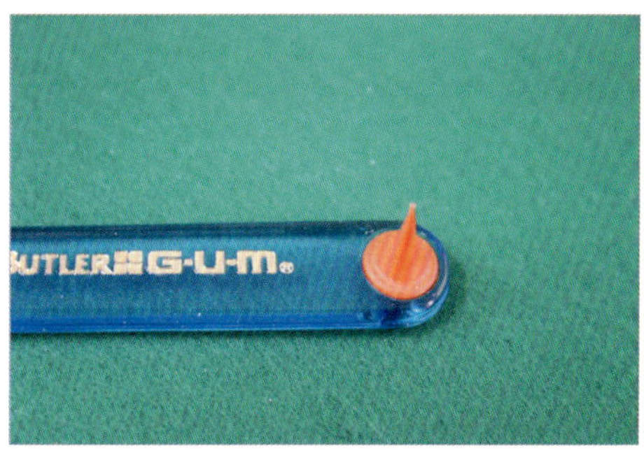

그림 9-135. 칫솔 손잡이 끝에 부착된 고무원추

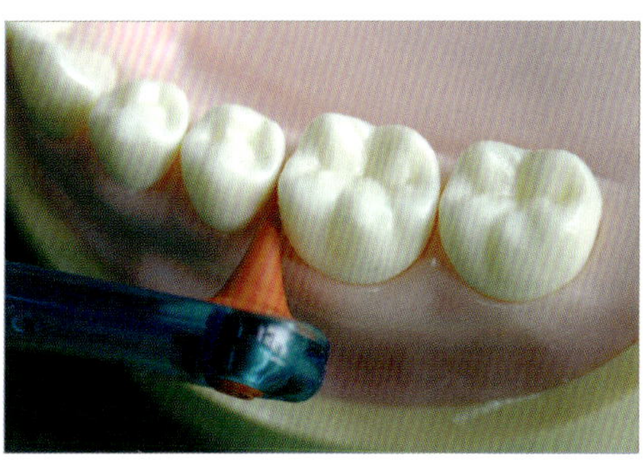

그림 9-136. 고무원추로 치은 마사지

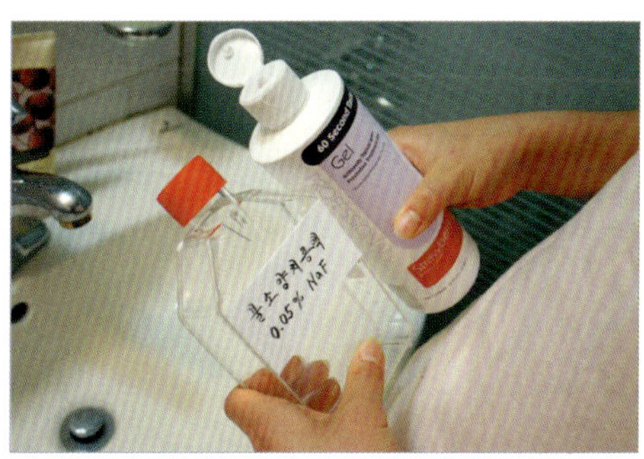

그림 9-137. 불소양치액

## 5. 치면세마(dental prophylaxis)

### 1) 치면세마의 정의

치면세마란, 구강병을 예방할 목적으로 구강내의 자연치아나 인공치아에 부착된 치면세균막(치태), 치석, 음식물 잔사(치구), 외인성 색소 등을 물리적으로 제거하고 치아 표면을 활택하게 함으로써 거칠어진 치아 표면을 매끄럽게 하거나 재부착하는 것을 방지할 목적으로 하는 행위이다. 또한, 이미 발생되어 있는 치주병을 치료할 목적으로 치면세마와 같은 행위를 스케일링(scaling) 또는 치근면 평활술(root planing)이라고 하므로 치면세마와 스케일링 간의 차이를 명확하게 구분하기는 어려운데 광의의 치면세마는 스케일링을 포함한다고 볼 수 있다.

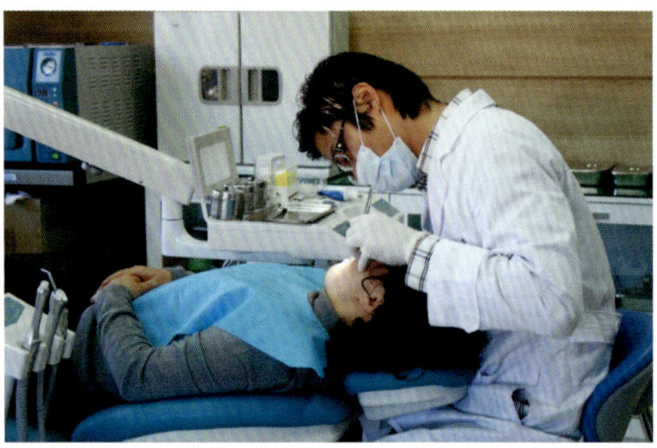

그림 9-138. 치면세마 하는 모습

[표 9-11] 치면세마의 분류

| 종 류 | 방 법 |
|---|---|
| 치면세마<br>(dental prophylaxis) | 구강병을 예방하고 구강건강 상태를 유지 증진시키기위해 치면세균막(치태), 음식물 잔사(치구), 외인성 색소, 치석을 물리적인 힘을 이용하여 제거하고 치아 표면을 활택하게 하는 예방 술식으로 광의의 뜻에서는 스케일링도 포함된다고 볼 수 있다. |
| 치석제거<br>(scaling) | 스케일링이란, 치은연상과 치은연하의 치아표면에 부착되어 있는 치면세균막(치태 dental plaque)과 치석을 제거하는 기본 과정으로 치주병을 치료할 목적으로 하는 행위이다. 넓은 의미에서 치면세마의 한 방법으로 포함된다고 볼 수 있다. |
| 치근평활술<br>(root planing) | 치근부위에 남아있는 치석이나 괴사된 백악질을 치근의 표면에서 제거하여 평활하고 매끄러운 치근의 표면을 만들기 위한 방법이다. |

## 2) 치면세마의 목적

치면세마의 기본 목적은 구강을 청결히 해서 구강건강을 증진시키고 초기 단계에서 치주질환이 진행되는 것을 예방하는데 있다. 치은 및 치주염을 유발하는 치면세균막(치태), 치석과 같은 침착물을 제거하는 것과 동시에 괴사된 백악질을 치아 표면에서 제거하고 거칠어진 치아표면을 활택시켜 새로운 침착물들이 부착되는 것을 예방하는 것이 목적이다.

### (1) 치면세마의 세부 목적

① 구강환경을 청결하게 유지하고 개선하기 위하여
② 치주병을 발생시키는 국소요인을 제거
③ 구강내 심미성 증진
④ 구강내 구취 제거
⑤ 어린이 구강위생관리에 동기 부여
⑥ 치면열구전색을 할 수 있도록 조건 부여
⑦ 치아우식증 예방을 위해 불소를 도포할 수 있는 조건 부여

## 3) 치면세마 계속관리 주기 및 방법

### (1) 계속관리 주기

치면세마 후 환자의 계속적인 관리는 일정한 주기에 따라 정기적으로 검사하고 평가하여 예방조치를 계속해 나감으로써 건강한 구강상태를 유지시켜 주는데 의의가 있다. 일반적으로 치면세마 후 1주일 후에 1차 방문, 2~3주 후에 2차 방문 그리고 1개월 후 재방문하여 3개월에 1회 간격으로 관리하여 양호한 상태가 지속되면 4~6개월 간격으로 연장하여 관리한다.

① 보통 치면세마 관리주기

- 3개월 – 치면세균막(치태)이나 치석이 잘 형성되는 경우
- 6개월 – 일반적인 보통 사람들의 경우
- 12개월 – 치면세균막(치태)이나 치석이 잘 형성되지 않는 경우

(2) 계속관리 방법

① 구두약속

계속관리의 중요성에 대해 설명하고 주의사항을 인식시킨다. 환자 구강상태에 따라 기간을 3~6개월로 정하는데 기간이 길어서 약속 이행이 잘 안될 수도 있다.

② 전화약속

전화약속은 구두약속한 내용을 환기시키고 계속관리카드 발송의 후속조치를 위한 단계이다.

- 환자상태 확인
- 계속관리카드 도착확인
- 계속관리카드 불이행 환자 사유확인
- 계속관리카드 불이행 환자 일정조정

③ 계속관리카드 이용

계속관리카드를 이용하여 환자와 약속을 하지만 환자가 약속을 잊어버리고 약속을 불이행할 수 있으므로 환자에게 사전에 충분히 중요성을 인식시키고 미이행 시 전화로 환기시켜서라도 이행할 수 있도록 해야 한다.

※ 계속관리카드 내용

- 성명, 주소, 연락처, 전화번호, 내원예정일 등을 기록하여 계속관리카드 박스에 보관한다.
- 내원 예정일 2주 전에 우편발송한다.
- 1~2회 추가통지와 전화 확인 후에도 무응답하는 카드는 특별 관리한다.

### 4) 치면세마 과정

치면을 세마하는 과정은 치석제거(calculus removal)와 치면연마(polishing)의 두 단계로 나누어진다.

- 치석제거단계 : 치아표면에 부착된 치석이나 기타의 부착물을 제거하는 단계
- 치면연마단계 : 치아의 표면을 평활하게 하는 연마과정

### (1) 치석제거(calculus removal) 과정

치석을 치아표면에서 제거하는 방법은 수동 치석제거법과 초음파 치석제거법 두 가지가 주로 사용되고 요즘에는 공기를 분사하여 치면세마를 하는 Air scaler 등이 개발되었다.

### (2) 수동 치석제거법

치아표면에서 치석제거 시 수동치석제거기구(hand instruments)를 이용하여 손의 힘으로 치석을 제거하는 방법으로 수동치석제거법은 치아별 치석제거법과 부위별 치석제거법으로 분류된다.

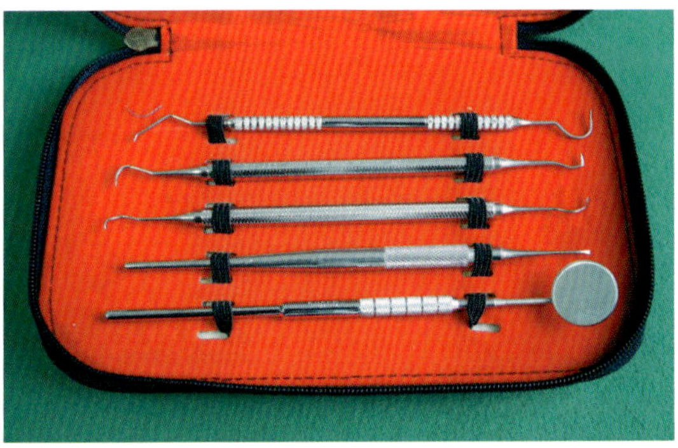

그림 9-139. 수동식 치석제거 기구

#### ① 수동 치석제거법 절차

- 수동 치석제거에 사용될 기구를 준비한다.
- 치면에 착색제를 바르고 양치를 시킨다.
- 치석제거할 치아를 면봉으로 분리시킨다.
- 치석제거 기구로 치아 표면에 부착된 치석을 제거한다.

#### ② 치아별 치석제거법

한 개의 치아에 부착된 치면부착물을 여러 가지 치석제거기구로 완전히 제거한 다음에 다른 치아를 같은 방법으로 완전히 제거해가는 방법이다.

#### ③ 부위별 치석제거 방법

하나의 기구로 모든 치아에 부착되어 있는 치면 부착물을 제거할 수 있는 한도까지 제거하고 다른 기구로 나머지 부착물을 제거하는 방법을 말한다.

④ 치아 표면에 부착된 치석제거를 위한 효과적인 방법

- 수동치석제거 기구의 날은 반드시 치근단 쪽에 대고 치석을 제거해야 한다.
- 치면과 기구의 날이 이루는 각은 45°~90°가 되도록 한다.
- 기구의 날을 치아 표면에 단단히 접촉시킨 상태에서 동작이 마무리될 때까지 균일한 힘으로 이동시켜야 한다.
- 치은연하의 치석제거방법은 치아의 절단면이나 교합면을 향하는 동작으로 제거한다.
- 치은연상의 치석은 수평으로 움직이는 동작으로 제거 시 효과적이다.
- 기구의 날은 쉽게 조절할 수 있는 범위에서 짧게 수회 반복하여 제거하는 것이 효과적이다.
- 치석제거 과정 중 출혈이 심할 때는 3% 과산화수소로 치아 및 연조직을 닦고 생리식염수로 세척한다.

## 5) 초음파 치석제거기(ultrasonic scaler) 이용법

초음파 치석제거기는 고주파 전자파의 미세한 진동으로 치면부착물을 제거하는 기계로서 진동속도는 매 초당 25,000회이며 진폭은 0.001 cm이다. 초음파 치석제거기는 사용 시 치아손상이 적고 치석을 용이하게 제거할 수 있다고 알려져 있는데 치은연하에 부착된 치석을 완전히 제거하기는 쉬운 일이 아니다. 이때 제거되지 않은 잔여치석은 수동치석제거기로 제거해야 한다.

① 초음파 치석제거기 사용시 장점

- 치면세균막(치태) 제거 시 치면과 치은손상이 적다
- 치석제거와 표면활택을 한꺼번에 해결할 수 있다.
- 치은부위의 마사지 효과로 혈액순환을 돕는다.
- 수동 치석제거보다 시간이 절약된다.

[표 9-12] 초음파 치석제거기 사용 적응증

| 진료 종류 | 적응증 |
|---|---|
| 예방 진료 시 | ① 초기치은염 예방<br>② 치은연상 치석제거<br>③ 치은연상 치면세균막(치태) 제거<br>④ 지치주위염 시 치아 주위 청결 |
| 치주병 진료 시 | ① 불량 육아조직제거<br>② 치은연하 치석제거<br>③ 급성, 만성, 치은염 치료<br>④ 치은연하 세균 및 궤양조직 제거 |

### 6) Air scaler 이용법

Air scaler란 air turbine의 공기압을 이용하여 물의 분사와 함께 진동을 작동부위 tip에 전달함으로써 치석과 치면세균막(치태)을 제거하는 기계로 가벼운 치면세마와 연성 부착물을 제거하는데 효과적이긴 하지만 일반적으로 많이 사용되지는 않는다.

## 6. 치면연마(polishing)

### 1) 정의

치면연마란 치석제거와 치근활택 또는 치아착색물 제거 후 마무리 단계로 거칠어진 치면의 활택과 심미성 등 완전한 효과를 얻기 위한 과정으로 치석의 재부착을 방지하고 치석제거 과정에서 제거되지 않은 부분을 제거해 줌으로써 구강을 청결히 하여 상쾌감을 줄 수 있다.

### 2) 목적

치아표면에 외인성 착색물과 치면세균막(치태)을 제거하고 치면세마 후 거칠어진 치아 표면을 활택하게 연마해 줌으로써 침착물들의 재부착을 방지하기 위함이다. 또한 치아우식증 예방을 위해 불소도포나 치면열구전색 전에 시행함으로써 충전물의 활택과 보철물의 수명을 증가시키고 2차 치아우식증을 예방하여 심미성을 증진시킨다.

### 3) 방법

치면연마 방법은 수동연마(manual polishing), 엔진연마(engine polishing), 공기연마(air polishing) 세 가지 방법이 있다.

- 수동연마 – 가벼운 착색이나 국소적인 착색 제거 시 사용
- 엔진연마 – 심한 착색이나 광범위한 착색 제거 시 사용
- 공기연마 – 가벼운 치면세마와 연성부착물 제거 시 사용

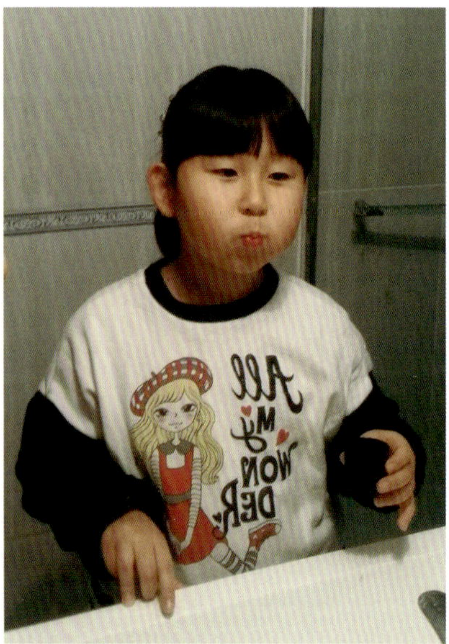

그림 9-140. 치은연마 후 양치액으로 1분간 구강을 헹군다.

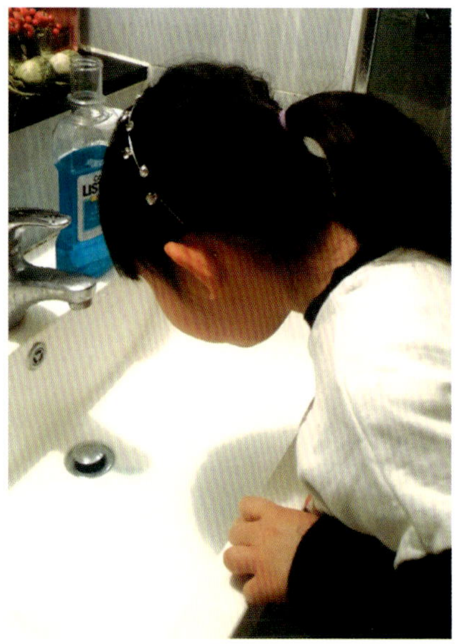

그림 9-141. 불소양치액으로 헹구어낸다(30분간은 음식이나 음료수 복용을 금지한다.).

# 학습문제 1

1. 치태(dental plaque)의 정의를 쓰시오.

2. 치석(dental calculus)의 정의를 쓰시오.

3. 칫솔의 정의를 쓰시오.

4. 칫솔질의 목적을 쓰시오.

5. 칫솔질 방법 중 한국구강보건협회에서 국민들에게 권장하는 방법은?

6. 치경부 마모증을 발생시킬 수 있는 칫솔질 방법은?

7. 칫솔질 방법 중 지체 부자유인에게 가장 효과적인 방법은?

8. 가장 효과적인 잇솔질 시기는?

9. 칫솔질 선택 시 고려해야 할 사항을 나열하시오.

10. 칫솔질 방법 중 치아순면을 관리하는데 가장 이상적인 방법은?

11. 칫솔질 방법 중 어린이들에게 효과적인 방법은?

12. 칫솔질 방법 중 전치의 설면을 닦는데 효과적인 방법은?

13. 칫솔질 방법 중 인접면을 닦는데 효과적인 방법은?

14. 칫솔질에서 3·3·3 법을 설명하시오.

15. 치면세균막 관리법을 나열하시오.

16. 치면세균막 관리법 중 가장 기본적인 것은?

17. 칫솔의 최소 구비조건을 나열하시오.

18. 칫솔의 보관조건을 나열하시오.

19. 혀를 청결히 하는 이유는?

20. 세치제의 정의를 쓰시오.

21. 세치제의 종류를 나열하시오.

22. 세치제 중에서 가장 많이 사용되고 있는 세치제는?

23. 치약의 주성분을 나열하시오.

24. 세치제를 사용하는 가장 기본적인 목적은?

25. 세제의 청정작용을 나열하시오.

26. 세치제에 배합하는 약물의 일반적인 조건을 나열하시오.

27. 세치제 중 치아를 가장 많이 마모시키는 것은?

28. 분말 세치제의 주성분은?

29. 치근이나 상아질이 노출된 사람이 사용하면 좋은 세치제는?

30. 크림세제가 공기 중에 방치되어도 고체로 변하지 않도록 하는 성분은?

31. 세치제의 농도와 점조도에 영향을 주어 연마제의 마모력에 영향을 줄 수 있는 것은?

## 학습문제 2

1. 치면세마의 정의를 쓰시오.

2. 치면세마의 기본 목적을 쓰시오.

3. 치면세마 관리주기를 설명하시오.

4. 치면세마 계속관리방법을 나열하시오.

5. 치면세마 계속관리 카드 내용을 나열하시오.

6. 치면세마 과정에서 치석제거 단계를 설명하시오.

7. 치면세마 과정에서 치석연마 단계를 설명하시오.

8. 수동치석제거법의 분류를 나열하시오.

9. 수동치석제거법의 절차를 설명하시오.

10. 치아별 치석제거법을 설명하시오.

11. 부위별 치석제거법을 설명하시오.

12. 초음파 치석제거기 이용법을 설명하시오.

13. 초음파 치석제거기 사용 시 장점을 나열하시오.

14. 치면연마(polishing)의 정의를 쓰시오.

15. 치면연마의 목적을 쓰시오.

16. 치면연마 방법의 종류를 나열하시오.

17. 수동연마 용도를 설명하시오.

18. 엔진연마 용도를 설명하시오.

19. 공기연마 용도를 설명하시오.

# 학습문제 3 9장

1. 치면열구 전색법의 정의를 쓰시오.

2. 치면열구 전색법의 예방효과는?

3. 일반적인 치면열구 대상을 나열하시오.

4. 치면열구 대상치아 및 부위를 설명하시오.

5. 치면열구 대상에서 제외되어야 할 대상을 나열하시오.

6. 치면열구전색 방법의 종류를 나열하시오.

7. 치면열구전색을 위한 치아법랑질 표면 부식제는?

8. 법랑질 표면부식제의 조건을 나열하시오.

# 10장 치아우식증 활성검사법

## 1. 치아우식증 활성검사의 개요

### 1) 치아우식증 활성검사의 정의

치아우식증(dental caries)은 숙주요인, 환경요인, 병원체요인이 복합적으로 작용하여 발생되나 각 개인의 특성에 따라 발생양상이 다르고 진행정도가 다르다.

개인의 특성을 고려하여 효율적으로 치아우식증 발생을 예방하기 위하여 검사하는 과정을 치아우식증 활성검사 또는 감수성검사라고 하며 이러한 검사는 치아우식증의 원인을 결정하는데 큰 역할을 하고 있다.

### 2) 치아우식증 활성검사의 목적

치아우식증 활성검사를 하는 가장 큰 목적은 현재 진행되고 있는 치아우식증(dental caries)의 원인을 알아내고 치아우식증의 재발방지를 위한 것이다. 또한 우식발생의 중요한 요인을 알아내기 위한 각종검사를 실시하여 그 결과를 참조하여 우식 예방계획에 반영하기도 하고 환자의 개별구강보건교육시 이용하기도 한다.

### 3) 치아우식증 활성검사의 대상

(1) 치아우식증이 위협적으로 많이 발생되는 사람(다발성 치아우식증 환자)
(2) 치아우식증 병력이 있거나 현재 진행중인 우식병소가 있는 사람
(3) 현재 국소의치나 관교의치 보철물 및 고정식 치과교정장치를 장착하고 있는 사람
(4) 구강보건교육을 받았는데도 반응(효과)이 나타나지 않는 사람

### 4) 치아우식증 활성검사 방법의 성격

치아우식증은 병인론적으로 여러 가지 복합요인에 의해 발생되는 질병인데 환자들마다 그 요건들이 다르다. 어떤 환자는 너무 자주 많은 양의 설탕을 섭취하고 또 다른 경우 타액의 유출량이 적거나 혹은 타액의 점조도가 너무 높은 것 등이 그 원인이 될 수 있다. 그러므로 각 개인마다 어떠한 요인들이 치아우식증 발생에 작용하는지 병인론적인 특성을 찾아내야 하므로 특수한 경우에는 여러 가지 검사를 동시에 실시하여야 한다. 현재 치아우식증 활성검사를 통해서 치아우식증의 발생률을 약 50% 정도 예측하고 약 70% 정도 예방할 수 있다고 발표되었다.

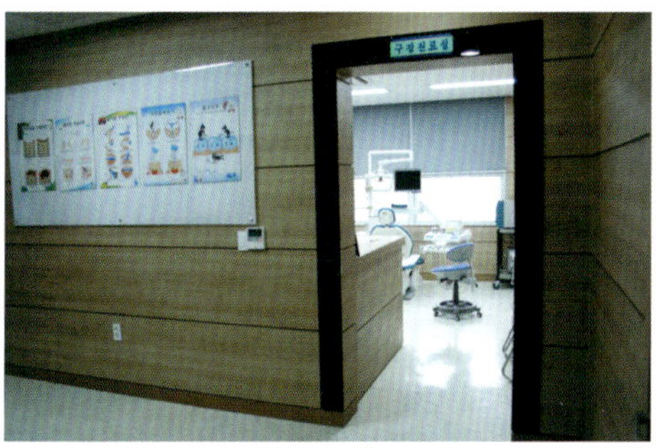

그림 10-1. 구강진료실(보건소)

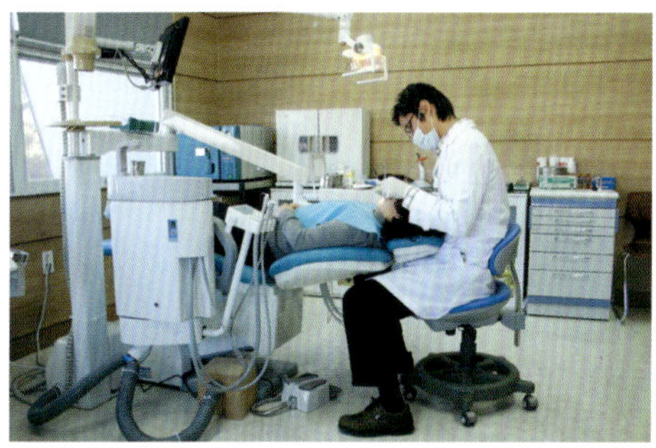

그림 10-2. 치아우식증 활성검사를 위한 진료

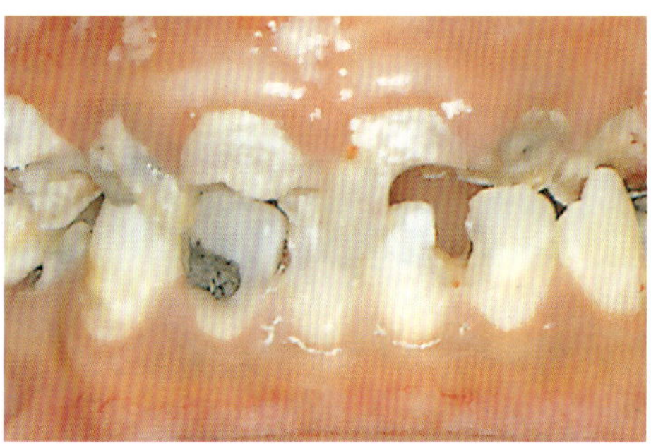

그림 10-3. 다발성 치아우식증 환자

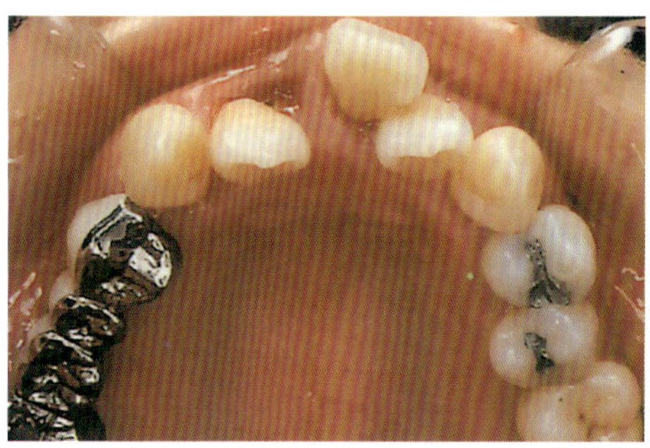

그림 10-4. 치아우식증 병력이 있는 환자

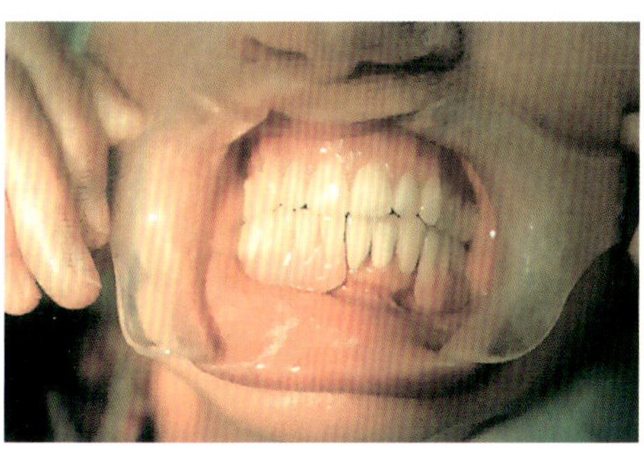

그림 10-5. 국소의치 또는 관교의치 보철물을 장착하고 있는 환자

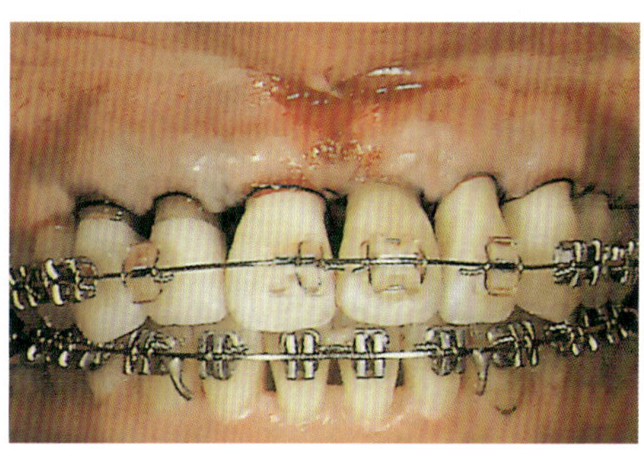

그림 10-6. 고정식 치과교정장치를 장착하고 있는 환자

(1) 치아우식증이 발생할 수 있는 구강내 원인요소

① 구강내 산 생성균 증식
② 타액 완충능 부족
③ 치면열구 세균막내 산(acid) 체류
④ 타액의 고점도
⑤ 음식물 잔사(치구) 체류
⑥ 비위생적인 치아 형태
⑦ 불량 구강위생상태

## 2. 치아우식증 활성검사방법(methods of caries activity tests)

### 1) 치아우식증 활성검사방법의 개요

치아우식증 활성검사방법은 특정인에게 작용하는 치아우식증 발생요인을 찾아내어 발생 가능성을 예측하고 현재 진행되고 있는 치아우식증의 원인을 알아내어 치아우식증이 재발되지 않도록 적절한 대응조치를 취하기 위하여 세밀히 검사하는 방법으로 감수성검사라고도 한다. Mercer는 치아우식증 활성검사과정을 제1단계 6가지를 약 1시간 동안에 실시하고 그 다음날 제2단계 2가지를 1시간 동안 검사하는 것이 바람직하다고 하였다.

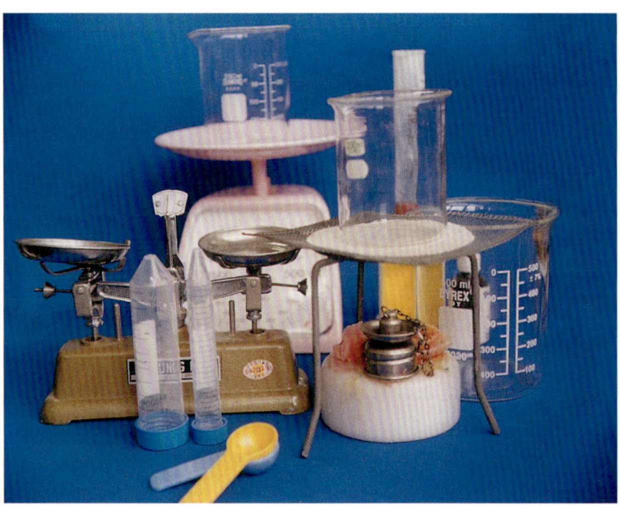

그림 10-7. 치아우식증 활성 실험기구

## 2) 치아우식증 활성검사의 종류

[표 10-1] 치아우식증 활성검사의 종류

| 검사 단계 | 검사 종류 | 검사 시간 |
|---|---|---|
| 제1단계 검사 | ① 치면열구 세균막 수소이온농도 완충능 검사<br>② 타액 분비율 검사<br>③ 타액 점조도 검사<br>④ 스나이더 검사<br>⑤ 타액 완충능 검사<br>⑥ 구강위생 관리능력 검사 | 약 1시간 동안 순서대로<br>①~⑥까지 검사 |
| 제2단계 검사 | ⑦ 치면 세균막 재형성률 검사<br>⑧ 구강내 포도당 잔류시간 검사 | 제1단계 검사 다음날<br>⑦~⑧ 검사 |

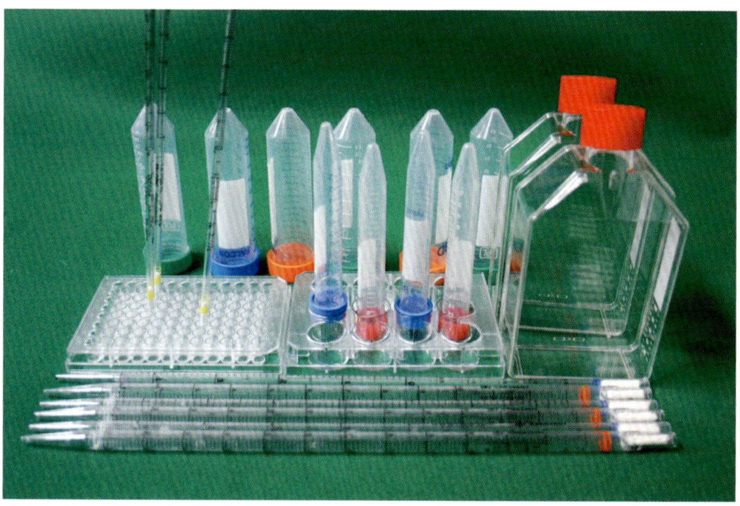

그림 10-8. 치아우식증 활성 시험용 기구

## 3. 제1단계 치아우식증 활성검사

### 1) 치면열구세균막 수소이온농도 완충능검사

치면열구세균막 수소이온농도 완충능검사는 치면열구세균막의 수소이온농도(plague pH and buffering capacity)를 측정하여 환자의 치아우식증 감수성을 판정하기 위한 검사방법이다. 포도당을 이용하여 구강을 세칙한 후 검시했을 때 pH가 4.6까지 하강할 수 있는데 이렇게 산도가 내려가는 것은 치아우식증(dental caries)에 저항하는 능력이 부족하다고 볼 수 있고 치아우식증에 감수성이 있는 사람이라고 판단할 수 있다.

세균들이 치아표면에 세균막을 형성하고 치면세균막(치태) 내부에 산을 발생시켜 치아표면을 부식시키는데 치면열구세균막은 이미 형성된 산을 중화시키는 타액 완충능에 저항하는 능력을 보유하고 있다.

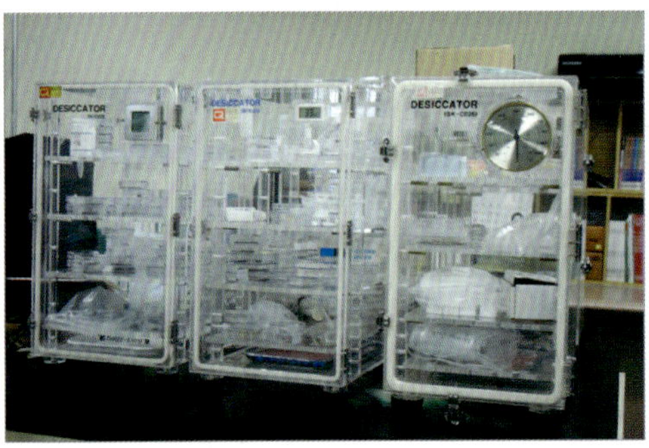


그림 10-9. 치아우식증 활성 시험용 기구 및 시약 보관함

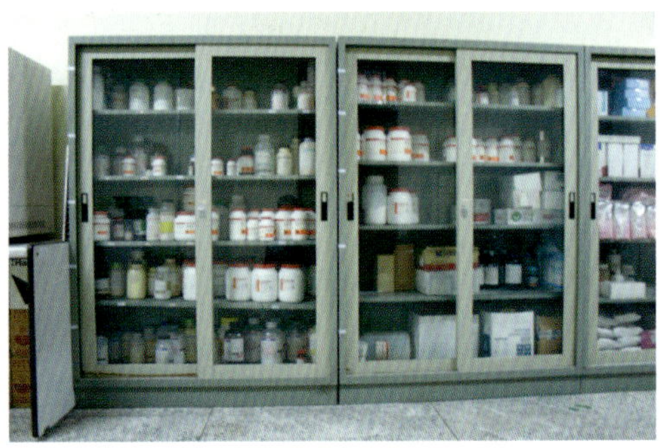

그림 10-10. 시약 보관함

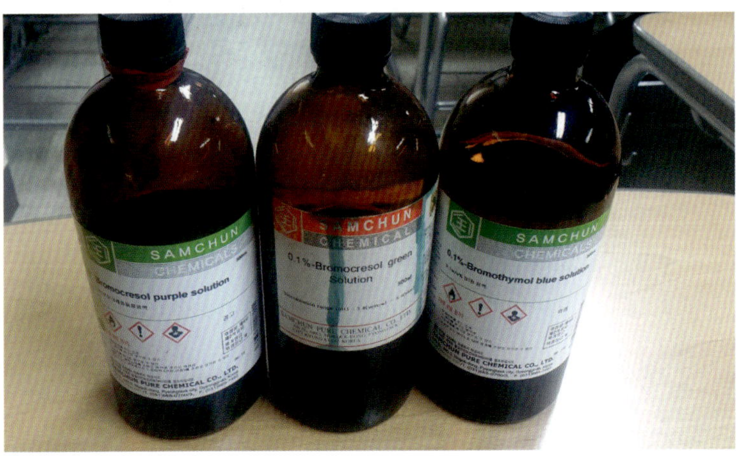


그림 10-11. 지시약

### (1) 치면열구세균막 수소이온농도 완충능검사 과정

[표 10-2] 치면열구세균막 수소이온농도 완충능검사 과정

| 검사 과정 | 세부내용 |
|---|---|
| ① 치면세균막을 검사할 치아의 열구를 선정한다. | 치면세균막(치태) 채취는 치아우식증 병소가 있는 치아를 이용한다. |
| ② 선정된 치아는 면봉을 이용하여 분리시킨다. | 구강주위조직과 접촉되지 않도록 확실하게 분리시킨다. |
| ③ 치아에서 세균막을 채취한다. | 세균막은 1~2개의 치아치면에서 채취한다. 단 치아우식증이 있는 곳에서 채취하지 말아야 한다(치아우식증이 있는 부위는 산도가 높기 때문이다.). |
| ④ 세균막을 깨끗한 유리 슬라이드 위에 놓는다. | 깨끗한 유리 슬라이드 위에 채취된 세균막을 세 부분으로 분리한 후 3개의 함요부(오목한 부위)에 각각 넣는다. |
| ⑤ 지시약을 치면세균막(치태)에 도포한다. | 각각의 세균막에 눈금이 있는 스포이드를 이용하여 지시약을 1방울씩 넣는다.<br>• 첫 번째 함요부 세균막 – 지시약 bromthymol blue(BTB)<br>• 두 번째 함요부 세균막 – 지시약 bromcresol purple(BCP)<br>• 세 번째 함요부 세균막 – 지시약 bromcresol green(BCG)<br>• 세균막을 1개 함요부에만 준비했을 경우 두 번째 지시약인 bromcresol purple을 넣는다. |
| ⑥ 세균막 수소이온농도를 결정한다. | 각각의 세균막에 지시약을 첨가한 후 pH color standard와 비색하여 수소이온농도를 결정한다. |
| ⑦ 구강을 세척시킨다. | 10% 포도당 용액을 이용하여 25 ml로 2분간 구강을 세척시킨다. |
| ⑧ 치아에서 세균막을 채취한다. | 세균막 채취는 최초 선택한 치아 인접면에서 채취한다. |
| ⑨ 채취된 세균막을 유리 슬라이드에 3등분하여 놓는다. | |
| ⑩ 세균막 위에 지시약을 도포한다. | |
| ⑪ 세균막의 수소이온농도를 결정한다. | |
| ⑫ 세균막 채취 수소이온농도 검사까지 반복검사를 한다. | 10% 포도당 용액 25 ml로 2분간 구강 세척 후 5분 간격으로 30분간 세균막의 수소이온농도를 계속 측정한다. |

※ ⑧~⑪까지 4단계 과정을 5분 간격으로 3분 동안 반복 검사한다.

#### (2) 치면열구세균막 수소이온농도 완충능검사 결과

- 치아우식증 감수성이 높은 사람의 치면열구세균막 pH는 타액의 pH보다 확실히 낮다(정상인 pH 6.6~7.1, 임산부 pH 6.61~6.7).
  - 산 생성균이 발효성 물질과 함께 세균막내에서 산을 형성하고 세균막 자체가 pH 변화에 저항하는 완충능을 가지고 있기 때문이다.
- 치면열구세균막의 pH가 저하된 수준에서 30분 이상 지속되면 치아우식증 발생률이 높다.

#### (3) 치면열구세균막 수소이온농도 완충능검사 결론

- 산(acid) 생성이 빨리 되고 오랫동안 지속되는 치면열구세균막을 가진 환자는 발효성 함수탄소의 섭취를 제한시켜야 한다.
- 치면열구세균막을 가진 사람들은 구강위생관리를 철저히 하도록 해야 한다.
- 식사 외에 간식으로 섭취하는 음식에 당분이 함유되어 있을 경우 철저히 규제해야 한다.

### 2) 타액분비율 검사(salivary flow test)

#### (1) 검사 목적

타액의 분비율과 점조도는 치아우식증 활성도와 밀접한 관계가 있기 때문에 치아우식증 발생에 많은 영향을 미친다. 구강위생상태가 불량한 경우 치아우식증 발생률이 높아지게 되는데, 타액분비량이 적거나 감소될 경우와 타액점조도가 높을수록 구강위생이 불량하게 된다. 타액분비량이나 점조도는 건강상태나 섭취음식의 종류에 따라서 달라질 수 있다.

일반적으로 타액분비량 검사에 있어 안정된 상태에서 분비된 타액을 비자극성 타액이라 하고, 파라핀으로 구강내를 자극시켜 분비된 타액을 자극성 타액이라고 한다. 분비된 타액을 별도로 측정하고 평가하여 부족할 경우 촉진시킬 수 있는 처방으로 타액을 분비시켜서 치아우식증을 예방할 수 있도록 하기 위함이다.

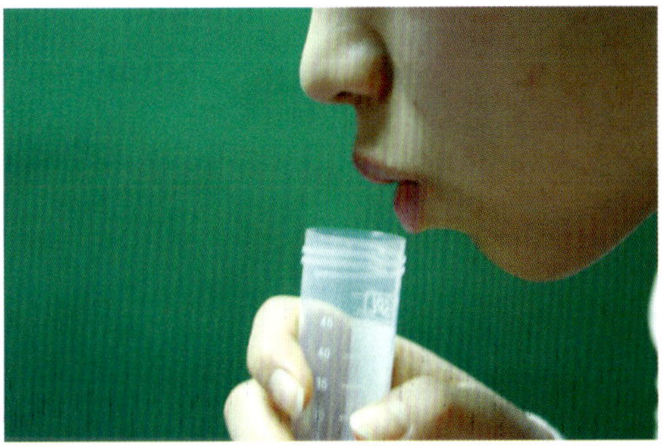

그림 10-12. 타액 채취

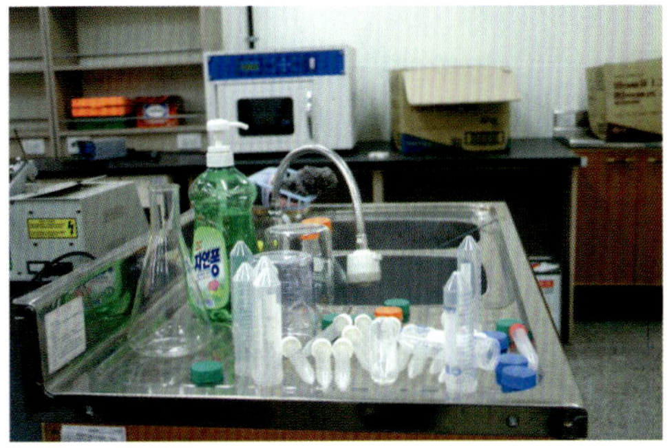

그림 10-13. 치아우식증 활성 시험용 기구

### (2) 타액분비율 검사 과정

[표 10-3] 자극성 타액분비율 검사 과정

| 단 계 | 과 정 | 방 법 |
|---|---|---|
| 1단계 | 파라핀 조각 저작 | 무가향 파라핀을 구강내에서 부드럽게 될 때까지 넣어둔다. |
| 2단계 | 타액수집 | 50 ml 눈금이 있는 실린더를 이용하여 5분 동안 분비된 타액을 수집한다. |
| 3단계 | 타액양 측정 | 수집된 타액의 양을 목측으로 정량하여 평가한다. |

※ 학자에 따라 무가향파라핀 사용량이 다양함(12 g, 1.0 g, 1.0 mg)

[표 10-4] 비자극성 타액분비율 검사 과정

| 단 계 | 과 정 | 방 법 |
|---|---|---|
| 1단계 | 타액수집 | 25 ml 눈금 실린더를 이용하여 안정상태에서 5분간 분비되는 타액을 수집한다. |
| 2단계 | 타액양 측정 | 실린더에 수집된 타액을 목측으로 정량하여 평가한다. |

### (3) 타액분비량 평가

타액의 분비량은 치아우식증을 발생시키는데 영향을 미치게 되므로 분비량이 적거나 감소될 경우, 그 원인을 조사하여 충분히 분비될 수 있도록 하는 것이 구강위생상태를 청결히 하여 치아우식증을 예방할 수 있다. 타액의 분비량은 육체적, 정신적인 조건에 따라 변화되고 감소되기 때문에 정상적인 타액의 유출량을 제시하기는 어렵다. 타액 유출량은 개인에 따라 많은 변화가 있는데 평가 기준은 5분간의 비자극성 타액과 자극성 타액분비량을 측정한다.

미국 청년을 상대로 Mercer가 조사한 결과 5분간에 비자극성 타액 분비량은 3.7 ml, 자극성 타액 분비량은 13.8 ml로 나타났다. 통상적으로 파라핀 자극 하에서 5분 동안 타액 유출량이 8.0 ml 이하인 경우 조사해서 그 원인이 무엇인가를 알아내야 한다.

[표 10-5] 타액의 평균 분비량(5분간)

| 조사대상 | 비 자극성 타액 | 자극성 타액 |
|---|---|---|
| 미국 청년 | 3.7 ml | 13.8 ml |

### (4) 타액분비가 일시적으로 감소되는 경우

① 유행성 이하선염 급성기 환자

② 매독 환자

③ 결핵 환자

④ 다량의 방사선 조사를 받은 환자

### (5) 타액의 분비를 저하시키는 경우

① Nicotinic acid(니코틴 산)

② 비타민 B 복합체 결핍

③ 함수탄소 과다섭취

④ 소량의 항히스타민제(50% 억제시킴)

### (6) 타액분비를 촉진시키는 필로칼핀의 특성

① 무미하다.

② 식사 전에 우유나 음료수에 섞어서 섭취할 수 있다.

③ 투여 후 15~20분 경과 후 타액이 2 ~ 3배 증가한다.

④ 식사 시작 시 투여하면 식사를 종료할 무렵 타액의 분비가 촉진된다.

⑤ 식후 음식물 잔사(치구)가 치아표면에 부착하는 것을 방지한다.

⑥ 산의 형성을 억제하여 치아우식증이 예방된다.

(7) 필로칼핀(pilocarpine)투여 방법

① Pilocarpine hydrochloride 0.3 g을 15 ml의 증류수에 용해한다.

② 용액 5방울을 음료수나 우유에 타서 식사 전에 투여한다.

③ 매일 한 방울씩 증가시켜 8~10방울이 되면 계속 8~10방울을 투여한다.

(8) 타액분비를 감소시키는 요소

① 탈수

② 공포

③ 고열

④ Atropine같은 약물복용

⑤ Excessive radiation(방사선 과잉 조사)

(9) 타액분비를 증가시키는 요소

① 산성물질 ② 화학적 자극

③ 기계적 자극 ④ 열

### 3) 타액의 점조도 검사(salivary viscosity test)

(1) 목적

타액의 점조도가 높을 경우 치아우식증을 발생시키는데 많은 영향을 미치게 된다. 타액의 자정작용, 성분, 점조도 등에 따라 치아우식증의 발생 빈도가 달라지는데 특히 타액 점조도가 높아 구강내에서 자정작용이 잘 되지 않으면 음식물이 치면에 잘 부착되어 치아우식증의 발생 빈도가 높아지게 되므로 점조도를 낮추어 치아우식증 발생을 예방하기 위함이다.

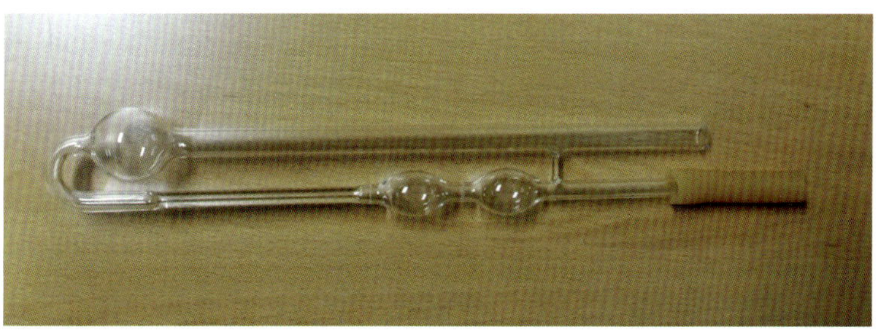

그림 10-14. 오스트왈드 파이펫(ostwald pipette)

### (2) 타액 점조도 검사 절차

[표 10-6] 타액 점조도 검사 절차

| 검사 과정 | 방 법 |
|---|---|
| ① 타액을 오스트왈드 파이펫에 투입시킨다. | 구강내에서 채취된 자극성 타액 2 ㎖이상을 오스트왈드 파이펫(길이 10 cm, 내경 0.4 mm)에 넣은 후 파이펫 상단에 고무관을 삽입한다. |
| ② 타액을 모세관에 흘러내린다. | 파이펫에 주입된 타액을 모세관 하단에서 윗눈금까지 흡입하였다가 액체가 자체 중력으로 모세관을 타고 다시 내려가도록 한다. |
| ③ 타액과 증류수가 흐르는데 소요되는 시간을 측정한다. | 타액이 흐르는 시간(초)과 증류수가 흐르는 시간(초)을 측정하기 위하여 같은 방법으로 여러 차례 실험 측정하여야 하는데 온도는 37℃로 유지한다(인체 체온과 똑같이 하기 위해서다). |
| ④ 타액의 비점조도를 계산한다. | 타액의 비점조도 계산은 타액이 흐르는 시간을 증류수가 흐르는 시간으로 나눈다.<br>※ 타액의 비점조도<br>$= \dfrac{2\text{ ㎖의 타액이 흐르는데 소요된 시간(초단위)}}{2\text{ ㎖의 증류수가 흐르는데 소요되는 시간(초단위)}}$ |

### (3) 검사 결과에 대한 대책

자극성 타액의 비점조도가 2.0 이상이면 비정상이라고 할 수 있으므로 적절한 조치를 취해야 한다. 일반적으로 자극성 타액의 비점조도는 1.3~1.4로 보고되고 있으므로 점조도가 높은 경우 대책을 강구해야 되는데 점조도를 낮출 수 있는 효과적인 방법은 별로 없다.

### (4) 타액의 점조도를 낮추기 위한 방법(항히스타민제를 사용하는 사람 제외)

① 설탕 함유 식품 섭취를 제한한다.

② 구강위생관리를 철저히 한다.

③ 필로칼핀(pilocarpine)을 투여한다.

### (5) 타액의 비점조도가 증가되는 경우

① 항히스타민제 사용 시

② 함수탄소(당질) 다량 섭취 시

## 4) 스나이더 검사(snyder test)

### (1) 목적

타액내의 산 생성균의 대사능력을 비색법으로 결정하기 위하여 스나이더 검사를 한다. 지시약은 bromcresol green(브롬크레졸 그린)을 함유한 탄수화물 배지내에서 타액세균의 산 생산능력에 근거를 두고 결과는 지시약이 청록색(녹색)에서 황색으로 변하는 정도에 따라 결정된다. 이 방법은 치아우식증의 가장 중요한 원인요소 중의 하나를 찾아낼 수 있는 좋은 방법으로 간단하면서도 믿을 수 있는 방법이며 또한 탄수화물의 섭취에 관한 환자의 식품을 평가할 수 있는 좋은 방법이다.

### (2) 스나이더 검사를 위한 배지 제조과정

건조된 스나이더 배지 62 g을 증류수 1ℓ에 용해시킨다(pH 5.0이 되도록 유산용액 조정).

혼합액을 1~2분 동안 끓인다(가끔 저어준다.). 배지를 뚜껑이 있는 용기에 3.75 ml씩 분배해 넣고 섭씨 118~121℃에서 15분 동안 고압멸균한다.

배지의 최종 산도는 pH 4.8이 된다.

배지가 과열되지 않도록 주의해야 한다(낮은 산성도에서는 한천이 가수분해되어 배지가 응고되지 않을 수도 있기 때문이다.).

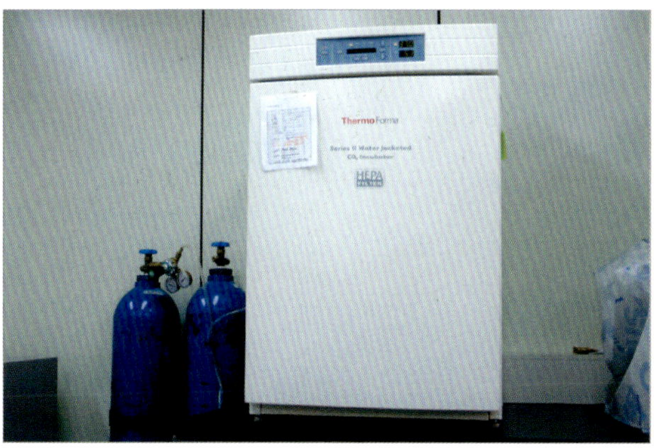

그림 10-15. 배양기

### (3) 스나이더 검사 절차

[표 10-7] 스나이더 검사 절차

<table>
<tr><th>검사 과정</th><th>세부내용</th></tr>
<tr><td>① 스나이더 검사를 위한 타액을 채취한다.</td><td>환자로 하여금 무가향 파라핀 조각을 1~2분 동안 씹도록 하여 타액을 용기에 모은다.<br>• 타액 채취 시기는 아침식사 전과 칫솔질 하기 전이 좋다. 그러나 시기를 놓쳤다면 점심이나 저녁 식전에 채취하는 것이 좋다.</td></tr>
<tr><td>② 채취된 시료를 흔들어서 혼합시킨다.</td><td>타액에 곰팡이가 성장할 수 있기 때문에 타액 채취 후 완전한 혼합이 되도록 잘 흔들어 준다.</td></tr>
<tr><td>③ 시료 0.2 ml를 배양기에 넣는다.</td><td rowspan="2">시료를 배양기에 넣은 후 시험관을 열탕기에 정지시켜 10분간 용해시킨다.</td></tr>
<tr><td>④ 배양기를 열탕 속에 10분간 용해시킨다.</td></tr>
<tr><td>⑤ 배양기를 50℃에서 냉각시킨다.</td><td>배양기를 50℃에서 냉각한 후 바로 실온에서 30분 동안 보관한다.</td></tr>
<tr><td>⑥ 배양기를 실온에서 30분 동안 보관한다.</td><td rowspan="2">배양기를 24시간 간격으로 72시간 동안 배양기의 색상을 관찰하여 치아우식증 활성을 판정한다.</td></tr>
<tr><td>⑦ 배양기를 37℃에서 72시간 동안 배양하면서 관찰한다.</td></tr>
</table>

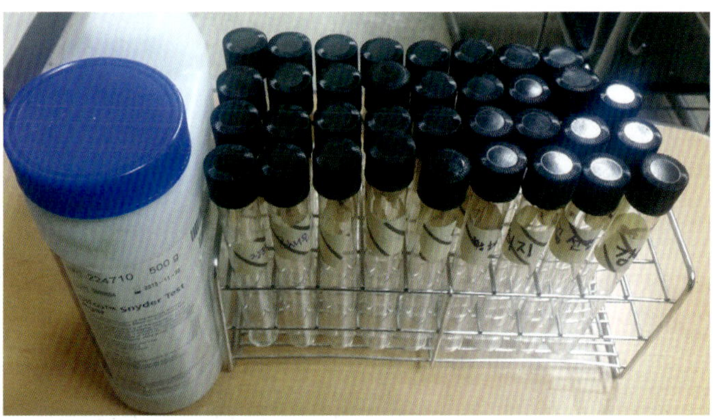


그림 10-16. 스나이더 검사용 배지와 기구

### (4) 스나이더 검사 결과 판정

검사를 정확하게 하기 위해 2~4일 동안에 최소 2회 정도 검사할 수 있는 타액을 모아서 비교할 수 있는 기준 또는 비교차를 구하여 검사 결과와 비교분석을 해야 한다.

[표 10-8] 스나이더 검사 결과 판정

배양기의 색상이 청색이 우세할 경우 – 산 생성균의 활성을 음성으로 판정
배양기의 색상이 황색이 우세할 경우 – 산 생성균의 활성을 양성으로 판정
24시간의 배양으로 양성이 되었을 경우 – 산 생성균의 활성을 고도활성으로 판정
48시간의 배양으로 양성이 되었을 경우 – 산 생성균의 활성을 중등도활성으로 판정
72시간의 배양으로 양성이 되었을 경우 – 산 생성균의 활성을 경도활성으로 판정
72시간의 배양으로 양성이 되지 않았을 경우 – 산 생성균 활성이 없다고 불활성으로 판정

### (5) 스나이더 배지 변색정도에 따른 산 생성균의 판정기준

[표 10-9] 스나이더 배지 변색정도에 따른 산 생성균의 판정기준

| 활성정도 / 배양시간 | 고도 활성 | 중등도 활성 | 경도 활성 | 불활성 |
|---|---|---|---|---|
| 24시간 배양 | 양성 | 음성 | 음성 | 음성 |
| 48시간 배양 | | 양성 | 음성 | 음성 |
| 72시간 배양 | | | 양성 | 음성 |

## 5) 타액 완충능 검사(salivary buffering capacity)

### (1) 목적

타액 완충능 검사 목적은 산을 첨가하여 발생될 수 있는 pH의 변화에 저항하는 능력을 검사하기 위함이다. 채취한 자극성 타액 2 ml의 pH를 5.0으로 낮추는데, 필요한 0.1 N 농도의 유산용액의 양(방울 수)으로 평가를 하게 되는데 타액의 완충능은 치면열구 세균막의 완충능에 영향을 미치게 되어 치아우식증 발생에도 관여하게 되므로 부족할 경우 적절한 대책을 마련해야 된다.

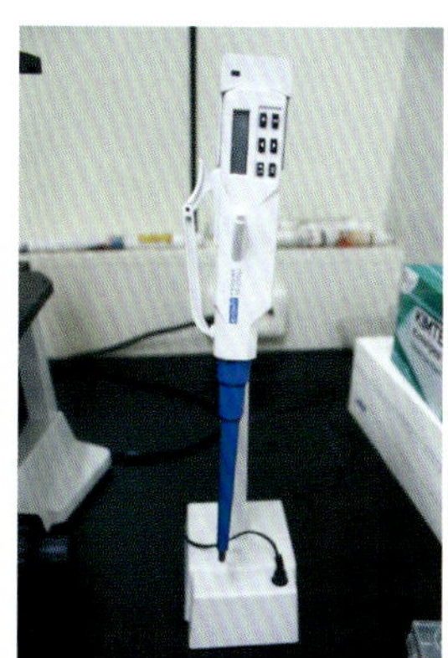

그림 10-17.
channel elec-tronic pipettors

### (2) 타액 완충능 검사 절차

[표 10-10] 타액 완충능 검사 절차

| 검사 과정 | 세부내용 |
| --- | --- |
| ① 음료수로 양치 후 타액 채취 | 완충능을 검사하기 위해서는 먼저 물로 양치시키고 파라핀 조각을 저작시켜서 4~5 ml의 타액을 수집한다.<br>(타액 분비량을 측정하기 위해 수집한 타액을 사용해도 된다.) |
| ② 지시약을 3방울 첨가한다. | 시험관에 2 ml의 타액을 넣고 지시약 Bromcresol green(BCG)과 Bromcresol puple(BCP)을 같은 양으로 혼합하여 3방울을 넣는다. |
| ③ 점적기(dropper)로 0.1 N 유산용액을 한 방울씩 첨가한다. | 유산용액을 한 방울씩 첨가하는데 그 횟수는 pH 5.0과 일치될 때까지 첨가하며 그 유산용액의 방울 수를 측정한다. |
| ④ 첨가한 유산용액의 방울 수로 완충능을 기록한다. | |
| ⑤ ①~④번 까지를 반복하여 1회 더 검사한다. | 남겨둔 2 ml의 타액을 이용하여 1회 더 검사한 결과와 전에 검사한 결과를 합쳐서 평균값을 구하여 완충능을 산출한다. |
| ⑥ 2회 검사한 타액의 완충능값을 평균내어 산출한다. | |

### (3) 타액 완충능 검사 결과 평가

채취한 자극성 타액 2 ml의 pH를 5.0으로 낮추는데 필요한 0.1 N 농도의 유산용액의 양(방울 수)으로 평가한다. 비교적 치아우식증 병소가 적은 환자는 0.7 ml의 유산용액이 필요하나 치아우식증 병소가 많은 환자는 0.25 ml의 0.1N 유산용액이 필요하다. 일반적으로 평균 10방울을 타액의 완충능 평가기준으로 한다.

### (4) 타액 2 ml를 pH 5.0까지 낮추는데 필요한 유산용액 방울 수

[표 10-11] 유산용액을 이용한 타액 완충능 판정기준

| 타액 완충능 판정 | 판정기준 | 치아우식증 발생 여부 |
| --- | --- | --- |
| 완충능이 매우 부족 | 6방울 미만 | 치아우식증 빈발 |
| 완충능이 부족 | 6~10방울 미만 | 치아우식증 빈발 |
| 완충능이 충분 | 10~14방울 미만 | 치아우식증 비교적 발생 안됨 |
| 완충능이 매우 충분 | 14방울 이상 | 치아우식증 발생 가능성 낮음 |

(5) 타액의 완충능 부족 시 대책

① 탄산과 탄산염에 의해 타액의 완충능이 좌우되므로 탄산소다를 이용한 일시적 보충이 가능하다.

② 과일, 야채를 많이 섭취하여 대사성 알칼리성 잔기를 생성하게 한다.

③ 내과 전문의에게 정밀검사를 받아보는 것이 좋다.

### 6) 구강위생관리능력 검사(plaque reformation rate)

(1) 목적

구강위생관리능력 검사는 환자들에게 구강위생관리 상태를 평가해 주어 스스로 구강위생을 관리할 수 있도록 동기를 유발시키고, 치면세균막(치태) 형성을 방지하고 형성된 치면세균막(치태)을 제거할 수 있는 방법 등을 교육하여 환자 스스로 예방 또는 제거할 수 있는 능력을 배양하는데 그 목적이 있다.

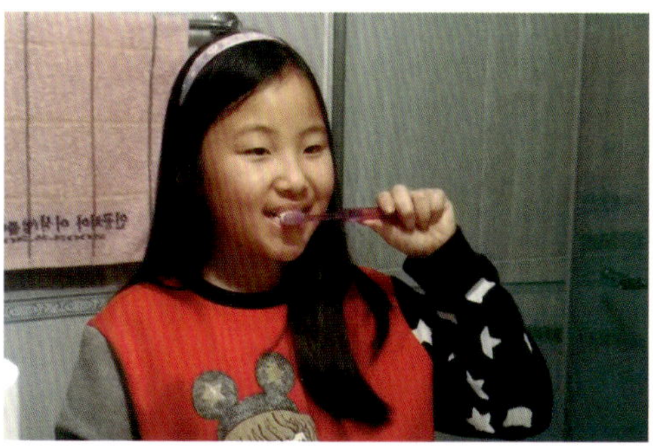

그림 10-18. 칫솔질

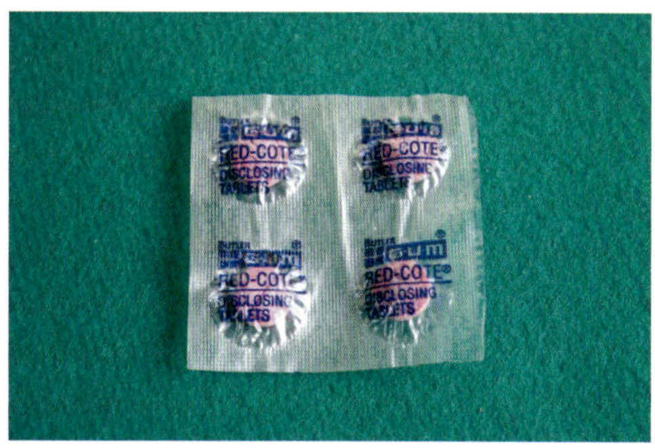

그림 10-19. 치면 착색제

(2) 구강위생관리능력 검사 과정

[표 10-12] 구강위생관리능력 검사 과정

| 검사 과정 | 세부내용 |
|---|---|
| ① 환자에게 예고없이 갑자기 칫솔질을 시킨다 | 평소 구강위생관리능력을 측정하기 위해 사전에 예고 없이 환자에게 칫솔질을 시켜 청결히 닦도록 한다. |
| ② 치면세균막을 착색시킨다. | 착색제로 세균막을 착색시켜 환자가 직접 관찰하여 본인의 구강관리 상태를 관찰하도록 한다. |
| ③ 칫솔질의 결과를 관찰하고 치면세균막을 평가하게 한다. | 환자에게 평소 칫솔질 방법의 결과와 올바른 칫솔질 방법을 교육한 후 결과를 거울로 비교할 수 있도록 하고 필요시 구강위생용품 사용을 권장하고 사용방법을 교육한다. |

#### (3) 구강위생관리능력 검사 결과 및 예방대책

구강위생관리능력 평가 및 검사 결과 관리능력이 부족한 환자들은 환자 자신이 거울을 보고 구강 내에 착색된 치면세균막(치태)을 관찰할 수 있도록 한 후 그 환자에게 알맞은 칫솔질 방법을 교습시키고 필요한 경우 치실(dental floss silk)이나 구강위생보조용품 사용을 권장하고 사용법을 교육해서 구강위생관리능력을 배양시켜야 한다.

## 4. 제2단계 치아우식증 활성검사

### 1) 치면세균막(치태) 재형성률 검사

#### (1) 목적

치면세마를 한 후 2일간 칫솔질을 하지 않은 채 2일 후에 다시 치면세균막(치태)이 형성된 정도를 측정하는 검사이다.

환자 자신이 직접 손거울을 보고 세균막이 재형성된 정도를 스스로 목격하도록 하여 구강관리를 철저히 하도록 동기유발(motivation)을 시키고 주기적으로 구강위생관리 실태를 평가받도록 하는 것이 중요하다.

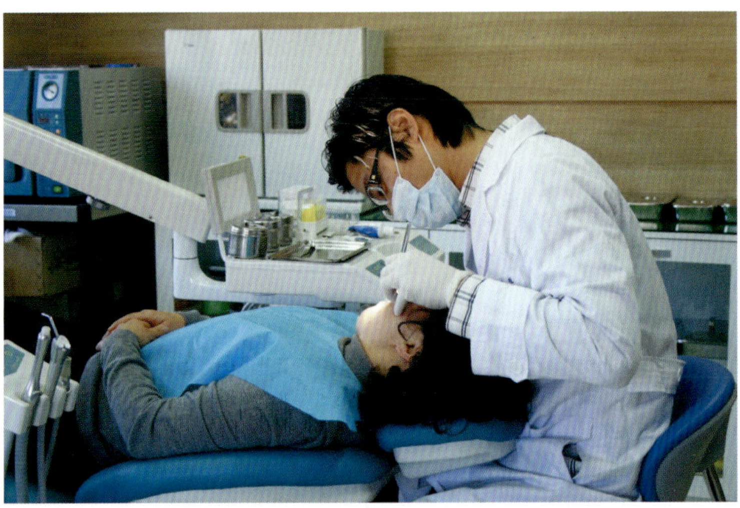

그림 10-20. 치면세마 하는 모습

### (2) 검사 절차 및 평가

[표 10-13]

| 검사 과정 | 세부내용 |
|---|---|
| ① 치면을 깨끗하게 세마한다. | 기존에 있던 치면세균막(치태)을 깨끗이 제거하고 2일 후 새로 형성된 세균막을 측정하기 위해 세마한다. |
| ② 치면세마 후 2일 동안 칫솔질을 금지하도록 한다. | 치면세마 후 2일 동안에 새로 형성된 치면세균막(치태)을 검사하기 위해 칫솔질을 하지 말도록 한다. |
| ③ 치면세균막(치태)을 착색시킨다. | 환자의 구순에 버터를 바르고 치면착색제를 도포하여 치면세균막(치태)을 관찰하기 위해 착색시킨다. |
| ④ 착색시킨 치면에 세균막을 관찰한다. | 2일 전에 깨끗하게 세마했던 치아 표면에 재형성된 착색부분을 거울로 보고 스스로 목격하도록 한다. |
| ⑤ 치면세균막(치태)을 평가하고 구강위생관리방법을 교육한다. | 치면세균막(치태)을 평가하고 구강위생관리가 필요한 환자들에게 알맞은 구강위생관리방법을 교육하고 정기적인 검사를 받아 건강한 생활을 유지할 수 있도록 한다. |

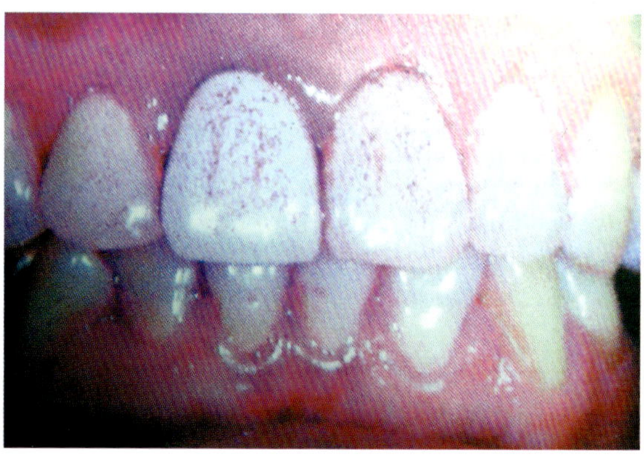

그림 10-21. 치면착색제 도포(치면세마 2일후)

## 2) 구강내 포도당 잔류시간 검사

### (1) 목적

구강내에 체류되어 있는 포도당은 치아우식증에 직접적인 영향을 미치게 된다. 구강내 포도당 잔류시간검사는 사탕 반(1/2)개를 먹인 다음 포도당이 구강내에 잔류하는 시간을 측정하여 우식활성을 검사하는 방법으로 치아우식증을 예방하기 위해서이다. 사람에 따라 포도당이 잔류하는 시간이 각각 다르고 포도당의 성상에 따라 차이가 많지만 보통 10~15분 후에 없어지는 것으로 보고되고 있다. 검사 시 Tes-tape을 사용하는데 포도당과 Tes-tape이 접촉되어 황색이 녹색으로 변하는 tape 수요를 계산하여 시간을 측정하는데 Tes-tape 색상의 변화는 0.1% 이하의 농도에서도 일어날 수도 있다.

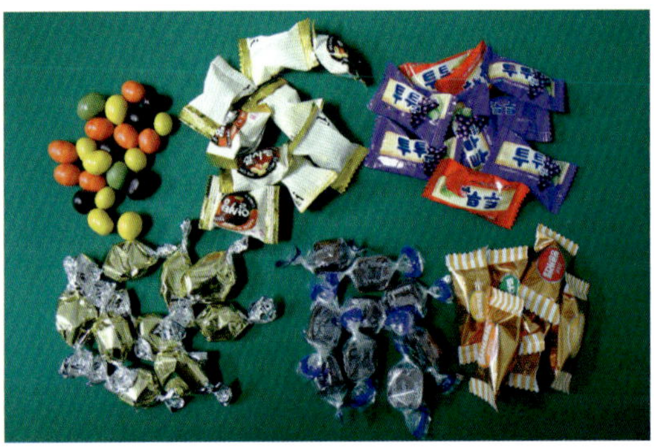

그림 10-22. 사탕 및 초콜릿(우식성 식품)

### (2) 구강내 포도당 잔류시간 검사 절차

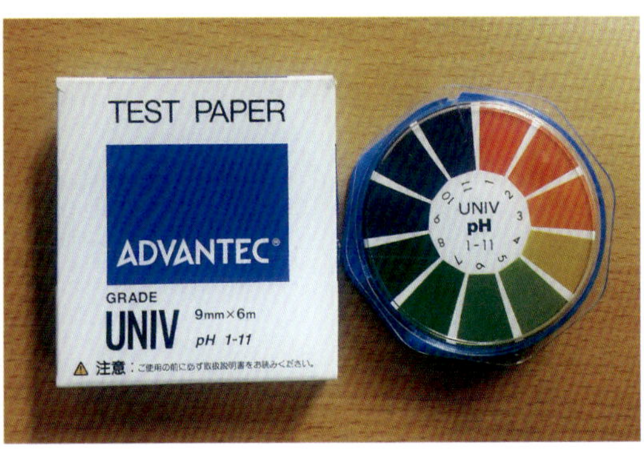


그림 10-23. Tes-tape

[표 10-14] 구강내 포도당 잔류시간 검사 절차

| 검사 과정 | 세부내용 |
|---|---|
| ① 실험기구 bracket cover 위에 번호표를 부착한다. | 실험기구 bracket cover위에 0, 0, 3, 6, 9, 12, 15, 18, 21, 24, 27이라는 11개의 숫자를 지워지지 않도록 기록한다.<br>(이 번호 숫자는 포도당 섭취 후 경과된 시간(분)을 나타낸 것이다.) |
| ② 각각의 번호 위에 Tes-tape을 1개씩 놓는다. | 위의 11개 번호표 위에 Tes-tape 1개씩 놓는다. 이때 Tes-tape를 손가락으로 만져서는 안된다.<br>(손으로 만지게 되면 정확한 반응을 알 수 없게 된다.) |
| ③ 음료수로 양치를 하도록 한 후 구치부 치간에서 타액을 채취한다. | 음료수로 양치를 한 후 구치부 치간에서 소량의 타액을 이쑤시개로 채취하여 첫번째 0번의 Tes-tape에 바르면 Tes-tape 색상이 변하지 않는다(음료수로 양치를 한 구치부 타액에는 포도당이 포함되어 있지 않기 때문이다.). |
| ④ 0번 Tes-tape에 타액을 접촉시킨다. | |
| ⑤ 환자에게 1/2개의 사탕을 먹인다. | 환자에게 사탕을 먹이는 이유는 구강내에 포도당 잔류시간을 측정하기 위해서다. |
| ⑥ 환자가 사탕을 먹은 후 구치부 치간부에서 타액을 다시 채취한다. | 환자가 사탕을 먹은 후 ④번과 같은 방법으로 타액을 채취해야 한다. |
| ⑦ 0번 Tes-tape 위의 ⑥번 타액을 접촉시킨다. | Tes-tape이 황색에서 녹색으로 변화된다.<br>(구강내에 포도당이 잔류해 있기 때문이다.) |
| ⑧ 위의 방법대로 3분마다 Tes-tape으로 검사한다. | 위의 방법대로 3분마다 동일 부위에서 채취한 타액을 계속 정확히 검사해야 한다. |
| ⑨ Tes-tape의 색상이 변하지 않으면 검사를 종료한다. | 환자마다 구강내 포도당 잔류시간이 다르기 때문에 몇 분 후에 Tes-tape의 변화를 예측할 수 없으므로 변화되지 않을 때까지 검사를 시행한다. |

### (3) 포도당 잔류시간 검사 결과 및 예방대책

사람마다 각각 결과가 다르지만 일반적으로 구강내에서 포도당이 소실되는데 보통 10~15분이 소요된다. 구강내에서 포도당 잔류시간이 15분 이상인 환자들은 치아우식증(dental caries) 발생률이 높으므로 예방을 위하여 우식성 식품을 제한하고, 구강위생을 철저히 관리하도록 교육하며 정기적인 검사를 받을 수 있도록 한다.

## 10장 학습문제

1. 치아우식 활성검사의 정의를 쓰시오.

2. 치아우식 활성검사의 목적을 쓰시오.

3. 치아우식 활성검사 대상자를 나열하시오.

4. 치아우식 활성검사 방법의 종류를 나열하시오.

5. 치아우식 활성검사로 치아우식증을 예방할 수 있는 효과는?

6. 치아우식 활성검사로 치아우식증 발생률을 억제할 수 있는 범위는?

7. 치면열구 세균막 수소이온농도 완충능검사란?

8. 자극성 타액의 5분 동안 평균 분비량은?

9. 일반적으로 5분 동안 자극성 타액의 분비량이 몇 ml 이하일 때 조사하여야 하는가?

10. 항히스타민계 약물은 타액분비를 몇 % 까지 감소시키는가?

11. 필로칼핀(pilocarpine)을 복용하면 타액의 분비량은?

12. 타액의 점조도를 낮게 해주는 방법을 나열하시오.

13. 타액의 분비가 일시적으로 감소되는 경우를 나열하시오.

14. 타액이나 증류수 절대 점조도 측정 시 파이펫과 액체는 몇 도로 해야 하는가?

15. 산 생성균의 대사능력을 비색법으로 측정하는 검사방법은?

16. 타액의 비점조도 계산공식을 쓰시오.

17. 스나이더 검사의 목적을 쓰시오.

18. 스나이더 검사 시 사용되는 지시약은?

19. 스나이더 배지의 최종 산도는?

20. 스나이더 검사를 위해 가장 좋은 타액 채취시기는?

21. 스나이더 배지 변색정도에 따른 산 생성균의 판정기준을 설명하시오.

22. 타액 완충능 검사의 목적을 쓰시오.

23. 타액 완충능 검사 시 사용되는 지시약은?

24. 타액 완충능 검사 시 유산용액 몇 방울을 기준으로 양성 판정을 하는가?

25. 타액 완충능이 감소되면 나타나는 현상은?

26. 타액 완충능 부족 시 대책을 나열하시오.

27. 칫솔질을 올바르게 하는지를 평가하는 검사방법은?

28. 구강위생관리능력검사 과정을 나열하시오.

29. 치면세균막 재형성률 검사의 목적을 쓰시오.

30. 치면세균막 재형성률 검사의 절차를 나열하시오.

31. 구강내 포도당 잔류검사의 목적을 쓰시오.

32. 구강내 포도당 잔류검사 시에 사용되는 것은?

33. 포도당이 구강내에서 잔류시간이 몇 분 이상일 때 발생빈도가 높다고 평가하는가?

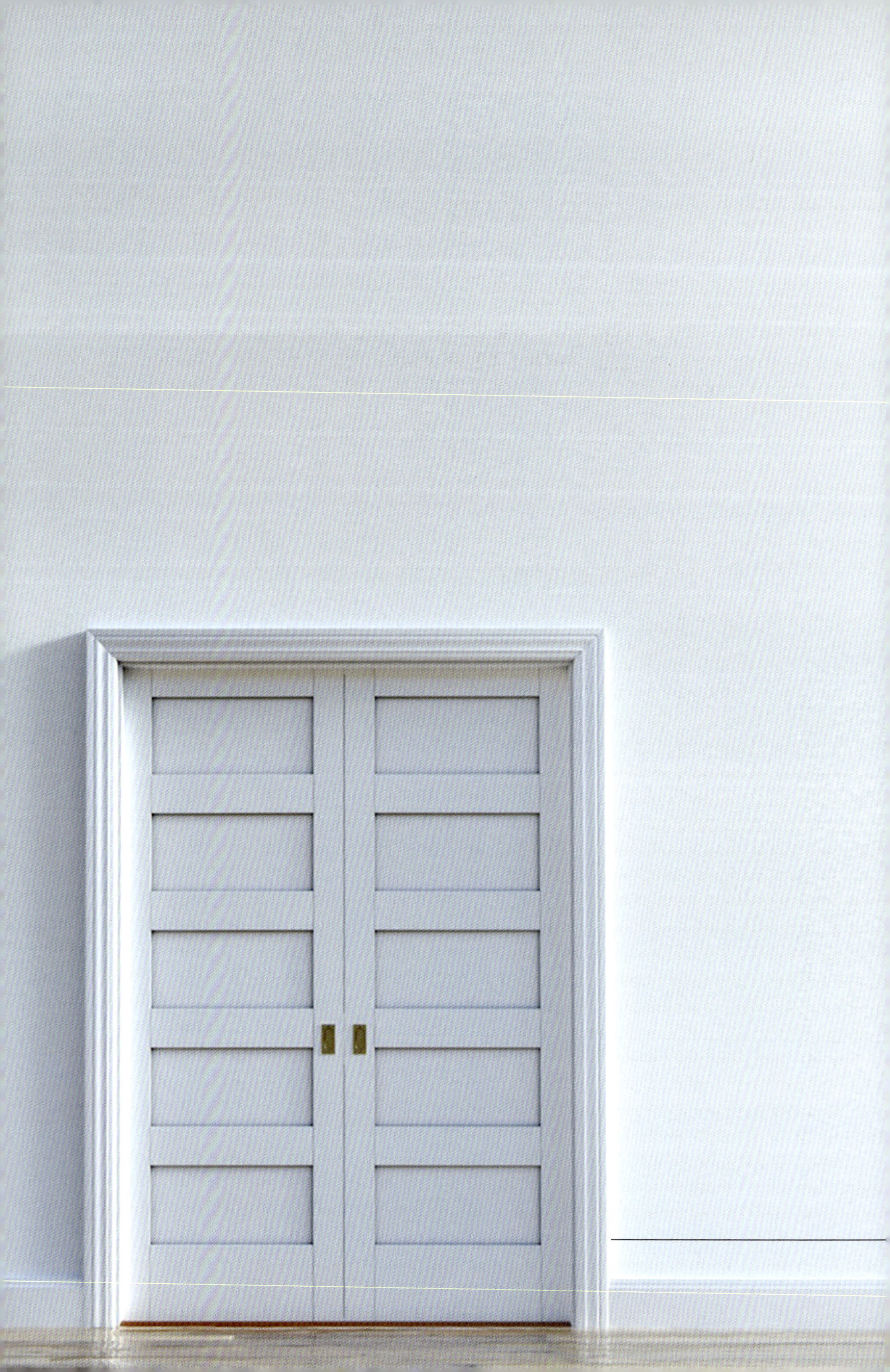

PART 4

# 식품과 식이조절법

# 11장 식품 및 영양소

## 1. 식품의 정의

인간이 삶을 영위하기 위해서 외부로부터 섭취하는 음식물을 식품이라고 하는데, 우리 일상생활에 없어서는 안 될 필수불가결한 요소이다. 그러므로 식품은 인간의 생명유지에 필요한 적당한 영양소(nutrients)를 함유하고 있어야 하고, 각종 병원미생물에 오염되거나 유해 유독 물질이 함유되어 있어서는 안 된다.

즉 인간이 섭취하는 식품은 건강에 장애를 일으키지 않아야 하며 위생상 안전해야 하므로, 세계보건기구(WHO) 환경위생전문위원회에서는 식품위생을 식품의 재배(성장), 생산, 제조로부터 최종적으로 사람이 섭취하기까지 모든 단계에 걸친 식품의 안전성, 건전성 및 완전무결성을 확보하기 위해 필요한 모든 수단으로 정의하였다.

최근 사회경제의 발전과 과학기술의 진보에 더불어 우리의 생활환경이 급격히 변화됨에 따라 식품의 종류도 다양해지고 있는데, 식품의 생산에서 소비에 이르는 유통구조 과정에서 식품의 변질 또는 오염으로 인해 국민들의 건강을 해칠 수 있으므로, 불량식품이나 부정식품이 유통되지 않도록 철저히 관리되어야 한다.

인간생활의 3대 기본 요소는 의, 식, 주의 생활이라 할 수 있는데, 특히 식생활은 인간의 생명이나 건강과 직접 연결되는 것으로, 식품위생의 3대 요소는 첫째, 식품의 안전성, 둘째, 완전무결성 셋째, 건강성이라고 할 수 있는데, 그중에서 가장 중요한 요소는 식품의 안전성이라고 할 수 있다. 그러므로 아무리 영양소가 많은 식품이라 해도 안전성이 없는 식품은 섭취해서는 안 된다.

[표 11-1] 우식성간식 1일 섭취빈도 만 12세 – 성별, 행정구역별, 지역별

(단위 : %)

| 특성별 | | 전체 | 먹지 않음 | 1번 | 2번 | 3번 | 4번 이상 | 모르겠음 |
|---|---|---|---|---|---|---|---|---|
| | | | 분율(표준오차) | 분율(표준오차) | 분율(표준오차) | 분율(표준오차) | 분율(표준오차) | 분율(표준오차) |
| 전체 | | 18,671 | 10.4(0.3) | 26.9(0.4) | 28.9(0.4) | 16(0.4) | 10(0.3) | 7.8(0.3) |
| 행정구역 | 서울특별시 | 2,549 | 9.6(0.6) | 27.7(1.1) | 29.3(0.9) | 16.5(0.9) | 10.5(0.7) | 6.5(0.6) |
| | 부산광역시 | 1,156 | 9.7(0.9) | 28.7(1.2) | 28.5(1.2) | 16.8(1.0) | 9.4(0.8) | 6.9(0.8) |
| | 대구광역시 | 1,165 | 13.5(1.1) | 28.9(1.4) | 29.9(1.3) | 12(1.1) | 8.7(0.8) | 7.1(1.1) |
| | 인천광역시 | 1,095 | 12.4(0.8) | 26.1(1.3) | 28.4(1.3) | 16.4(1.0) | 8.9(0.8) | 7.7(0.8) |
| | 광주광역시 | 702 | 10.6(1.3) | 25.3(2.0) | 30.3(2.2) | 16.3(1.3) | 10.6(2.4) | 7(0.8) |
| | 대전광역시 | 536 | 9(1.1) | 28.2(1.9) | 27.8(2.7) | 15.5(1.4) | 13.4(1.5) | 6.1(0.9) |
| | 울산광역시 | 647 | 9.8(1.2) | 29(2.1) | 27.7(1.4) | 12.5(1.3) | 11.1(1.7) | 9.9(2.0) |
| | 세종특별자치시 | 285 | 9.2(1.9) | 31.3(3.1) | 25.9(1.8) | 17.1(2.1) | 8(1.4) | 8.5(2.5) |
| | 경기도 | 2,672 | 10.1(0.6) | 26.2(0.9) | 29.3(1.0) | 16.2(0.8) | 10.1(0.8) | 8.1(0.7) |
| | 강원도 | 927 | 12.2(1.5) | 30(2.2) | 28.2(1.9) | 16.2(1.9) | 6.8(1.1) | 6.7(1.2) |
| | 충청북도 | 765 | 11.1(1.8) | 25.7(2.9) | 25.3(2.9) | 18.8(3.9) | 11.4(2.1) | 7.6(1.0) |
| | 충청남도 | 1,129 | 11.5(0.9) | 25.3(1.4) | 26.5(1.3) | 17.3(1.0) | 10.5(1.0) | 8.8(0.9) |
| | 전라북도 | 995 | 9.1(0.9) | 23.3(1.3) | 28.4(1.2) | 17.1(1.0) | 11.2(1.2) | 11(1.1) |
| | 전라남도 | 1,233 | 10.7(0.8) | 25(1.7) | 28.5(1.5) | 16.4(1.4) | 9.2(1.2) | 10.2(1.2) |
| | 경상북도 | 1,013 | 11.2(1.0) | 25.9(1.7) | 32.7(1.2) | 13.3(1.2) | 9.3(1.2) | 7.6(0.9) |
| | 경상남도 | 1,168 | 10.1(1.1) | 28.5(1.6) | 29(1.1) | 15.4(1.4) | 8.6(0.8) | 8.3(1.3) |
| | 제주특별자치도 | 634 | 10.1(1.1) | 23.2(2.0) | 29.7(2.2) | 15.5(1.8) | 12.6(1.0) | 8.9(0.8) |
| 지역별 | 시 | 15,957 | 10.3(0.3) | 27(0.4) | 29(0.4) | 16.1(0.4) | 10(0.3) | 7.7(0.3) |
| | 군 | 2,714 | 12.5(0.8) | 25.4(1.1) | 27.7(1.0) | 14.8(0.8) | 9.6(0.7) | 10(0.7) |
| 주관적 소득수준 | 상 | 8,416 | 10.7(0.4) | 28.4(0.6) | 28.4(0.6) | 15.7(0.5) | 9.9(0.4) | 6.9(0.4) |
| | 중 | 9,104 | 10.3(0.4) | 26(0.6) | 29.8(0.6) | 16(0.5) | 9.5(0.4) | 8.5(0.4) |
| | 하 | 1,151 | 9.4(1.0) | 21.8(1.4) | 26.8(1.5) | 18(1.3) | 14.6(1.3) | 9.4(0.9) |

| 성별(남) | | 전체 | 먹지 않음 | 1번 | 2번 | 3번 | 4번 이상 | 모르겠음 |
|---|---|---|---|---|---|---|---|---|
| | | | 분율 (표준오차) | 분율 (표준오차) | 분율 (표준오차) | 분율 (표준오차) | 분율 (표준오차) | 분율 (표준오차) |
| 전체 | | 10,031 | 12.6 (0.4) | 28.3 (0.6) | 28.4 (0.5) | 13.9 (0.4) | 8.6 (0.4) | 8.2 (0.4) |
| 행정구역 | 서울특별시 | 1,393 | 12 (0.8) | 30 (1.4) | 28.9 (1.1) | 13.9 (1.0) | 8.6 (0.8) | 6.6 (0.7) |
| | 부산광역시 | 586 | 12.9 (1.2) | 29.3 (2.0) | 27.8 (1.7) | 14.7 (1.4) | 8.3 (1.3) | 7 (1.0) |
| | 대구광역시 | 594 | 16.8 (1.5) | 29.8 (1.8) | 27.9 (1.5) | 10 (1.4) | 8.8 (1.0) | 6.7 (1.3) |
| | 인천광역시 | 688 | 13.2 (1.3) | 26.3 (1.6) | 27.9 (1.8) | 15.4 (1.2) | 8.5 (1.0) | 8.8 (1.3) |
| | 광주광역시 | 364 | 13.8 (1.8) | 27.2 (2.1) | 26.8 (2.1) | 13.2 (1.4) | 9.5 (2.1) | 9.5 (1.2) |
| | 대전광역시 | 272 | 10.5 (1.4) | 33.9 (3.0) | 28.1 (2.7) | 11.4 (2.0) | 8.6 (1.3) | 7.5 (1.4) |
| | 울산광역시 | 375 | 10.1 (2.0) | 29.8 (1.8) | 24.1 (1.8) | 16 (2.0) | 11.2 (1.6) | 8.7 (1.9) |
| | 세종특별자치시 | 146 | 11.3 (3.3) | 27.5 (4.2) | 24.9 (2.8) | 17.8 (3.6) | 7.3 (2.6) | 11.2 (3.6) |
| | 경기도 | 1,322 | 11.9 (1.0) | 27.9 (1.6) | 28.6 (1.3) | 14.1 (1.2) | 8.7 (1.0) | 8.8 (1.1) |
| | 강원도 | 571 | 13.7 (1.6) | 28.2 (2.8) | 29.5 (1.7) | 15 (1.7) | 7 (1.5) | 6.7 (1.4) |
| | 충청북도 | 392 | 16.3 (2.4) | 27.2 (3.2) | 27.7 (2.6) | 13 (1.3) | 7.8 (2.0) | 8 (1.6) |
| | 충청남도 | 619 | 13.6 (1.3) | 26.8 (2.0) | 26.3 (1.8) | 12.9 (1.4) | 11 (1.6) | 9.3 (1.0) |
| | 전라북도 | 514 | 11.3 (1.6) | 24.7 (2.1) | 29.5 (1.4) | 13.7 (1.8) | 10.8 (1.8) | 10.1 (1.4) |
| | 전라남도 | 630 | 12.7 (1.2) | 25.3 (2.3) | 26.4 (2.2) | 17 (2.1) | 7.5 (1.4) | 11.1 (1.3) |
| | 경상북도 | 515 | 14.1 (1.7) | 26.7 (2.4) | 32.3 (2.1) | 12.1 (1.9) | 7 (1.4) | 7.8 (1.5) |
| | 경상남도 | 729 | 10.8 (1.3) | 30.6 (2.0) | 29.1 (1.9) | 14.1 (1.2) | 7.9 (1.0) | 7.4 (1.0) |
| | 제주특별자치도 | 321 | 13 (1.3) | 24.6 (1.8) | 30.1 (2.9) | 14.2 (2.2) | 9.3 (1.2) | 8.9 (1.0) |
| 지역별 | 시 | 8,498 | 12.4 (0.4) | 28.4 (0.6) | 28.6 (0.5) | 13.9 (0.5) | 8.7 (0.4) | 8 (0.4) |
| | 군 | 1,533 | 14.3 (0.9) | 27.5 (1.6) | 26.1 (1.2) | 13.5 (1.1) | 7.9 (0.8) | 10.7 (0.8) |
| 주관적 소득수준 | 상 | 4,766 | 12.9 (0.5) | 30.3 (0.9) | 27.8 (0.8) | 13.5 (0.6) | 8.5 (0.6) | 6.9 (0.5) |
| | 중 | 4,598 | 12.3 (0.6) | 27.1 (0.8) | 29.1 (0.7) | 14 (0.6) | 8.3 (0.5) | 9.2 (0.5) |
| | 하 | 667 | 11.9 (1.5) | 21.6 (1.8) | 27.9 (1.9) | 15.8 (1.6) | 12.4 (1.5) | 10.4 (1.3) |

| 성별(여) | | 전체 | 먹지 않음 | 1번 | 2번 | 3번 | 4번 이상 | 모르겠음 |
|---|---|---|---|---|---|---|---|---|
| | | | 분율 (표준오차) | 분율 (표준오차) | 분율 (표준오차) | 분율 (표준오차) | 분율 (표준오차) | 분율 (표준오차) |
| 전체 | | 8,640 | 8.2(0.4) | 25.3(0.5) | 29.5(0.6) | 18.2(0.6) | 11.4(0.5) | 7.4(0.4) |
| 행정구역 | 서울특별시 | 1,156 | 7(0.8) | 25.2(1.5) | 29.8(1.6) | 19.2(1.2) | 12.5(1.1) | 6.3(0.8) |
| | 부산광역시 | 570 | 6.4(1.4) | 28(1.3) | 29.3(1.6) | 19(1.2) | 10.5(1.1) | 6.8(1.2) |
| | 대구광역시 | 571 | 9.9(1.5) | 27.9(2.2) | 32(2.1) | 14.1(1.4) | 8.5(1.3) | 7.5(1.4) |
| | 인천광역시 | 407 | 11.6(1.0) | 25.9(1.9) | 29.1(2.4) | 17.5(1.7) | 9.3(1.4) | 6.6(1.1) |
| | 광주광역시 | 338 | 7.1(1.3) | 23.3(3.2) | 33.9(2.5) | 19.5(2.2) | 11.8(3.1) | 4.3(1.0) |
| | 대전광역시 | 264 | 7.4(2.0) | 22.1(3.0) | 27.4(4.4) | 19.9(2.2) | 18.6(1.9) | 4.7(0.9) |
| | 울산광역시 | 272 | 9.4(1.3) | 28.2(2.9) | 31.6(3.4) | 8.7(1.9) | 10.9(3.5) | 11.2(2.9) |
| | 세종특별자치시 | 139 | 7.1(3.2) | 35.3(3.7) | 26.8(2.9) | 16.3(3.9) | 8.9(3.3) | 5.6(2.2) |
| | 경기도 | 1,350 | 8.1(0.9) | 24.5(1.1) | 30(1.4) | 18.5(1.2) | 11.6(1.1) | 7.3(0.8) |
| | 강원도 | 356 | 10.6(2.1) | 31.9(2.8) | 26.8(3.1) | 17.5(3.3) | 6.6(2.0) | 6.7(1.9) |
| | 충청북도 | 373 | 5.6(1.5) | 24.1(4.6) | 22.7(4.5) | 25.1(7.1) | 15.4(2.6) | 7.2(1.6) |
| | 충청남도 | 510 | 9.2(1.1) | 23.6(1.9) | 26.8(1.8) | 22.1(1.7) | 10(1.4) | 8.3(1.4) |
| | 전라북도 | 481 | 6.8(1.0) | 21.8(1.8) | 27.2(2.0) | 20.7(2.0) | 11.6(1.4) | 12(1.7) |
| | 전라남도 | 603 | 8.5(1.4) | 24.7(1.8) | 30.7(1.6) | 15.8(1.7) | 11(1.5) | 9.2(1.6) |
| | 경상북도 | 498 | 8(1.4) | 25.1(2.1) | 33(1.6) | 14.6(1.6) | 11.8(1.2) | 7.5(1.2) |
| | 경상남도 | 439 | 9.4(2.1) | 26.2(2.8) | 28.9(1.7) | 16.8(2.5) | 9.4(1.5) | 9.3(2.0) |
| | 제주특별자치도 | 313 | 7(1.1) | 21.6(3.0) | 29.4(3.0) | 16.9(2.7) | 16.1(1.4) | 9(1.5) |
| 지역별 | 시 | 7,459 | 8(0.4) | 25.5(0.6) | 29.5(0.6) | 18.3(0.6) | 11.4(0.5) | 7.3(0.4) |
| | 군 | 1,181 | 10.5(1.3) | 22.9(1.3) | 29.6(1.4) | 16.3(1.4) | 11.5(1.1) | 9.2(1.2) |
| 주관적 소득수준 | 상 | 3,650 | 8.2(0.5) | 26.1(0.8) | 29(0.9) | 18.3(0.8) | 11.6(0.6) | 6.8(0.5) |
| | 중 | 4,506 | 8.4(0.5) | 24.9(0.8) | 30.4(0.9) | 17.8(0.7) | 10.6(0.5) | 7.9(0.5) |
| | 하 | 484 | 5.9(1.2) | 22(2.3) | 25.4(2.3) | 20.8(2.1) | 17.6(1.9) | 8.2(1.5) |

[자료출처: 질병관리청, 2021~2022년 아동구강건강실태조사. 2023]

## 2. 식품의 분류

인간은 건강한 삶을 유지하기 위해서 충분한 영양소의 섭취와 올바른 식생활을 영위하는 것이 필요하다. 영양소의 충분한 섭취와 올바른 식생활이 건강의 유지, 증진 및 질병예방에 결정적인 역할을 담당하며 질병으로부터 회복 및 재활, 더 나아가서는 생활전체의 질을 향상시키는데 중요한 요소가 된다.

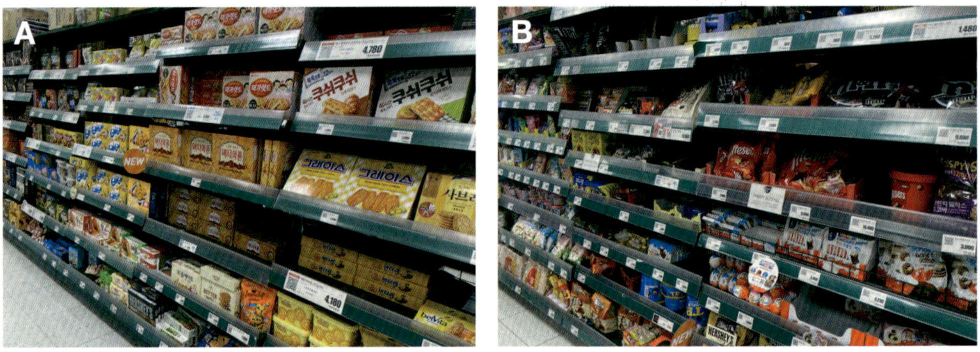

그림 11-1. A, B. 마트에 판매되고 있는 과자류(우식성 식품)

따라서 식품을 골고루 섭취하여 건강의 균형을 유지할 수 있어야 한다. 식품은 신체에서 작용하는 기능에 따라 구성 식품, 조절 식품, 열량 식품으로 분류하고 식품이 치아에 미치는 작용에 따라 보호 식품(protetive food), 청정 식품(detergent food), 우식성 식품(cariogenic food)으로 분류된다.

[표 11-2] 치아부식유발음료 1일 섭취빈도 만 12세 – 성별, 행정구역별, 지역별 (단위 : %)

| 특성별 | | 전체 | 먹지 않음 | 1번 | 2번 | 3번 | 4번 | 모르겠음 |
|---|---|---|---|---|---|---|---|---|
| | | | 분율(표준오차) | 분율(표준오차) | 분율(표준오차) | 분율(표준오차) | 분율(표준오차) | 분율(표준오차) |
| 전체 | | 18,671 | 29.5(0.6) | 37.9(0.5) | 18(0.4) | 6.3(0.2) | 4(0.2) | 4.2(0.2) |
| 행정구역 | 서울특별시 | 2,549 | 33.5(1.0) | 37.2(1.1) | 16.8(0.8) | 5.6(0.4) | 3.5(0.4) | 3.4(0.4) |
| | 부산광역시 | 1,156 | 29(2.5) | 38.6(1.9) | 18(1.3) | 6.4(0.8) | 3.7(0.7) | 4.3(0.6) |
| | 대구광역시 | 1,165 | 31.5(1.2) | 40.2(1.4) | 14.8(1.1) | 6.2(0.7) | 3(0.4) | 4.4(0.9) |
| | 인천광역시 | 1,095 | 32.6(2.4) | 34.4(1.9) | 18.5(1.3) | 6.4(0.9) | 3.9(0.7) | 4.3(0.8) |
| | 광주광역시 | 702 | 25.5(2.2) | 37.5(1.9) | 20.9(1.3) | 7(1.1) | 4.8(1.3) | 4.3(0.6) |

| | | | | | | | | |
|---|---|---|---|---|---|---|---|---|
| 행정구역 | 대전광역시 | 536 | 31.4(3.2) | 37.4(1.8) | 17.6(1.9) | 5.7(1.4) | 4.6(1.2) | 3.3(0.8) |
| | 울산광역시 | 647 | 27.7(2.4) | 38.6(2.3) | 19(1.6) | 6.9(1.0) | 3.2(0.7) | 4.6(0.9) |
| | 세종특별자치시 | 285 | 38.6(3.0) | 36.4(4.8) | 12.9(2.0) | 4.5(1.3) | 2.9(1.7) | 4.7(0.9) |
| | 경기도 | 2,672 | 28.2(1.4) | 38.9(1.2) | 18.5(1.0) | 6.1(0.6) | 4(0.4) | 4.2(0.4) |
| | 강원도 | 927 | 30.2(1.0) | 38.9(1.5) | 20.3(1.4) | 4.7(0.5) | 2.7(0.5) | 3.2(0.5) |
| | 충청북도 | 765 | 24.5(2.6) | 40(3.3) | 19.1(1.8) | 5.8(0.8) | 5.8(1.5) | 4.8(0.6) |
| | 충청남도 | 1,129 | 28.4(2.5) | 36.2(2.0) | 18.4(1.1) | 7(0.9) | 5.6(0.8) | 4.4(0.6) |
| | 전라북도 | 995 | 26.9(2.1) | 37.4(1.5) | 18(1.3) | 8.3(1.1) | 4.1(0.7) | 5.3(0.7) |
| | 전라남도 | 1,233 | 27.5(1.4) | 33.4(1.4) | 19.5(1.4) | 7.7(0.9) | 5.5(0.8) | 6.4(0.9) |
| | 경상북도 | 1,013 | 26.9(1.9) | 37.1(1.1) | 20.4(1.5) | 6.1(0.9) | 4.2(0.8) | 5.3(0.8) |
| | 경상남도 | 1,168 | 30(2.6) | 39.5(1.4) | 16.5(1.5) | 6.9(1.3) | 3.6(0.7) | 3.6(0.7) |
| | 제주특별자치도 | 634 | 30(2.1) | 36.7(1.6) | 15.8(1.5) | 6.1(1.2) | 6.2(1.0) | 5.1(0.8) |
| 지역별 | 시 | 15,957 | 29.9(0.6) | 38(0.5) | 17.8(0.4) | 6.2(0.3) | 4(0.2) | 4.1(0.2) |
| | 군 | 2,714 | 25(1.0) | 37.2(1.0) | 21.1(1.1) | 6.5(0.4) | 4.4(0.5) | 5.8(0.7) |
| 주관적 소득수준 | 상 | 8,416 | 31.2(0.7) | 37.9(0.6) | 17.8(0.6) | 5.7(0.3) | 3.9(0.2) | 3.5(0.2) |
| | 중 | 9,104 | 28.8(0.7) | 38.6(0.7) | 17.6(0.4) | 6.4(0.3) | 3.8(0.2) | 4.8(0.3) |
| | 하 | 1,151 | 22.3(1.4) | 32.5(1.6) | 23.2(1.5) | 9.6(1.0) | 6.8(0.8) | 5.6(0.8) |

| 성별(남) | | 전체 | 먹지 않음 | 1번 | 2번 | 3번 | 4번 | 모르겠음 |
|---|---|---|---|---|---|---|---|---|
| | | | 분율 (표준오차) | 분율 (표준오차) | 분율 (표준오차) | 분율 (표준오차) | 분율 (표준오차) | 분율 (표준오차) |
| 전체 | | 10,031 | 25.7(0.6) | 37.1(0.6) | 20.2(0.6) | 7.6(0.4) | 5.1(0.3) | 4.3(0.2) |
| 행정구역 | 서울특별시 | 1,393 | 30.6(1.3) | 36.5(1.3) | 19.3(1.1) | 6.5(0.6) | 4.1(0.5) | 3(0.5) |
| | 부산광역시 | 586 | 24.1(2.5) | 38.5(2.2) | 19.2(1.6) | 8.2(1.2) | 5.2(1.2) | 4.9(0.9) |
| | 대구광역시 | 594 | 26.8(2.1) | 40.3(1.9) | 17.3(1.5) | 7.3(1.2) | 4.2(0.8) | 4.1(1.1) |
| | 인천광역시 | 688 | 28.5(2.3) | 31.4(2.4) | 20.8(1.8) | 8.5(1.1) | 5.6(0.9) | 5.2(0.9) |
| | 광주광역시 | 364 | 20.2(1.9) | 36.5(2.1) | 22.9(1.5) | 8(1.2) | 5.7(1.3) | 6.7(1.4) |
| | 대전광역시 | 272 | 28.6(3.0) | 35.7(2.5) | 20.3(2.5) | 6.5(1.7) | 5.8(2.0) | 3.3(1.0) |
| | 울산광역시 | 375 | 26.6(2.2) | 38.1(2.8) | 19.6(3.3) | 6.9(1.6) | 4.3(0.8) | 4.6(0.8) |

| | | | | | | | | |
|---|---|---|---|---|---|---|---|---|
| 행정구역 | 세종특별자치시 | 146 | 36.7(2.0) | 31.5(6.1) | 15.1(3.1) | 6.3(2.2) | 4.4(2.5) | 6(1.7) |
| | 경기도 | 1,322 | 24.3(1.7) | 37.4(1.5) | 21.6(1.7) | 7.7(1.0) | 5.1(0.7) | 3.8(0.6) |
| | 강원도 | 571 | 24.8(2.3) | 39(3.1) | 23.2(2.1) | 6.8(1.2) | 3.4(0.8) | 2.8(0.8) |
| | 충청북도 | 392 | 22.6(2.5) | 38.1(3.0) | 19.6(2.9) | 7(1.1) | 7(2.4) | 5.7(1.2) |
| | 충청남도 | 619 | 23.1(2.7) | 37(2.1) | 19.6(1.5) | 8.7(1.2) | 7(1.3) | 4.6(0.7) |
| | 전라북도 | 514 | 23.5(2.5) | 37.1(2.2) | 19.8(2.3) | 8.9(2.1) | 5.2(1.0) | 5.5(0.9) |
| | 전라남도 | 630 | 24.2(2.1) | 32.3(2.0) | 20.7(2.3) | 8.8(1.1) | 6.8(1.1) | 7.3(1.2) |
| | 경상북도 | 515 | 23.4(2.0) | 36.6(1.7) | 21.1(2.2) | 7.8(1.0) | 5.3(1.2) | 5.8(1.4) |
| | 경상남도 | 729 | 25.4(2.0) | 41.4(1.5) | 17.4(1.4) | 7.5(1.5) | 4.4(1.0) | 3.9(0.9) |
| | 제주특별자치도 | 321 | 23.6(2.4) | 38(3.0) | 18.4(1.9) | 8.3(1.9) | 7.5(1.5) | 4.2(0.8) |
| 지역별 | 시 | 8,498 | 26.1(0.7) | 37.1(0.6) | 20(0.6) | 7.6(0.4) | 5.1(0.3) | 4.2(0.2) |
| | 군 | 1,533 | 21(1.3) | 37(1.5) | 22.7(1.5) | 8.3(0.7) | 5.4(0.7) | 5.7(1.0) |
| 주관적 소득수준 | 상 | 4,766 | 27.7(0.9) | 37.3(0.9) | 20(0.8) | 6.8(0.4) | 5(0.4) | 3.3(0.3) |
| | 중 | 4,598 | 24.5(0.8) | 37.7(0.8) | 19.8(0.7) | 8.2(0.5) | 4.7(0.4) | 5.1(0.4) |
| | 하 | 667 | 19(1.7) | 32(2.0) | 24.2(2.3) | 9.8(1.4) | 8.6(1.3) | 6.4(1.1) |

| 성별(여) | | 전체 | 먹지 않음 | 1번 | 2번 | 3번 | 4번 | 모르겠음 |
|---|---|---|---|---|---|---|---|---|
| | | | 분율(표준오차) | 분율(표준오차) | 분율(표준오차) | 분율(표준오차) | 분율(표준오차) | 분율(표준오차) |
| 전체 | | 8,640 | 33.6(0.7) | 38.7(0.7) | 15.8(0.5) | 4.8(0.3) | 2.9(0.2) | 4.1(0.3) |
| 행정구역 | 서울특별시 | 1,156 | 36.5(1.5) | 37.9(1.7) | 14.2(1.1) | 4.7(0.6) | 3(0.5) | 3.8(0.6) |
| | 부산광역시 | 570 | 34.2(3.4) | 38.7(2.8) | 16.8(2.2) | 4.4(0.8) | 2.2(0.6) | 3.7(0.7) |
| | 대구광역시 | 571 | 36.6(2.0) | 40(2.3) | 12(1.5) | 5(0.7) | 1.6(0.5) | 4.8(1.3) |
| | 인천광역시 | 407 | 36.9(3.0) | 37.4(2.8) | 16.1(1.3) | 4.2(1.2) | 2.1(0.9) | 3.3(1.0) |
| | 광주광역시 | 338 | 31.2(3.4) | 38.7(3.2) | 18.7(2.0) | 5.8(1.7) | 3.9(2.0) | 1.7(0.9) |
| | 대전광역시 | 264 | 34.5(5.3) | 39.2(2.9) | 14.7(2.3) | 4.9(1.2) | 3.3(0.8) | 3.4(1.2) |
| | 울산광역시 | 272 | 28.9(3.6) | 39.1(3.0) | 18.3(2.1) | 7(1.5) | 2.1(1.0) | 4.7(1.6) |
| | 세종특별자치시 | 139 | 40.6(5.1) | 41.4(5.1) | 10.7(1.1) | 2.6(1.4) | 1.3(0.9) | 3.4(1.4) |
| | 경기도 | 1,350 | 32.3(1.7) | 40.6(1.6) | 15.2(1.0) | 4.4(0.6) | 2.8(0.5) | 4.7(0.6) |

| | | | | | | | | |
|---|---|---|---|---|---|---|---|---|
| 행정구역 | 강원도 | 356 | 35.9(2.1) | 38.7(1.8) | 17.2(1.8) | 2.6(0.9) | 2(0.7) | 3.5(1.0) |
| | 충청북도 | 373 | 26.5(4.5) | 42.1(5.8) | 18.6(2.5) | 4.5(1.3) | 4.5(1.2) | 3.8(1.0) |
| | 충청남도 | 510 | 34.1(3.2) | 35.3(2.3) | 17.2(1.6) | 5.1(1.2) | 4.1(0.9) | 4.2(1.2) |
| | 전라북도 | 481 | 30.7(2.5) | 37.8(2.5) | 16.1(1.7) | 7.6(1.4) | 2.9(0.9) | 5(1.1) |
| | 전라남도 | 603 | 30.9(1.9) | 34.7(1.6) | 18.3(1.1) | 6.5(1.3) | 4.1(0.8) | 5.5(1.2) |
| | 경상북도 | 498 | 30.8(2.5) | 37.5(2.0) | 19.7(1.8) | 4.3(1.1) | 2.9(1.0) | 4.8(0.9) |
| | 경상남도 | 439 | 35(3.9) | 37.5(2.0) | 15.4(2.5) | 6.3(1.3) | 2.7(0.8) | 3.2(1.0) |
| | 제주특별자치도 | 313 | 36.9(3.3) | 35.3(1.8) | 13.1(1.8) | 3.7(0.8) | 4.9(1.0) | 6.2(1.4) |
| 지역별 | 시 | 7,459 | 33.9(0.8) | 38.8(0.7) | 15.5(0.5) | 4.9(0.3) | 2.8(0.2) | 4(0.3) |
| | 군 | 1,181 | 29.5(1.4) | 37.5(1.4) | 19.3(1.4) | 4.4(0.5) | 3.3(0.5) | 6(0.8) |
| 주관적 소득수준 | 상 | 3,650 | 35.4(1.1) | 38.7(0.9) | 15.3(0.8) | 4.4(0.4) | 2.6(0.3) | 3.7(0.4) |
| | 중 | 4,506 | 32.8(0.9) | 39.4(0.9) | 15.5(0.6) | 4.8(0.4) | 2.9(0.3) | 4.5(0.4) |
| | 하 | 484 | 26.7(2.1) | 33.1(2.5) | 21.9(2.2) | 9.4(1.6) | 4.4(0.9) | 4.5(1.0) |

[자료출처: 질병관리청, 2021~2022년 아동구강건강실태조사. 2023]

### 1) 영양소가 신체내에서의 기능에 따른 식품의 분류

(1) 구성 식품(1·2군 식품)

① 단백질 식품(1군 식품) – 육류, 난류, 두류

② 칼슘 식품(2군 식품) – 우유, 멸치, 유제품

구성 식품은 단백질 식품과 칼슘 식품으로 분류되는데 우리 인체의 각종 조직(피부, 혈액, 근육, 뼈 등)을 만드는데 작용하는 식품들을 말한다.

(2) 조절 식품(3군 식품)

① 무기질과 비타민 – 채소 및 과일류(녹황색 및 담황색 과일)

조절 식품은 무기질(minerals)과 비타민류(vitamins)의 식품으로 질병을 예방하고 몸의 생리 기능을 조절하는데 작용하는 식품을 말한다.

(3) 열량 식품(4·5군 식품)

① 당질 식품(carbohydrates food) – 곡류, 감자류(잡곡 포함)

② 지방질 식품(fats food) – 유지류

열량 식품은 당질 식품과 지방질 식품으로 인간들이 활동하는데 필요한 힘과 체온을 유지시키는데 작용하는 식품을 말한다.

[표 11-3] 기능에 따른 식품분류

| 식품분류 | 식품군 | 영양소 분류 | 식 품 |
|---|---|---|---|
| 구성 식품 | 1 | 단백질 | 육류, 난류, 두류 |
| | 2 | 칼슘 | 우유, 멸치, 유제품 |
| 조절 식품 | 3 | 무기질과 비타민 | 채소 및 과일(녹황색 및 담황색 과일) |
| 열량 식품 | 4 | 당질(탄수화물) | 곡류, 감자류(잡곡포함) |
| | 5 | 지질(지방) | 유지류 |

[표 11-4] 주요 영양소별 식품분류

| 식품 분류 | 식품 종류 |
|---|---|
| 단백질<br>(1군 식품) | 두부, 콩, 땅콩, 된장, 달걀, 햄, 베이컨, 소시지, 치즈, 쇠고기, 돼지고기, 닭고기, 토끼고기, 생선, 조개, 귤, 통조림, 어패류, 생선묵, 조미건조어패류 |
| 칼슘(2군 식품) | 우유, 분유, 요구르트, 유제품, 아이스크림, 멸치, 뱅어포, 새우, 잔생선, 사골 |
| 무기질 및 비타민<br>(3군 식품) | 미역, 다시마, 파래, 맛김, 시금치, 당근, 쑥갓, 상추, 토마토, 당근즙, 배추, 무, 오이, 양배추, 콩나물, 김치, 사과, 감, 딸기, 포도, 배, 수박, 토마토케찹, 과일쥬스, 과일통조림 |
| 당질<br>(4군 식품) | 설탕, 꿀, 비스켓, 사탕, 초콜릿, 과자류, 양갱, 도넛, 쌀, 보리, 콩, 옥수수, 팥, 감자, 고구마, 토란, 밤, 밀가루, 녹말가루, 미숫가루, 라면, 식빵, 당면 |
| 지질<br>(5군 식품) | 깨소금, 참기름, 들기름, 콩기름, 쇠기름, 면실유, 돼지기름, 버터, 마가린, 호두, 실백(잣), 쇼트닝 |

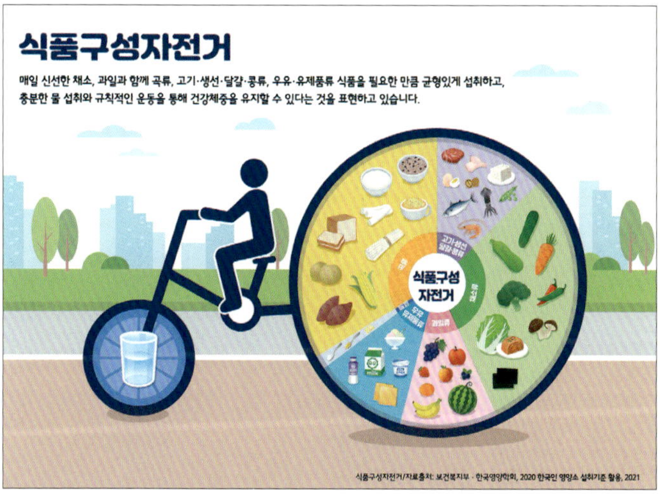
식품구성자전거
매일 신선한 채소, 과일과 함께 곡류, 고기·생선·달걀·콩류, 우유·유제품류 식품을 필요한 만큼 균형있게 섭취하고,
충분한 물 섭취와 규칙적인 운동을 통해 건강체중을 유지할 수 있다는 것을 표현하고 있습니다.
식품구성
자전거
식품구성자전거/자료출처: 보건복지부 · 한국영양학회, 2020 한국인 영양소 섭취기준 활용, 2021

그림 11-2. 식품구성자전거

## 2) 식품이 치아에 미치는 작용에 따른 분류

### (1) 보호 식품(protective food)

인체 구성과 성장발육에 필요한 영양소가 들어있는 식품으로 치아가 형성되어가는 과정에 필요한 단백질과 석회질이 해당되며 지방, 인과 칼슘을 많이 함유하고 탄수화물 함량이 낮은 식품을 말한다.

[표 11-5] 식품이 치아에 미치는 작용과 물리적 성상에 따른 분류

| 물리적 성상 / 식품종류 | 고상 | 액상 |
|---|---|---|
| 우식성 식품 | 건빵, 캐러멜, 스낵류, 사탕, 초콜릿, 라면 | 꿀, 탄산음료, 요구르트 |
| 청정 식품 | 야채, 과일, 채소 | 과일즙, 물 |
| 보호 식품 | 육류, 생선류, 계란, 두부, 우유류(치즈) | 우유 |

### (2) 청정 식품(detergent food)

치아 표면에 음식이 잔류되거나 부착되지 않고 섬유소 성분이 많아서 치아 표면에 부착된 이물질들을 제거하는 청정작용을 하는 식품을 말한다. 청정 식품은 섬유소와 수분함량이 높은 것으로 야채류와 신선한 채소와 과일류가 있으며 섭취 시 치면세균막(치태)이 감소되고 치은 마사지 효과도 얻을 수 있다.

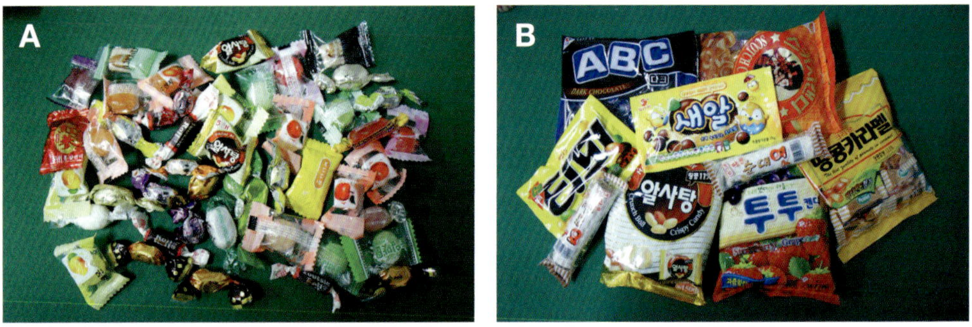


그림 11-3. A, B. 사탕 및 초콜릿, 캐러멜(우식성 식품)

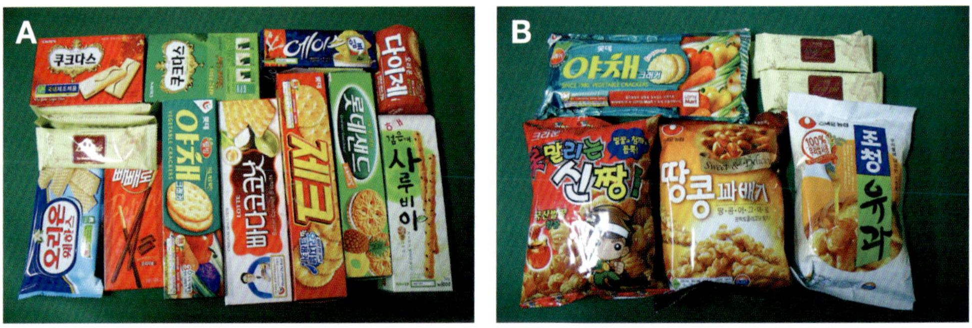


그림 11-4. A, B. 과자류(우식성 식품)

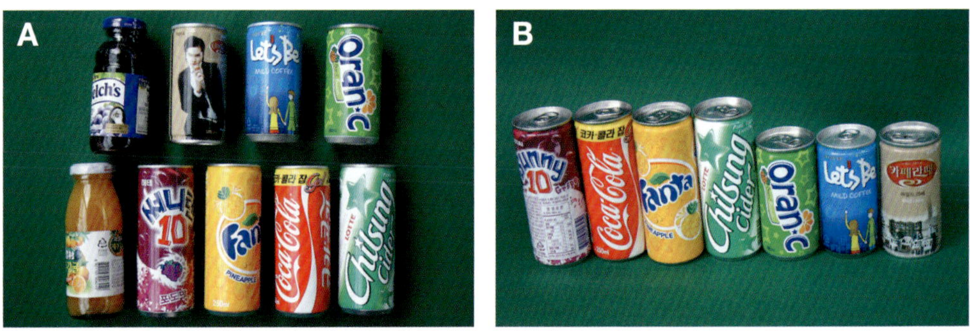


그림 11-5. A, B. 청량음료(우식성 식품)

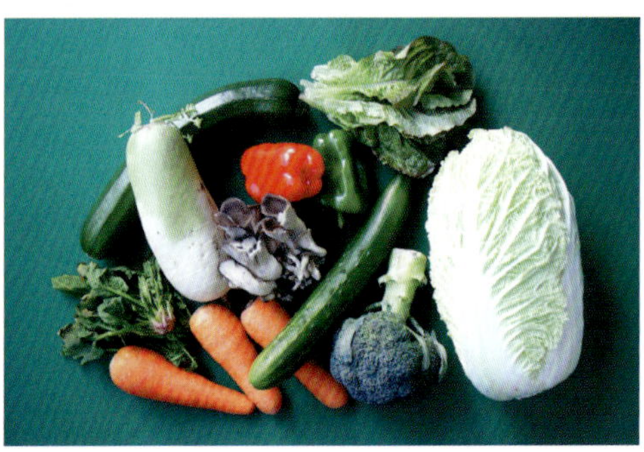

그림 11-6. 야채류(청정 식품)

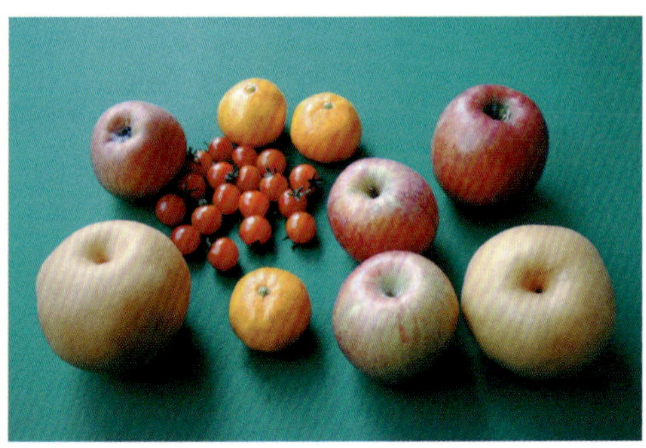

그림 11-7. 과일류(청정 식품)

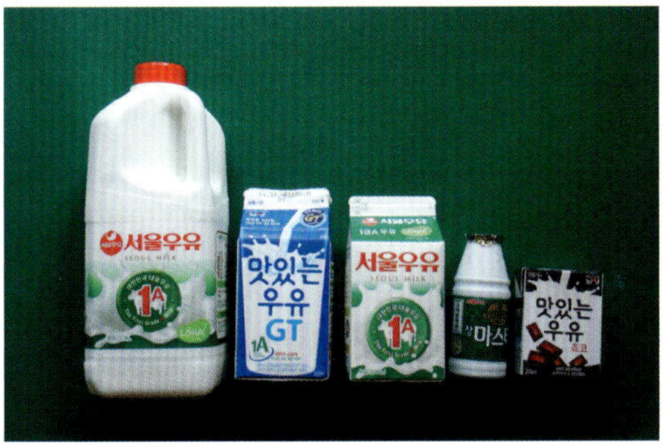


그림 11-8. 우유 제품(보호 식품)

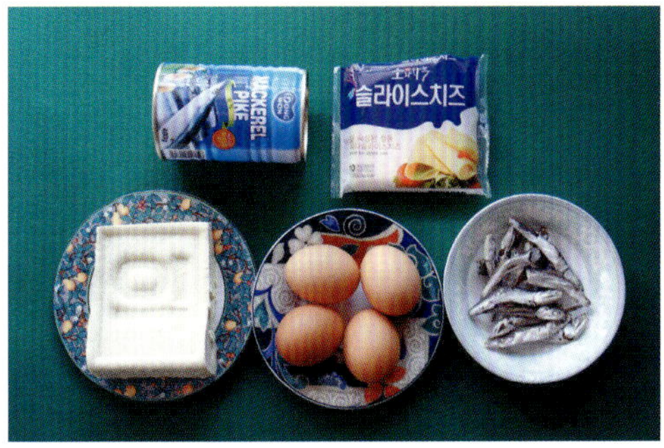


그림 11-9. 생선, 치즈, 계란, 두부, 멸치(보호 식품)

### (3) 우식성 식품(cariogenic food)

설탕 성분이 함유되어 있어 치아우식증을 유발시킬 가능성이 있는 식품을 말한다.

탄수화물, 설탕 성분이 많이 함유되어 있어 점착도가 높고 치아의 열구나 소와에 잘 침착되고 치면에 세균막이 형성되어 치아우식증을 발생시키는 주 요인이 되는 식품이다.

## 3. 식품군별 표준량과 등가량 및 전당량, 점착도, 치아우식증 유발지수

치아우식증을 발생시키는 요인은 식품 중에 함유된 당분으로 그 양이 증가할수록 치아우식증 발생률이 높아지기 때문에 전체 당량이 적은 식품을 권장하고 있다. 또한 점착도가 높은 식품은 구강내에서 잔류하는 시간이 많기 때문에 당분의 양이 같은 식품이라도 점착성이 낮은 식품을 섭취하는 것이 치아우식증을 적게 발생시킬 수 있다.

그러므로 전체 당량과 점착도에 따라 치아우식증의 발생률이 달라지는데 그 정도를 수치로 나타낸 것이 치아우식증 유발지수이다. 치아우식증 발생을 예방하기 위해서는 식품에 당분함량이 적고 점착도가 낮은 식품을 선택하여 섭취하는 것이 바람직하다. 식단 처방 시 참고로 이용할 수 있도록 식품군별로(1~5군) 조사되어 있는 기준 식품 표준량 내용을 보면 아래에 제시된 [표 11-6]와 같다.

[표 11-6] 기초식품군별 기준식품 표준량

| 식품분류 | 기준 식품 | 에너지(kcal) | 표준량 |
|---|---|---|---|
| 1군 식품 | 계란 | 80(kcal) | 50 g – 중란 1개 |
| 2군 식품 | 우유 | 113(kcal) | 180cc – 1홉(1컵) |
| 3군 식품 | 김치 | 22(kcal) | 50 g – 1인분 |
| 4군 식품 | 흰쌀밥 | 284(kcal) | 200 g – 1공기(1/2주발) |
| 5군 식품 | 참기름 | 45(kcal) | 5g – 1 찻숟가락 |

※ 치아우식증 유발지수 = 대치 식품마다 분(min) 단위로 조사되어 있다.

ex) 1군 식품 – 삶은 달걀=5분간 유발

2군 식품 – 우유=8분간 유발

3군 식품 – 배추김치=8분간 유발

4군 식품 – 젤리=40분간 유발

5군 식품 – 잣=8분간 유발

[표 11-7] 1군 식품의 당도, 점도, 치아우식유발지수

| 식품 | 당도(brix) | 점도(60 rpm) | 치아우식유발지수(분) |
|---|---|---|---|
| 고등어구이 | 0.2 | 9.9 | 6.44 |
| 닭가슴살구이 | 0.5 | 19.4 | 12.77 |
| 소시지 | 2.4 | 7.3 | 10.40 |
| 두부조림 | 2.2 | 8.8 | 11.01 |
| 콩자반 | 1.8 | 9.8 | 10.57 |
| 돼지고기 수육 | 0.4 | 2.1 | 2.17 |
| 건오징어 | 0.5 | 28.9 | 18.45 |
| 삶은 달걀 | 0.5 | 7.0 | 5.45 |
| 육포 | 4.4 | 17.8 | 21.90 |
| 참치(통조림) | 2.4 | 3.6 | 8.37 |

[표 11-8] 2군 식품의 당도, 점도, 치아우식유발지수

| 식품 | 당도(brix) | 점도(60 rpm) | 치아우식유발지수(분) |
|---|---|---|---|
| 두유 | 11.2 | 7.0 | 33.10 |
| 콘 아이스크림 | 11.3 | 2.4 | 30.59 |
| 야쿠르트 | 11.2 | 7.0 | 33.07 |
| 요플레 | 12.0 | 7.5 | 35.46 |
| 우유 | 1.1 | 8.6 | 7.99 |
| 딸기우유 | 11.3 | 7.1 | 33.41 |
| 바나나우유 | 12.2 | 7.1 | 35.74 |
| 초코우유 | 11.5 | 7.0 | 33.87 |
| 커피우유 | 11.9 | 7.2 | 34.90 |
| 슬라이스 치즈 | 4.2 | 5.7 | 14.27 |

[표 11-9] 3군 식품의 당도, 점도, 치아우식유발지수

| 식품 | 당도(brix) | 점도(60 rpm) | 치아우식유발지수(분) |
|---|---|---|---|
| 금귤 | 1.1 | 19.9 | 14.66 |
| 딸기 | 0.5 | 6.1 | 4.95 |
| 바나나 | 1.0 | 9.9 | 8.59 |
| 배 | 0.7 | 2.1 | 3.06 |
| 곶감 | 5.2 | 14.0 | 21.67 |
| 황도(통조림) | 10.9 | 7.7 | 32.71 |
| 배추김치 | 0.8 | 10.2 | 8.17 |
| 콩나물 | 0.9 | 9.1 | 7.64 |
| 오이무침 | 0.5 | 9.1 | 6.74 |
| 고추 | 0.2 | 7.0 | 3.67 |

[표 11-10] 4군 식품의 당도, 점도, 치아우식유발지수

| 식품 | 당도(brix) | 점도(60 rpm) | 치아우식유발지수(분) |
|---|---|---|---|
| 고구마 맛탕 | 4.7 | 41.6 | 37.02 |
| 인절미 | 5.0 | 26.3 | 28.48 |
| 라면 | 1.8 | 12.3 | 12.02 |
| 참치김밥 | 2.2 | 14.5 | 14.23 |
| 삼각김밥(치즈닭갈비) | 0.9 | 12.0 | 9.59 |
| 쌀밥 | 0.7 | 15.0 | 10.81 |
| 딸기잼 | 9.0 | 30.3 | 41.36 |
| 젤리 | 10.6 | 21.2 | 40.07 |
| 미숫가루 | 5.8 | 19.5 | 26.64 |
| 우유식빵 | 0.9 | 11.2 | 9.09 |

[표 11-11] 5군 식품의 당도, 점도, 치아우식유발지수

| 식품 | 당도(brix) | 점도(60 rpm) | 치아우식유발지수(분) |
|---|---|---|---|
| 잣 | 1.3 | 8.5 | 8.44 |
| 호두 | | | 1 |
| 마가린 | | | 0 |
| 버터 | | | 0 |

※ 표 11-7부터 11-11까지 치아우식유발지수 산출 공식
『치아우식유발지수= 2.581343*당도+0.598324*점도』
[자료출처: 당도와 점도를 이용한 식품의 치아우식유발지수 산출(신승철, 권혜숙, 심수현). 대한치과의사협회지 제54권 제10호 페이지 752~770. 2016년]

## 4. 영양소(nutrients)

### 1) 5대 영양소

영양소란 생물의 성장과정과 생활을 계속 영위할 수 있도록 하는 물질로서 열량소와 조절소로 나눌 수 있는데, 열량소에는 에너지원이 되는 단백질(protein), 탄수화물(carbohydrate), 지방질(fats) 등이 있고, 조절소에는 무기질(mineral)과 비타민(vitamin)이 있는데 비타민을 제외한 4종의 영양소를 구성소라고 하고, 여기에 비타민을 합쳐서 5대 영양소라고 하며, 신체구성에서 60%를 차지하는 물도 영양소로서 신체기능 조절에 중요한 역할을 하므로 물을 포함하여 6대 영양소라고도 한다.

[표 11-12] 5대 영양소

| 구 분 | 분 류 | 영양소(nutrients) | 작 용 |
|---|---|---|---|
| 5대 영양소 | 열량소 | 탄수화물(60%) | 열량발생의 직접적인 영양소로 에너지원이 되는 영양소이다. |
| | | 단백질(20~25%) | |
| | | 지방(15~20%) | |
| | 조절소 | 무기질(mineral) | 에너지를 발생하도록 간접적인 생리작용에 관여하고 생활기능을 조절 |
| | | 비타민(vitamin) | |

※ 1일 필요량: 남자 – 2700 kcal, 여자 – 2000 kcal

### 2) 영양소의 3대 작용

영양소는 여러 가지 작용을 하지만 종류에 따라 체내에서 작용이 각기 다르다. 크게 3가지로 요약을 하면 신체의 열량 공급, 신체의 구성, 생활기능 조절 등의 작용을 하는데 이를 영양소의 3대 작용이라 한다.

(1) **신체의 열량 공급** – 열량원으로서 신체가 활동할 수 있는 에너지(energy)를 발생한다.

(2) **신체의 구성** – 신체의 각 부위 조직형성에 관여한다.

(3) **생활기능 조절** – 신체의 생리작용을 조절한다.

## 3) 영양소의 분류

### (1) 탄수화물(당질, CHO)

탄수화물은 함수탄소 또는 당질(sucrose)이라고 하는데 우리 식생활에서 가장 많은 양을 차지하는 열량식품으로서 단당류(monosaccharide), 소당류(olygosaccharide), 다당류(polysaccharide)로 분류할 수 있으며 최소한 1일 60~100 mg을 규칙적으로 섭취하여야 한다. 당질은 단당류인 포도당으로 분해되어 근육 운동에 쓰이고 남은 열량은 필요시 포도당으로 전환하여 사용되고, 글리코겐으로 저장되었다가 산화되지 않은 당질은 지방으로 전환된다. 당질의 대표적인 식품으로 설탕이 함유된 식품은 비만증, 당뇨병, 심장혈관질환 및 치아우식증(dental caries)을 발생시킬 수 있으며, 과량의 설탕음식 섭취는 단백질 부족을 초래하여 치조골의 흡수, 치은 퇴축을 야기시킬 수 있다.

[표 11-13] 당질의 분류

| 당질의 분류 | 종 류 |
|---|---|
| 단당류 | 포도당이 대표적이며 과당, 갈락토오스 등이 있음 |
| 소당류 | 2당류와 3당류, 4당류로 분류한다. |
| 다당류 | 전분, 호정, 섬유소 등이 대표적임 |

※2당류는 자당(설탕), 맥아당(엿당), 유당(젖당)이 있으며 자당이 대표적이다.

#### ① 당질이 치아우식증에 미치는 영향

- 당질은 치아 형성기에 치아우식증(dental caries)을 일으키는 우식성 식품이다.
- 당질은 섭취량보다는 물리적인 형태, 섭취빈도, 구성성분이 우식증 발생에 많은 영향을 미친다.
- 단당류가 다당류보다 치아우식증 유발지수가 더 높다.
- 다당류가 단당류보다 산 생성물질로서 문제가 되지 않는 이유는 다당류가 분자량이 크므로 치면세균막(치태)을 침투, 확산하기 어렵고 치면세균막(치태) 밖에서 쉽게 제거되기 때문이다.
- 당뇨병 환자의 경우는 설탕 등 당질식품의 섭취제한으로 증가되지 않고 있다.

#### ② 당질이 치주병에 미치는 영향

- 당질식품은 쉽게 저류하고 빨리 발효되어 치주질환을 유발시킨다.
- 당질식품은 비교적 치아에 부착률이 높고 치석 형성을 초래할 수 있다.

- 당질의 부족은 거의 없으나 단백질의 에너지 공급을 위해서 소모되므로 단백질 부족을 유발하게 된다.
- 당질을 과량투여 시 골다공증, 치조골 흡수, 치은퇴축 등을 유발할 수 있다.

[표 11-14] 주요 식품들의 탄수화물 함량(g/100 g)

| 조사대상 | 비 자극성 타액 | 조사대상 | 자극성 타액 |
|---|---|---|---|
| 설탕 | 100 | 국수 | 30 |
| 사탕 | 93.6 | 아이스크림 | 24 |
| 꿀 | 81 | 밥 | 24 |
| 콩 | 75.3 | 감자 | 21 |
| 비스킷 | 73 | 오렌지주스 | 11 |
| 쌀 | 72.9 | 콜라 | 10 |
| 젤리 | 72 | 쇠간 | 6 |
| 딸기잼 | 72 | 우유 | 5 |
| 밀 | 71.8 | 굴 | 4 |
| 기타 곡류 | 69.2 | 대합 | 4 |
| 초콜릿 | 57 | 시금치 | 4 |
| 빵 | 50 | 민어 | 3 |
| 건과류 | 44 | 계란 | 2 |

### (2) 단백질(protein)

인체에 섭취된 단백질은 아미노산(aminoacid)으로 분해되어 혈액내에 흡수되고, 흡수된 단백질은 조직세포의 주요구성 성분으로서 새로운 조직을 형성하며, 체내의 조절작용에 필요한 효소와 호르몬의 성분이 된다. 단백질은 생명유지와 발육에 관여한 영양물질로 세포의 구성물질로써 생물의 성장과 재생에 필요하며, 치주조직질환 발생과 치유에 관련이 있는데 부족 시 치아맹출(붕출) 지연 또는 석회화 지연을 초래하게 된다.

또한 치아의 법랑질과 상아질의 유기성분은 대부분이 단백질로 구성되어 있으므로 단백질이 결핍된 어린이는 치아총생, 치아회전, 악골성장의 지연이 일어날 수 있으며, 현재까지 소개된 아미노산(aminoacid)은 총 22종이고 DNA나 RNA의 한 구성요소로서 유전, 면역 및 개체에 큰 영향을 미친다.

① 단백질이 치아우식증에 미치는 영향

단백질이 치아우식증 발생에 미치는 직접적인 영향에 대해서 확실한 실험결과는 없지만, 단백질이 치아에 방어효과를 나타내도록 한다는 사실에는 의심의 여지가 없다. 단백질을 섭취하게 되면 단백질 자체의 작용에 의해서 우식의 진행을 지연시키지만, 결과적으로 발효성인 함수탄소(당질) 섭취를 감소시키게 된다는 이로운 점도 있다.

- 단백질의 라이신(lysine)과 트립토판(tryptophan)이 부족할 경우: 상아질(dentin)의 석회화가 잘 되지 않고 상아전질(predentin)층의 발육이 불규칙하게 된다.
- 어린이들이 단백질이 결핍될 경우: 치아 총생, 치아 회전, 성장지연, 신생골 발육이 저해된다고 알려져 있다.
- 단백질이 치아우식증 발생을 저지하는 이유
  - 단백질 섭취로 인하여 발효성인 함수탄소의 섭취를 감소시키기 때문이다.
  - 법랑질에 인단백이 작용하기 때문이다.
  - 치면세균막(치태)에 형성된 산을 중화시키기 때문이다.

② 단백질이 치주병에 미치는 영향

단백질이 치주병 발생에 미치는 영향에 대해서 확실히 규명되지 않았으나, 단백질이 부족하면 치아 주위조직과 전체조직에 영향을 미치는데, 특히 조섬유세포, 조골세포, 조백악세포 활성시에 많은 영향을 미친다는 보고가 있고, 치조돌기 흡수를 촉진시켜 부착상피가 퇴축되도록 한다는 의견도 있다. 또한 치조골의 다공현상과 백악질의 침착지연이 초래되며, 치주조직의 외상이나 수술 후 상처의 치유가 지연된다는 주장도 있으므로 부족되지 않도록 적당량을 섭취해야 한다.

### (3) 지방(fat)

지방은 음식물의 필수적인 구성성분의 하나이고 중요한 역할을 하고 있다. 지방의 기본 구성 단위는 지방산과 글리세롤이다. 또한 지방(지질)은 가장 좋은 에너지 공급원으로서 1 g 당 9 kcal를 내기 때문에 같은 양의 탄수화물이나 단백질에 비해 거의 배나 되는 열량을 체내에서 만들어 생체 중요기관을 둘러싸고 있어서 외상으로부터 보호하는 역할을 함과 동시에 쓸데없는 열의 방출을 막아주는 벽의 역할을 한다. 그러나 과량 섭취시 비만증, 동맥경화증, 관상동맥질환과 같은 현대병이 발생될 수 있고, 부족하면 허약, 빈혈, 거친 피부, 피부질병에 대한 저항력이 감소될 수 있기 때문에 적당량의 지방섭취가 필요하다.

① 지방이 치아우식증에 미치는 영향

지방이 치아우식증을 예방한다는 근거는 에스키모인들을 상대로 한 연구에서 음식물의 70~80%를 지방으로 섭취할 때, 치아우식증 발생률을 감소시킨다는 사실을 알아냈고, 동물실험에서 나타난 결과로 지방을 많이 함유한 사료로 사육한 동물에서 치아우식증 발생률이 적게 나타났다는 보고가 있다. 그러나 지방이 치아우식증을 확실히 예방한다고 결론을 내리지 못하고 발생을 억제할 것이라고 추정하고 있는데 그 내용은 다음과 같다.

- 지방의 섭취로 인해 탄수화물을 적게 섭취하기 때문이다.
- 지방이나 기름의 특수한 성분이 치아표면에 흡착되어 치아표면을 보호하기 때문이다.
- 지방질이 기름막을 형성하여 치아표면에 세균 등이 부착하는 것을 방지하기 때문이다.
- 지방질은 탄수화물이 발효되는 것을 방해하기 때문이다.

② 지방이 치주병에 미치는 영향

지방이 치주병 발생에 미치는 영향은 확실히 규명되지 않았고 다만 치은의 상피부착과 치근막, 백악질, 치간유두 및 골에도 영향을 미친다는 보고가 있다.

- 과량 섭취 시 – 치은이 수축되어 두께가 얇아지고 섬유화가 일정하게 되지 않아 조직의 탄력이 없어지면서 뼈가 흡수되는 퇴행성 변화가 나타났다는 보고가 있다.

### (4) 무기질(mineral)

무기질은 유기질 구성원소인 탄소, 수소, 산소, 질소를 제외한 나머지 원소들을 말하는데 신체의 구성과 활동에 반드시 필요한 영양소이다.

① 무기질이 치아우식증에 미치는 영향

인체의 뼈와 치아의 경조직을 구성하며, 칼슘(Ca), 인(P), 마그네슘(Mg)은 치아의 주성분으로 치아가 형성되는 시기에 칼슘(Ca)이 부족하면 치아발육 불량이 되기 때문에 칼슘(Ca)의 충분한 섭취가 필요하다.

그런데 치아가 형성된 후에는 칼슘의 영향을 받지 않는다고 보고되어 있고 칼슘의 흡수 능력은 칼슘의 섭취가 가장 많이 요구되는 임신, 수유기, 성장기 등에 가장 크다고 알려져 있으며 가장 중요한 칼슘의 공급원은 우유라고 할 수 있다.

또한 여러 가지 치즈 역시 칼슘을 많이 함유하고 있으며 푸른색 잎을 가진 야채에 보통 칼슘 함량이 높고 인(P)은 단백질이 많은 식품과 곡식류에 많이 포함되어 있다.

대체로 단백질, 칼슘 및 철분이 적당히 함유된 식품에는 인의 함량도 높은 것이 보통이며, 김, 미역, 다시마 등의 해초에는 칼슘과 인의 함량비율이 1 : 1로 포함되어 있어 치아나 골격 형성에 좋은 식품이다. 그러나 칼슘과 인이 치아우식증에 미치는 영향에 관해서는 확실히 규명되지 않았다. 식품에 함유된 불소(F)는 불화된 상수도수 복용 시보다 효과가 적게 나타나는데 그 이유는 규칙적으로 복용을 하지 않기 때문이라고 생각된다.

② 무기질이 치주조직에 미치는 영향

- 칼슘(Ca) 결핍 시 – 심한 치조골의 흡수를 초래하여 치주질환의 진행을 촉진시킨다.
- 인(P)의 작용 – 신체의 여러 작용에 관여한다.
- 마그네슘(Mg) 결핍 시 – 동물실험에서 치은 증식, 치근막 확대, 치조골 흡수, 골수의 섬유화 등이 야기된다.

### (5) 비타민(vitamin)

비타민이란, 체내에서 칼로리를 내지는 않지만 식품에 소량이 함유되어 있는 유기물질로서 체내의 특수한 기능에 없어서는 안되는 영양소로 부족하면 여러 가지 결핍증상이 나타나며 필요량 이상 섭취할 경우에는 배설된다.

그동안 비타민이 치아우식증에 미치는 영향에 대해서 많은 연구가 있었으나 확실히 입증되지는 않았고, 부족할 경우 구강 연조직 및 경조직에서 결핍증이 발생한다는 보고가 있다.

**[표 11–15] 비타민(vitamin)의 종류 및 특성**

| 종류 | 부족 시 미치는 영향 | 치아 및 구강에 미치는 영향 | 1일 필요량 | 함유식품 |
|---|---|---|---|---|
| 비타민 A | •세균 및 기생충 감염에 대한 저항력 저하<br>•안구건조증<br>•야맹증 | 치아발육이 불완전하게 되어 치아우식증 발생 조건을 제공하다는 보고가 있으나, 확실히 규명되지 않음 | 성인 1일 700 R.E | •우유, 난황<br>•간유<br>•고구마, 황도<br>•녹색엽채 |
| 비타민 B | ※ B1, B2, B6, B12로 분류한다.<br>B1: 각기증상, 식욕부진, 피로감, 각기병<br>B2: 성장정지, 식욕감퇴, 체중감소<br>B6: 피부염<br>B12: 빈혈증 | B2: 구순염, 설염을 초래할 수 있다. | •B1 : 1.0~1.3 mg<br>•B2 : 1.2~1.5 mg | •B1: 쌀눈, 강화미, 콩류(완두콩, 강낭콩), 견과류, 간, 난황<br>•B2~B6: 간, 난황, 우유 |

| | | | | |
|---|---|---|---|---|
| **비타민 C** | 괴혈병(scurvy) | 치아발육 이상 | 성인 1일 필요량 55 mg | 야채, 과일 |
| **비타민 D** | 구루병 | 법랑질 발육이 불완전하게 된다는 보고가 있으나 확실히 규명되지 않음 | 5~10 mg | 난황, 간, 버터 |
| **비타민 E** | 생식기능장애로 불임증 및 유산 원인 | – | 10 mg $^{\alpha-TE}$ | 육류, 계란, 간, 생선, 식품성 기름 |
| **비타민 F** | 지방대사 장애, 피부건조, 발육 저지 | – | – | 식물성 기름(콩기름, 참기름, 옥수수유), 견과류, 등푸른 생선 |
| **비타민 K** | 혈액 응고 지연, 출혈 | 당질 분해시 효소작용을 억제한다는 보고가 있으나 확실히 규명되지 않음 | 남: 75 μg<br>여: 65 μg | 간, 버터, 녹색잎 채소(시금치, 브로콜리 등) |

## 5. 식이조절(diet control)

### 1) 식이조절의 정의

많은 사람들이 식사시간만큼 즐거운 시간이 없다고도 하는데, 음식물 섭취는 우리 몸에 영양분을 공급함로서 건강에 직접적인 영향을 미치는 중요한 일이다.

그러나 음식물의 종류와 식습관을 조사 분석하여 청정 식품과 보호 식품, 그리고 우식성 식품의 섭취 빈도를 적절히 조절할 필요가 있으며, 이러한 식이조절은 치아우식증 발생을 예방할 수 있다.

### 2) 식이조절 대상자

(1) 다발성 치아우식증 환자
(2) 10대 청소년층 모든 환자
(3) 치열교정 환자와 치료 대상 환자
(4) 치아우식증 예방에 관심이 있고 희망하는 환자

### (1) 다발성 치아우식증 환자

일반인보다 특이하게 치아우식증이 많이 발생되어 우식활성이 높은 사람을 다발성 치아우식증 환자라고 할 수 있다. 이러한 환자들은 다양한 방법으로 관리해야 하므로 식이조절 대상자로 분류되어 관리되어야 한다.

다발성 치아우식증 환자는 4단 치아우식증 예방법(불소도포, 치면열구전색, 치면세균막(치태) 관리, 식이조절)으로 관리하여 치아우식증을 예방하여야 한다.

#### a. 다발성 치아우식증 환자 판정기준

- 같은 연령대의 우식 경험 치아 수가 같거나 더 많은 환자
- 치아우식증 발생빈도가 낮은 치면에 우식증이 발생된 환자(하악 전치의 인접면과 상악 구치의 구개면에 발생된 경우)
- 치아표면에는 작은 우식병소가 보이나, 상아질에는 부위가 크게 파괴된 환자
- 치아우식부위 치질이 연하고 습하여 우식증 진행이 빠르다고 인정된 환자
- 6개월 동안에 10개 이상의 치면에서 치아우식증이 발생된 환자

### (2) 10대 청소년층 모든 환자

10대 청소년층은 비교적 치아가 마모되지 않아 열구나 소와 등이 깊고 섭취하는 음식물이 주로 인스턴트 식품과 음료수 등이고 섭취 횟수가 많으며 잘 관리하지 않는 습관이 있기 때문에 식이조절 대상이 되어야 한다.

### (3) 치열교정 환자와 치료 대상 환자

치열교정 환자는 구강내 치아표면에 장치물들이 부착되어 있어 음식물 잔사(치구)가 많이 끼어있고 칫솔질을 해도 쉽게 제거되지 않기 때문에 식이조절 대상자로 분류되어야 한다.

### (4) 치아우식증 예방에 관심이 있고 희망하는 환자

치아우식증 예방에 관심이 많은 사람은 치아우식증 발생의 유리한 조건에 있는 사람이 많다고 볼 수 있으므로 가족 구성원 모두가 함께 식이조절 대상자로 하는 것이 좋다.

### 3) 식이조절 목적(goals of diet control)

(1) 개인의 음식물 섭취습관을 평가하여 바르게 조절하기 위해
(2) 개인의 음식 선호도와 섭취량과 방법 평가
(3) 개인의 음식 섭취 횟수와 섭취실태 조사
(4) 탄수화물(당질) 섭취 횟수와 섭취량 조사
(5) 치아우식증 예방에 필요한 청정 식품과 보호 식품 섭취량 조사
(6) 치아우식증 예방을 위해 개인별 필요한 기초식품 및 영양소를 권장하기 위해

### 4) 식이조절 과정(procedure)

식이조절 과정은 환자의 그동안 섭취 음식의 종류, 섭취량, 섭취 횟수 등을 조사하여 그 환자에게 알맞은 처방을 해줌으로써 구강병이 발생되지 않도록 예방하기 위한 과정으로 식이조사, 식이분석, 식단상담, 식단처방, 4단계로 진행이 된다.

※ 식이조절 과정(절차)

식이조사 → 식이분석 → 식단상담 → 식단처방

(1) 식이조사(survey)

식이조사는 평상시 환자가 해 오던 식습관을 조사하기 위한 첫단계 과정으로 환자에게 5일간(간식 포함)의 식생활 일지를 주고 상세히 기록해 오도록 해야 하는데 처음 작성하는 환자나 기억력이 좋지 못한 환자는 잘 못하는 경향이 있기 때문에 연습용 1일 식생활일지에 기입하는 방법을 연습시킨다. 조금도 거짓 없이 정확하게 기록하도록 지도해야 한다.

① 식생활 일지 작성지침

- 섭취한 모든 음식물을 순서대로 자세히 기록한다.
- 섭취 횟수가 중요하므로 정규식사뿐만 아니라 사탕, 껌 등의 간식도 포함시킨다.
- 가정용 도량형 단위를 사용하여 양을 표기한다(예: 졸인 감자, 찐 옥수수, 당근).
- 음식에 첨가된 설탕, 우유의 양을 표시한다.

[표 11-16] 식생활 일지의 작성(5매의 식생활일지를 해당자에게 주고 작성해 오도록 한다.)

(첫째, 둘째, 셋째, 넷째, 다섯째) 날 식생활 일지 ( 월 일)

간식 :

아침 :

간식 :

점심 :

간식 :

저녁 :

간식 :

[표 11-17] 식생활 일지의 예

≫ 5일 식생활 일지 ≪

________학년 ________반

성명: ________________

– 작 성 요 령 –

(1) 섭취한 순서대로 식품이나 음료를 자세히 열거하시오.

(2) 섭취한 양도 기록하십시오.

(3) 음식에 섞은 설탕의 양이나 껌, 사탕 등도 기록하십시오.

[표 11-18] 1일 식생활 일지의 예

≫ 1일 식생활 일지(○○월 ○○일) ≪

간식: 우유 1컵

아침: 빵 3조각, 주스 1컵, 계란 1개, 귤 1개

간식: 비스킷 3개, 사탕 2개

점심: 볶음밥 1공기, 단무지 1접시, 김치 1접시

간식: 커피 1잔(설탕 2스푼)

저녁: 밥 1공기, 미역국 1그릇, 김치 1접시, 생선 1토막, 김 5매, 된장찌개 1그릇

간식: 사과 1개

(2) 식이분석(analysis)

환자가 스스로 작성한 5일간의 식생활 일지를 분석하는 과정으로 우식성 식품의 성상 및 섭취 빈도, 청정 식품의 섭취 시기, 기초식품의 섭취 실태 등을 분석하여 환자에게 처방할 식단의 기초자료를 마련하고자 한다.

[표 11-19] 식이분석 단계

| 단 계 | 분석내용 |
|---|---|
| 제1분석 단계 | 우식성 식품에 빨간색 필기도구로 동그라미 표시 |
| 제2분석 단계 | 우식성 식품 섭취 빈도 분석 및 5일 중 우식발생 가능 시간 산출 |
| 제3분석 단계 | 섭취 시기 분석 |
| 제4분석 단계 | 기초식품 섭취 실태 분석 |

① 제1분석 단계

우식성 식품과 비우식성 식품, 보호 식품, 청정 식품을 분류하기 위해 환자가 기록한 5일간의 식생활일지의 우식성 식품에 빨간색으로 표시를 한다.

② 제2분석 단계

우식성 식품 섭취 빈도 분석 및 5일 중 우식발생 가능 시간 산출

a. 우식성 식품 섭취 빈도 분석

매일 우식성 식품을 섭취한 횟수를 식품의 성상에 따라 액체식품과 고체식품, 섭취 시기별로 정식과 간식으로 분류하여 우식성 식품 섭취 빈도 분석용지에 기록한다.

[표 11-20] 우식성 식품 섭취 빈도 분석 용지

| 식품구분 | 섭취시기 | 첫째 날 | 둘째 날 | 셋째 날 | 넷째 날 | 다섯째 날 | 합계 |
|---|---|---|---|---|---|---|---|
| 액체식품 | 정식 | | | | | | |
| | 간식 | | | | | | |
| 고체식품 | 정식 | | | | | | |
| | 간식 | | | | | | |

※ 5일 중 우식발생 가능시간 : 5일간 우식성 식품 총 섭취 횟수×20 = ____분

b. 환자의 5일 동안 치아우식증이 발생될 수 있는 전체시간 산출

- 식품의 성상별 섭취 시기별로 기록한 5일간의 우식성 식품 횟수를 모두 합한다.
- 우식성 식품의 총 섭취 횟수에 20분을 곱한다.
- 산출된 치아우식증 발생가능 시간을 제한함으로써 환자에게 우식성 식품의 섭취량과 빈도를 감소시킬 필요성을 인식시킨다.

[표 11-21] 5일 동안 총 치아우식증 발생 가능 시간 산출공식

5일간 우식성 식품 섭취 전체횟수 × 20분(우식성 식품의 구강내 평균 잔류시간)

= ____________________ 시간(분)

- 우식성 식품의 구강내 평균 잔류시간을 20분으로 하는 이유는 우식성 식품들이 성상에 따라 다르긴하나 포도당 10~15분, 점착성이 큰 고체우식성 식품은 30분 이상 잔류하기 때문에 평균적으로 20분 정도로 설정하여 20을 곱해준다.

③ 제3분석 단계: 청정 식품 섭취 여부 조사 분석

치면세균막(치태)의 형성을 감소시키는 청정 식품 섭취 여부를 조사하기 위한 단계로, 청정식품 섭취 시기 조사용지를 이용하여 해당되는 곳에 ○표시를 함으로써 환자가 청정 식품을 섭취해야할 시기를 느낄 수 있다.

[표 11-22] 청정 식품 섭취 여부 조사분석

| 청정 식품 구분 | 첫째 날 | | | | 둘째 날 | | | | 셋째 날 | | | | 넷째 날 | | | | 다섯째 날 | | | |
|---|---|---|---|---|---|---|---|---|---|---|---|---|---|---|---|---|---|---|---|---|
| | 아침 | 점심 | 저녁 | 간식 | 아침 | 점심 | 저녁 | 간식 | 아침 | 점심 | 저녁 | 간식 | 아침 | 점심 | 저녁 | 간식 | 아침 | 점심 | 저녁 | 간식 |
| 채소류나 신선한 과일 | | | | | | | | | | | | | | | | | | | | |
| 기타 청정 식품 | | | | | | | | | | | | | | | | | | | | |
| 청정 식품 불섭취 시기 | | | | | | | | | | | | | | | | | | | | |

④ 제4분석 단계: 기초식품 적정량 섭취 여부 분석

a. 기준 식품 표준 등가량 섭취 횟수

$$= \frac{\text{섭취한 기초식품의 섭취량}}{\text{섭취식품의 기준 식품 등가량}}$$

b. 기초식품군별 1일 섭취식품의 기준 식품 표준 등가량 섭취 횟수

$$= \frac{\text{기초식품군별 5일간 섭취한 식품의 기준 식품 표준 등가량 섭취 횟수}}{\text{5(조사기간의 일수)}}$$

c. 연령별 과부족 1일기준 식품 표준량 섭취 횟수 산출

= 기초식품군별 1일 섭취식품의 기준 식품 표준 등가량 섭취 횟수

− 연령별 1일 권장기준 식품 표준량 섭취 횟수

d. 성별 과부족 1일 기준 식품 표준 섭취 횟수 산출

= 기초식품군별 1일 섭취식품의 기준 식품 표준 등가량 섭취 횟수

− 별 1일 권장 기준 식품 표준량 섭취 횟수

e. 기초식품군별 1일 기준 식품 표준량 섭취 횟수 산출

= 기초식품별 1일 섭취식품의 기준 식품 표준 등가량 섭취 횟수

− 기초식품군별 1일 권장 기준 식품 표준량 섭취 횟수

f. 기록방법(기초식품 섭취 실태분석 용지)

- 섭취량이 적당할 경우 = 0으로 표시
- 섭취량이 부족할 경우 = − 로 표시
- 섭취량이 너무 많을 경우 = +로 표시

[표 11-23] 기초식품섭취 실태분석 용지

| 기초식품 | 1일 1인당 기초식품 권장량 섭취 횟수 | | | | | 평균 | 과부족 |
|---|---|---|---|---|---|---|---|
| | 첫째 날 | 둘째 날 | 셋째 날 | 넷째 날 | 다섯째 날 | | |
| 1군 식품<br>(육류, 난류, 두류) | | | | | | | |
| 2군 식품<br>(우유, 유제품, 멸치 등) | | | | | | | |
| 3군 식품<br>(채소류, 과실류) | | | | | | | |
| 4군 식품<br>(곡류, 감자류) | | | | | | | |
| 5군 식품<br>(유지류) | | | | | | | |

(3) 식단상담(counseling)

식단상담은 식이분석 후 환자에게 처방할 식단을 작성하기 위해 그 환자에게 상담을 통해 자료를 얻어내는 과정으로, 환자는 솔직하게 모든 정보를 제공해야 정확한 식단을 처방할 수 있다.

① 치아우식병소 우식치면수 확인

치아우식면수를 확인하고 섭취실태를 분석한 후 원인을 검토하고 식단처방을 어떻게 할 것인지 방향을 결정한다.

② 치아우식증을 발생시킨 잘못된 섭식 습관 지적

환자가 치아우식증이 발생되었을 경우, 우식증을 예방할 수 있도록 섭취방법과 발생가능 시간 등을 바르게 지도해 주고, 특히 다발성 우식증환자 같은 경우에는 섭식식품 선택과 올바른 섭식 습관이 길러지도록 해야 하며, 청정 식품 및 보호 식품을 권장하고 우식성 식품 섭취를 제한해야 한다.

③ 환자의 불량 섭식 습관과 원인검토

치아우식증이 발생되어 있는 환자는 본인뿐만 아니라 그 가족들까지도 불량 섭식 습관을 가지고 있을 가능성이 많다.

그러므로 그 환자의 개인적인 성격, 섭식 습관, 정신적 불안, 신체적 장애, 무지 등을 검토하고 가정적으로는 생활환경, 가족구성원 등을 파악하여 환자와 상담 시 잘잘못을 분류하여 원인을 제거할 수 있도록 해야 한다.

④ 치아우식증 환자를 위한 식단처방 및 방향설정

치아우식증 환자에게서 수집된 모든 자료를 분석한 후, 그 환자의 여건을 고려하여 우식증 발생 원인이 제거될 수 있도록 식단을 처방해야 한다.

[표 11-24] 식단상담 결과보고서

1.

2.

3.

4.

5.

(4) 식단처방(prescription)

식단처방은 식이조절과정의 마지막단계로 식이조사, 식이분석, 식단상담을 하는 동안 수집된 자료를 참고로 하여 그 환자에게 알맞은 식단을 처방하는 단계로 우식성 식품 섭취를 제한하고 청정 식품과 보호 식품 섭취를 권장하는 방향으로 처방해야 한다.

① 식단처방 내용

- 섭식 식품의 섭취 횟수
- 섭식 식품의 성상과 섭취량
- 섭식 식품의 물리적인 성질

② 식단처방의 일반적인 준수사항

- 환자의 평소 식습관과 차이가 적도록 식단이 처방되어야 한다.
- 환자의 기호성과 식습관을 충분히 고려하여 식단이 처방되어야 한다.
- 환자에게 필요한 필수 영양소를 포함하여 식단이 처방되어야 한다.

③ 치아우식증 예방을 위한 식단처방 준수사항

- 음식물 섭취 횟수는 1일 3회 정규 식사로 제한하고 간식은 가급적 먹지 않도록 한다.
- 보호 식품 중 단백질과 인이 많이 함유된 음식을 권장한다.
- 우식성 식품인 함수탄소(당질) 섭취량은 총열량의 30~50%가 되도록 조절한다.
- 점착성 식품인 건과일 및 캔디, 과자류 식품은 섭취를 금한다.
- 청정 식품인 야채나 과일 등을 섭취하여 자정작용이 잘 되도록 한다.

④ 식단처방 단계(과정)

치아우식증이 많이 발생한 환자의 경우 섭식 횟수나 습관, 기호식품 등 여러 가지 원인이 있기 때문에 상당히 많은 변화가 요구된다.

그러나 한꺼번에 큰 변화를 준다면 또 다른 부분에서 문제가 될 수 있으므로 서서히 변화를 시키는 것이 올바른 식단처방법이라고 할 수 있다.

a. 제1처방 단계

- 환자가 잘하고 있는 식습관 부분에 대해 칭찬을 한다.
- 잘못하고 있는 섭식 습관이 있더라도 충고나 핀잔보다는 칭찬과 함께 기초식품 1일 권장량을 처방해주고 잘 유지하도록 설명해 주어야 한다.

b. 제2처방 단계

- 환자가 기초식품군별로 식단을 개선하도록 도움을 준다.
- 환자가 1일 권장 기준 식품 표준량 섭취 횟수를 섭취할 수 있도록 우식성 식품은 제거, 부족한 식품은 보충, 대체할 수 있는 식품은 대체하도록 한다.

c. 제3처방 단계

- 환자의 식단에서 우식성 식품을 제거하고 섭취 시간을 설정해 준다.
- 치아우식증 유발지수가 큰 점착성 식품과 당분이 많이 함유된 식품을 식단에서 먼저 제거하도록 처방한다.

d. 제4처방 단계

- 환자에게 간식은 비우식성 식품으로 섭취하도록 처방한다.
- 그동안 좋아하던 간식을 일순간에 중지시킬 수 없으므로, 비우식성 식품 중에서 선택할 수 있도록 종류를 알려주고 될 수 있으면 간식을 줄일 수 있도록 처방한다.

e. 제5처방 단계

- 환자가 자신에게 알맞은 개선된 식단을 작성하여 실행할 수 있도록 한다.
- 비우식성 식품 중에서 자기의 기호에 알맞은 식품을 선택할 수 있도록 지도해 주어야 하는데, 우식성 식품은 제거하고 대체할 수 있는 식품은 대체, 첨가해야 할 식품은 첨가하여 서서히 개선하도록 지도한다.

[표 11-25] 식단처방 지시서

≫ 식 단 처 방 ≪

1. 귀하의 식단을 분석하고 다음과 같이 권고합니다.
   1) 식단에 다음의 기초식품을 첨가하시기 바랍니다.
   2) 정식에 첨가하실 식품은 다음과 같습니다.
      - 아침식사
      - 점심식사
      - 저녁식사
2. 치면세균막(치태)과 우식증의 발생을 감소시키기 위하여
   1) 설탕이 함유된 음식물을 식단에서 제거하시기 바랍니다.
   2) 간식을 다음의 보호 식품으로 대치하시기 바랍니다.
3. 귀하의 식단을 아래와 같이 보호 식품으로 개선하도록 권고합니다.
   - 아침식사
   - 점심식사
   - 저녁식사
   - 간식

11장

# 학습문제

1. 영양소가 신체 내에서의 기능에 따른 식품의 분류법을 나열하시오.

2. 식품이 치아에 작용하는 성질에 따라서 분류하는 방법을 나열하시오.

3. 기초식품 5개군을 분류하시오.

4. 근육, 혈액, 뼈, 모발, 장기, 피부 등의 조직을 만드는 식품분류는?

5. 식품이 치아에 미치는 작용에 따른 분류방법을 나열하시오.

6. 치아가 형성되는 과정에 필요한 단백질과 칼슘성분이 많이 함유된 식품은?

7. 영양소의 정의를 쓰시오.

8. 5대 영양소란?

9. 영양소의 3대 작용을 나열하시오.

10. 영양소 중 치아우식증을 발생시키는데 가장 큰 영향을 미치는 것은?

11. 치아우식증을 예방하기 위해 고려되어야 할 식품 섭취 방법을 설명하시오.

12. 당질이 치아우식증 발생에 미치는 영향을 설명하시오.

13. 당질 중에서 치아우식증을 발생시키는데 가장 큰 영향을 미치는 것은?

14. 치아우식증을 예방하기 위하여 섭식식단과 섭식습관을 조절하는 방법은?

15. 다발성 치아우식증 환자에게 실시해야 할 4단 치아우식 예방법을 나열하시오.

16. 식이조절 대상자를 나열하시오.

17. 다발성 치아우식증 환자란?

18. 식이조절 과정을 순서대로 나열하시오.

19. 식이조사 시 환자가 식생활 일지를 작성하는데 기간은?

20. 식이조절 대상자를 10대 연령층으로 하는 이유를 나열하시오.

21. 식단 상담 시 해야 할  내용을 나열하시오.

22. 식단처방의 내용을 나열하시오.

23. 식단처방의 일반 준칙을 나열하시오.

24. 치아우식증 예방을 위한 식단처방 준칙을 나열하시오.

25. 식이조절 대상자의 식단에서 우식성식품을 감소시켜야 하는 양은?

26.  식단처방 1단계~5단계를 간략하게 설명하시오.

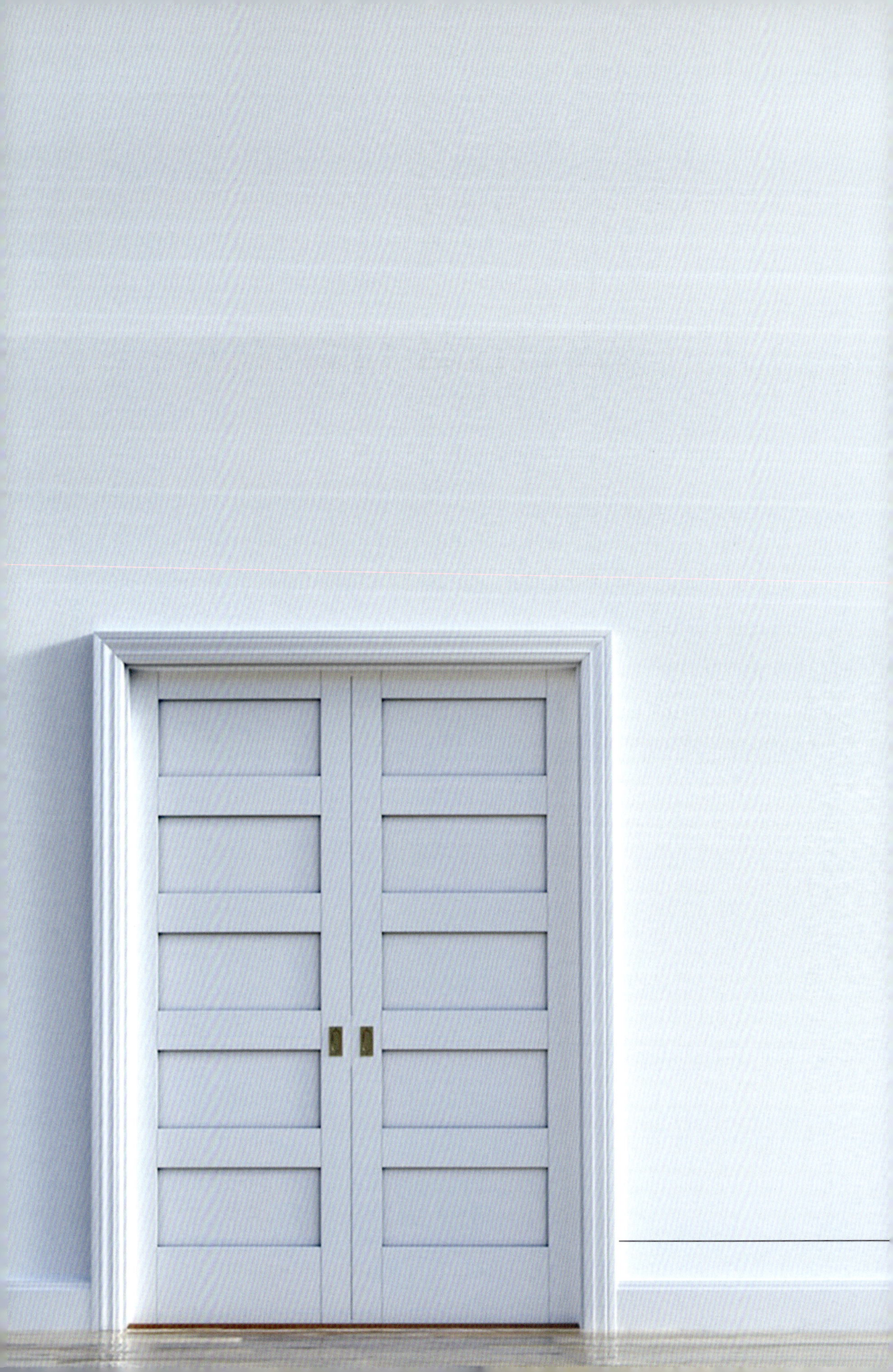

PART 5

# 치과기공물 관리

치과기공물은 인체의 구강 안에서 치아조직을 대체하여 역할을 수행해야 하므로 구강 기능을 유지하는데 없어서는 안 될 매우 중요한 인공적인 치아 대체물이라고 할 수 있다. 치과기공물의 명칭은 치과기공물, 수복물, 보철물 등으로 치과분야에서 매우 혼란스럽게 사용되고 있는 실정이다. 그러나 정확히 의미가 구분되어 있는 것은 아니므로 사용 시 그 용어의 의미를 충분히 고려했으면 하는 바람이다. 따라서 치과기공물은 주로 치과기공소에서 제작되므로 치과기공물을 가공하는 단계에서는 재료 제작가공의 관점에서 보고 재료 공학적 요소와 기술 관리측면만을 고려하여 치과기공물로 호칭되지만 치과기공물이 완성되고 구강 안에서 제기능을 발휘 할 수 있도록 치아의 해부 생리적 수복기능을 갖춘 상태라면 치과 수복물로 지칭된다.

실제 구강 안에 장착되어 없어진 치아의 기능을 대신해서 수복기능과 보철기능을 가지고 치아의 대체 역할 및 기능을 수행한다면 이것을 치과치료 관점에서 보고 치과 보철물이라고 칭하나 대체로 치과 수복물이나 치과 보철물은 같은 의미로 소통되고 있는 경향이 있다. 본 편의 내용에서는 치과기공사가 치과 수복물을 제작하는 데 필요한 내용이므로 제작가공이라는 관점에서 치과기공물로 용어를 통일하겠다.

치과기공물은 치아의 해부학적, 기능적, 심미적 요소들이 포괄적으로 재현되어야 하는 정밀하고 과학적인 제작요소를 반영해야 하므로 치과기공사의 고도의 숙련과 노력을 필요로 하는 어려운 작업의 결과라 할 수 있다. 하지만 현재에는 치과 캐드캠의 출현으로 작업공정을 생략할 수 있어서 제작 작업의 어려움을 조금 덜었다고는 하지만 아직도 많은 제작 공정 과정에서 수작업을 거쳐야 하는 번거로움이 존재한다.

본 편에서는 시장경제원리와 디지털융합 경제의 정책방향에 맞춰 치과기공물의 제작을 치료수복 용 상품이라는 관리적 측면에서 접근해 보도록 하겠다. 따라서 치과기공물 관리의 개념, 기능적 요소, 종류, 제작관리, 기자재관리, 감염관리, 일반관리에 대해 살펴보도록 한다.

# 12장 치과기공물 관리법

## 1. 치과기공물 관리의 개념

치과기공물의 관리라는 의미는 치과기공물이 완성되기까지 성공적으로 해부학적, 기능적, 심미적 요소를 포함한 인공적인 대체 재료로의 역할을 할 수 있도록 치과기공물의 완성을 체계적으로 정확하고 효율적으로 수행하는 점검과 더불어 도움을 주는 통제행위라 할 수 있다. 치과기공물의 가공을 위해 필수적인 시설, 재료, 자본, 인력 등도 관리의 대상이 될 수 있다. 치과기공물의 관리는 보는 관점에 따라 여러 방향으로 설명할 수 있으나 치과기공물의 제작 시 직접 필요한, 직접관리와 치과기공물이 성공적으로 제작이 완료되고 상품성으로의 가치를 인정받을 수 있도록 지원과 관련 있는 모든 과정들을 간접관리로 구분할 수 있다. 간접관리는 환경관리와 경영관리와 같은 경우를 말하는데 이 내용은 새로운 관리 과정과 많은 내용들이므로 여기에서는 제외하도록 한다. 본 편에서는 치과기공물과 직접 관련 있는 직접관리의 개념에 대해 간단히 서술하고자 한다.

우리가 언뜻 생각하는 치과기공물의 관리는 거시적 차원에서의 자본, 시설, 인력관리를 생각하게 한다. 하지만 이 장에서 언급하고자 하는 치과기공물 관리의 개념은 작은 개념으로서 미시적 개념을 의미하며 정밀한 치과기공물의 합리적이고 표준화된 관리를 의미한다. 따라서 여기서는 치과기공물 제작과 직접적으로 관련된 공정관리와 간접적으로 관련된 시설관리, 인력관리, 판매관리 그리고 치과기공물의 일반적인 관리 등에 대하여 설명하도록 하겠다.

### 1) 공정관리

치과기공물의 공정관리란 치과기공물 작업과정별로 치과기공물 작업 시 사용되는 재료 및 기계, 기구의 사용과 더불어 치과기공물의 작업과정별로 소요되는 시간과 완성도 및 이와 관련된 조건 등을 조사하고 합리적인 개선

조치 및 반복, 수정을 통하여 최적의 표준화 상태를 유지하도록 하기 위한 업무의 관리를 의미한다.

### (1) 작업과정관리

치과기공물의 작업관리는 공정관리와 품질관리로 구분될 수 있으나 여기서는 그 의미를 공정관리의 개념 안에 포함하여 기술한다. 현재 복잡한 관리의 개념을 추세에 맞추어 면밀히 구분하면 치과기공물의 작업방법, 작업 시 걸리는 소요시간 등을 표준화하고 이에 따른 치과기공물의 작업기준을 설정한다. 그 후 작업분석을 통한 작업방법의 개선과 이와 관련하여 필요한 작업조건 등의 개선을 통하여 효율적인 작업의 표준화 과정을 유지하기 위한 업무처리가 작업관리이다.

### (2) 재료관리

치과기공물의 제작을 위한 재료관리는 대체로 공정관리 인에 포함되는 개념이나 특히 작업 종류별 재료의 구분이나 소요되는 재료의 양을 조사하고 이에 맞는 재료의 준비와 개선, 대체, 표준사용량, 유통기한, 재고량 등을 조사하여 작업 효율을 높일 수 있도록 하는 업무처리를 말한다.

### (3) 장비관리

치과기공물의 제작을 위한 장비관리는 정밀한 치과기공물을 생산하기 위하여 장비의 수명확인, 장비 및 부품의 교체, 새로운 장비의 적용, 효율적 운영, 장비운영방법의 합리화, 개선사항 등의 조치 등의 모든 사항을 포함하는 효율적인 장비 운영을 위한 업무처리를 말한다. 따라서 장비의 성능을 확인하고 장비의 상태에 따르는 즉각적인 조치를 취함으로써 치과기공물의 제작을 위하여 항상 사용 가능한 최적의 장비 상태를 유지하고 운영을 최적화할 수 있도록 하는 것이다.

### (4) 품질관리

치과기공물의 제작을 위한 품질관리는 과학적 방법을 통하여 합리적으로 제품의 품질을 유지하기 위한 업무처리를 의미한다. 현대의 품질관리는 품질의 수준을 유지하고 향상시키고자 하는 SQC(statistical quality control)에서 시작된다. 하지만 이러한 개념은 협의의 개념에 속하며 좀 더 넓은 뜻의 개념으로 이와 관련된 모든 업무활동까지도 품질관리 속에 포함시켜야 한다. 이러한 관리를 종합품질관리(total quality control)라고 한다. 보통 산업공학에서 말하는 QC는 품질표준의 설정, 품질의 검사 및 품질개선으로 구성된다.

치과기공물의 제작을 위한 품질관리는 일반 산업공학에서 이야기하는 품질관리로만 설명할 수 없다. 치과기공물은 제작 시에는 공산품이지만 구강 안에 넣었을 때는 인체에 적용되는 보철의 개념이 적용되어야 하므로 생체적합성과 더불어 개개인에게 필요한 맞춤형 적합도 필요하기 때문이다. 따라서 다음 항목에 서술해 놓은 품질평가가 매우 중요한 의미를 갖는다.

### (5) 품질평가

치과기공물의 제작을 위한 품질관리가 제대로 되기 위해서는 치과기공물의 품질평가가 이루어져야 하지만 평가 자체를 할 수 없었다. 그 이유는 치과기공물에 대한 품질평가는 품질평가 시스템이존재하지도 않았을 뿐만 아니라 치과기공물이 잘 맞는지 여부에 대한 구체적인 연구도 없었기 때문이다.

특히 치과기공분야에서 기존 제품의 품질이 나쁘다 좋다 하는 것은 유통분야에서의 홍보, 제조분야에서의 설명서, 경험자들의 구전에 의한 품질인지 정도에만 의존해 온 것이 사실이다. 이러한 불확실한 품질인지 시스템으로 인하여 제품의 선택 및 예측이 어렵고, 치과기공물의 질 관리가 어렵다는 문제점이 발생되고 있는 것이다. 치과기공물의 품질평가는 규격평가, 치의기공학적평가, 임상적 평가, 만족도 평가 등으로 구분할 수 있다.

치기공 기자재의 공학적 품질기준은 여러 가지 종류가 있다. 즉, ISO, FDI, ADA, NIOM, KDA 등이 있으나 주로 규격 위주로 정해진 품질 기준이라 할 수 있는 것이다. 이것을 가지고 최종 치과기공물 품질을 평가하기란 쉽지 않다. 따라서 앞에서 언급한 기존의 공학적 제품평가 시스템으로는 치과기공물의 적합성 여부 및 질적 수준 여부를 판별 또는 설명할 수 없는 것이다. 그러므로 품질평가의 검증도를 높이기 위한 방안의 하나로 기자재의 규격평가 외에, 치의기공학적 평가, 임상적 평가, 만족도 평가가 포함되는 합리적이고 타당한 평가가 이루어지는 것이 바람직하다.

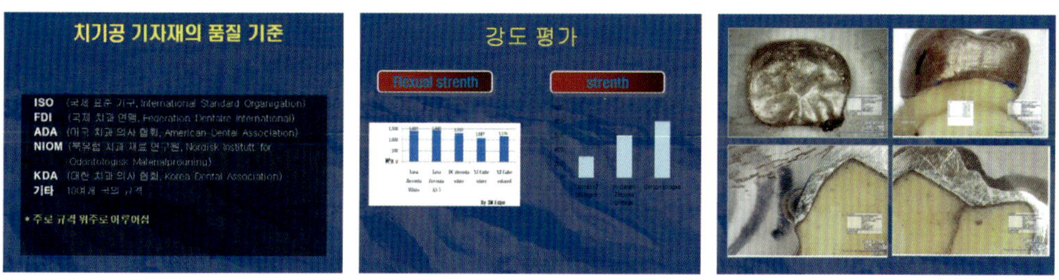


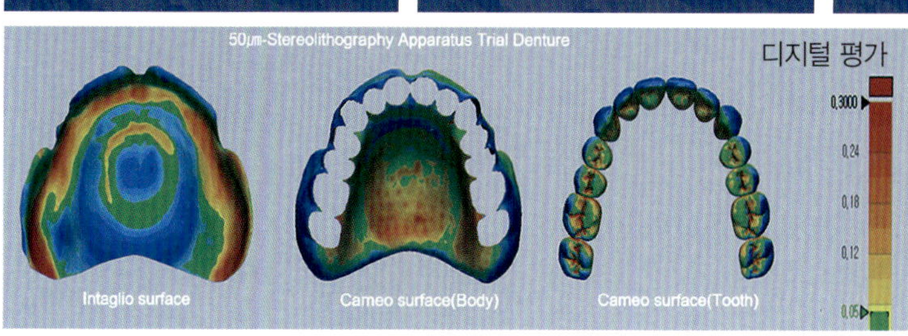


그림 12-1. 치의기공학적 평가

여기서 치의기공학적 평가는 강도 평가, 경도 평가, 적합성 평가, 미세구조 평가, 심미성 평가, 고객만족도 평가, 디지털 평가 등을 들 수 있다. 이러한 평가 방법들을 통하여 치과기공물 제작의 기공기술뿐 아니라 치과기공물의 품질수준을 확인할 수 있다. 또한 더 나아가 치과기공물의 수준별 평가도 가능하다. 이 모든 과학적인 측정값들은 통계학적인 분석을 통하여 제시되어 치과기공물의 제작을 위한 품질관리에 있어서 합리적인 평가의 기준이 될 것이다.

### 2) 시설관리

치과기공물의 제작을 위한 시설관리는 건물의 사용기간 동안 치과기공물을 제작함에 있어서 작업의 경제적 효율적 가치를 높이기 위해 설계 및 시공, 실내디자인부터 리노베이션, 유지관리에 이르기까지 전 과정을 관리하는 것을 말한다. 특히 치과기공소의 작업환경에 대한 관리를 포함하여 치과기공물의 제작에 지장을 가져오지 않도록 각종시설 및 장비인 전기시설, 가스시설, 흡배기시설, 공조시설, 냉난방시설, 급배수시설, 주조시설, 작업시설, 석고작업시설, 조명 등 그 밖에 필요한 각종 장비 및 설비의 보수 관리를 해야 한다.

### 3) 인력관리

치과기공물의 제작을 위한 인력관리는 치과기공물을 제작함에 있어서 작업의 효율성을 높이기 위해 전문 치과기공사 인력, 행정인력, 작업지원인력 등을 적재적소에 배치하거나 교육훈련 등을 통하여 작업에 차질이 없도록 유지관리하는 것이다.

### 4) 판매관리

치과기공물의 판매관리는 치과기공물을 제작한 후 제작된 치과기공물의 가치를 가격으로 정한 다음, 거래처에 제공하는 의미가 판매의 개념이며, 이와 관련된 모든 마케팅 관련 관리의 업무도 포함하는 내용의 광의적 개념으로 정의할 수 있다. 이러한 의미는 치과기공물의 생산성과 매출액, 가격관리, 거래처관리 등을 통하여 이러한 판매관리의 업무가 이루어지게 되는 것을 의미하며 이러한 관리 과정을 통해 최고의 가치와 이익을 추구하는 것이 판매관리라고 할 수 있다.

### 5) 치과기공물의 일반적 관리

치과기공물의 일반적 관리는 크게 감염관리와 일반관리로 나눌 수 있다. 감염관리는 치과기공물이 치과 기공소 또는 병원 내에서 감염을 유발하지 않도록 미리 예방하는 것이다. 특히 감염관리는 치과기공소에서 주의 깊게 이루어지도록 세심한 배려를 해야 한다.

#### (1) 감염관리

환자 또는 의료진, 작업자에게 감염 예방을 위한 조치들로 다음과 같은 것들이 있다.

첫째. 본뜬 인상 체에서 타액과 이물질을 제거한 후 인상 재료에 따라 정해진 소독액을 이용해 소독한다.

둘째. 치과기공물의 제작 시에는 개인보호장구를 착용하고, 치과기공물을 오염으로부터 보호해야 한다.

셋째. 치과기공물의 접수와 발송은 지정된 별도의 장소에서 관리해야 한다.

넷째. 치과기공물을 보관하는 서랍이나 수납장은 반드시 소독 약품을 사용하여 항상 깨끗하고 청결하게 유지해야 한다.

#### (2) 일반관리

일반관리는 치과기공물을 오염과 손상으로부터 보호하고, 기능과 심미성을 유지하기 위한 것이다. 환자가 직접 관리할 수 있는 일반적인 관리 방법은 다음과 같다.

환자의 입에 맞게 제작된 치과 보철물이 바로 치과기공물이므로 치과기공물이 제작되어 판매되고 치과를 통하여 환자에게 적합이 되면 그때부터는 환자가 직접 구강 내 또는 외에서 치과기공물, 즉 치과 보철물에 관한 관리를 해야 하는 것이다. 이러한 치과 보철물을 구강 내에서도 바르게 잘 관리한다면 그 수명을 늘릴 수 있고, 환자의 구강 건강을 유지할 수 있게 되는 것이다. 구강 내에 들어간 치과 기공 물체는 본격적으로 치아의 일부 또는 전부를 대체하여 그 기능을 발휘하면서 치과 보철물로 칭하게 되며, 해부학적으로 기능적으로 역할을 시작하게 되는 것이다.

여기서 환자가 관리해야 할 치과 보철물의 일상적 관리에 관하여 서술해보면, 물론 치과 보철물의 종류가 워낙 많아서 세부적인 내용의 구체화 된 설명을 모두 포함하여 설명하긴 어려우나, 구강 내 장착되는 고정식이나 가철식의 보철물을 포함하여 일반적인 내용을 서술해 보면 다음과 같다.

첫째. 칫솔과 치약을 사용하여 치아와 장착된 기공 물체(보철물)를 치아와 마찬가지로 매일 꼼꼼하게 닦아준다. 레진, 금속, 세라믹 등으로 구성된 가공 물체의 재료와 성분, 특성에 따라 적절한 칫솔과 치약을 선택하여 관리하는 것이 중요하다.

둘째. 환자가 치아 간의 불필요하게 깨무는 힘을 피하고, 가공된 보철물의 관리에 특히 주의를 기울이도록 교육해야 한다.

셋째. 햇빛이나 화학물질로 인한 손상을 방지해야 한다. 특히 알코올음료 섭취시는 주의를 기울이며 병뚜껑 등을 치아로 따는 일은 완성된 기공 물체(보철물)에 손상을 유발하는 행위이므로 금해야 한다.

넷째. 치과 의사나 치과기공사의 권고사항을 지키며 정기적인 치과 진료 및 클리닉 방문을 하는 것이 필요하다.

서술한 바와 같이 제작 이후 구강 내에서 치과 기공 물(보철물)의 관리는 환자 스스로 노력과 정기적인 치과 전문가의 도움을 통해 이루어져야 한다.

## 2. 치과기공물 제작 시 기능적 요소의 고려

치과기공물은 구강 내에서 치과 보철물로 그 기능을 하게 되므로 구강을 이루고 있는 해부학적 구조와 기능에 관해 잘 알고 있어야 하며 이러한 이론적 배경을 근거로 하여 악구강계의 기능 운동 시 장애가 생기지 않도록 치과기공물의 제작 시에 이러한 점들을 염두에 두고 반영해야 한다. 그러므로 여기서는 악 구강 계의 기능과 구강 내에서 발생할 수 있는 치아 결손에 따른 변화, 악관절의 이상, 치과기공물의 기능에 대해 간단히 살펴보고자 하였다.

### 1) 악구강계의 기능

#### (1) 저작

저작은 음식물을 잘게 부숴 타액과 잘 섞이게 하는 기계적인 작용뿐 아니라 소화액의 분비를 촉진하는 등 소화기능의 보조적인 역할로 소화운동을 도와준다.

또한 저작운동은 중추신경저작근 및 악관절 등의 감각수용기와도 관련이 있으며, 혀, 안면근 등 주위조직과의 긴밀한 상호작용을 통하여 원활하게 이루어진다. 저작 운동 시 사용하는 저작과 관련된 근육들은 교근, 측두근, 내측익돌근, 외측익돌근, 악이복근, 악설골근 등이며, 모두 운동신경과 특수감각신경이 혼합된 하악신경의 지배를 받는다.

### (2) 발음

발음은 구강형태, 하악운동, 악간거리, 혀나 입술 운동 등에 따라 달라진다. 따라서 치아가 상실되거나 구순 구개열(구개파열), 혀의 절제나 형태이상 등 소리를 내는 기관에 문제가 생기면 발음에 많은 장애를 주게 된다. 모음을 발음하는 경우 구강은 개방 상태에서 발음되게 되므로 치아가 결손된 경우일지라도 발음에 영향을 적게 주나, 자음을 발음하는 경우에는 입술, 구개, 혀 등에 많은 영향을 주게 된다.

### (3) 심미

치아의 형태가 윗입술, 아랫입술, 치은 등과의 조화가 잘 맞지 않으면 얼굴 형태와의 부조화가 생기므로 얼굴형과 치아형태는 대체로 일치시켜야 하는 경향이 있다. 또한 구치의 교합면이 교모되어 고경이 낮아지면 얼굴에 주름이 생기거나 악관절에 악영향을 미친다. 건강한 치아와 자연스러운 미소의 조화는 그 사람의 개성과 분위기 및 안모의 아름다움을 증진시켜 주며, 이러한 아름다움은 치아, 연조직 및 치조골의 형태는 물론, 입술 및 주위 근육조직과의 적절한 조화가 필수적이라 할 수 있다.

## 2) 치아의 결손으로 수반되는 변화와 장애

### (1) 치아상실 후 치조부의 변화

치아상실 후에 생기는 오목한 함몰 부위를 치조와라 하는데 이 부위에 먼저 혈병으로 채워진 후 육아조직을 거쳐 신생골이 생성된다. 치조돌기 상단의 뼈는 치근첨공 방향으로 서서히 흡수되어 육아조직이던 표면이 치은조직으로 덮이게 되는데 이 치조부의 골이 흡수와 생성을 같이 하지만 생성되는 속도가 흡수되는 속도보다 느려 전반적으로 퇴축이 일어난다.

치조벽에서의 골흡수 양상은 상악에서는 구개측보다 순·협측이 얇은 골벽과 다공성으로 인해 흡수가 생성보다 빨라 흡수되기 쉬운 경향이 있다. 즉 흡수방향은 순·협측에서 구개방향 쪽이며, 하악의 전·소구치는 순·협측과 설측에서 골벽의 두께에 큰 차가 없기 때문에 주로 높이가 낮아지는 골흡수 경향을 띠고, 구치는 협측에 치밀골이, 설측에 다공성이 있기 때문에 주로 설측에서 협측으로 흡수가 이루어진다. 즉, 상악은 낮아지고 좁아지는 경향이고, 하악은 낮아지며 변하지 않거나 조금 넓어지는 경향이 있다.

이러한 골 흡수의 속도는 전신적인 건강상태, 상실치아 주위의 상태와 임플란트나 의치 등에 의해 차이가 난다. 이처럼 치조와가 골로 바뀌는 골화시간은 약 5개월 후가 되지만 창상이 치유되는 1~2개월 후에 보철치료가 시작되는 경우가 많다.

(2) 치아상실 후 변화

① 인접치 및 대합치의 변화

특정 치아의 상실은 치아의 근원심 접촉점이 없어지므로 상실된 치아의 인접 치아들은 치아가 상실된 방향으로 서서히 기울어지게 된다. 또한 상실부위의 대합치는 정출되며 정상 교합에서 벗어나게 된다. 이는 주변 치아의 치열에 영향을 줄 수 있고 우식의 원인 및 치주질환과 악관절 이상, 저작계근육통증 및 신경통증을 유발하기도 한다.

② 치근막 상실의 변화

치근막에는 교합압을 감지하는 수용기가 있으며 이러한 수용기는 악구강계의 기능을 원활히 수행하게 한다. 그러나 치아상실로 치근막이 상실되면 이러한 기능을 그 밖의 다른 수용기가 각종 정보를 중추에 전달하게 되는데 치근막에서처럼 효율적이지 못하다. 따라서 기계적 지지를 얻고, 치조부의 골흡수를 늦추기 위해서나 감각수용기의 유지를 위해 치근을 잔존시켜 피개의치(over denture)를 사용하는 것이 보다 유리하다 할 수 있다.

③ 안모의 변화

치열의 순측 또는 협측에는 입술 및 뺨이 있고, 치열은 그들이 안쪽으로 들어가는 것을 막는 역할도 한다. 치아상실 후 치조부 골흡수가 일어나면 입술 및 뺨의 지지가 없어지게 되어 입술과 뺨이 움푹 들어가 안모가 변하게 된다. 또한 상하악 교합형태를 상실하면 수직고경이 감소하여 주름이 심해지고 심한 안모의 변화를 가져온다.

## 3) 악관절과 악관절 이상

(1) 악관절

악관절의 구조는 하악골의 하악두와 측두골의 하악와로 이루어진 두개골 유일의 활막성 관절로 그 사이에 관절강 속에 관절원판이 있다. 특징은 양측성 관절로 치아의 교합과 밀접한 관계가 있으며 중추신경계의 지배를 받아 조절된다.

(2) 악관절의 이상

악관절의 이상은 크게 구조적인 것과 기능적인 것으로 구분하여 생각할 수 있다. 구조적인 것은 관절 내에 있는 관절원판의 장애, 관절을 둘러싼 조직의 장애, 골이 변형되는 장애 등이고 기능적인 장애는 저작근과 같은 근육장애의 경우이다.

① 악관절 장애의 원인

- 이갈이 습관이나 이를 악무는 습관
- 습관적인 껌의 저작이나 손톱을 물어뜯는 행위
- 부정교합이 있는 경우
- 교합이 정상적이지 않는 보철을 장착한 경우
- 턱에 외상을 입을 경우
- 과도한 스트레스가 지속되는 경우

② 악관절 장애의 증상

- 두통
- 이통
- 소리
- 현기증
- 귀가 막힌 느낌
- 이명현상

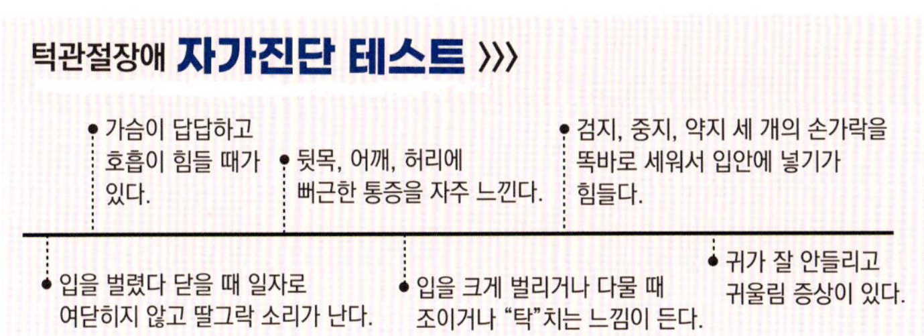


그림 12-2. 턱관절 장애 자가 진단

## 4) 치과기공물의 기능적 요소

치과기공물의 제작에 있어서 반드시 기능적 요소를 고려하여 제작해야 하는데 치과기공물에서 기능적요소를 관리하고 확인하는 것은 매우 중요하다. 이것은 장차 치과 보철물로써의 역할을 수행해야 하므로 만들어진 치과기공물이 치과 보철물로써의 기능을 발휘하지 못하게 된다면 앞서 언급한 구강내에 여러 가지 심각한 장애가 발생할 수도 있기 때문이다. 따라서 제작 시에 치과기공물의 생리적 기능적 요소를 고려하고 이러한 요소들이 제작 시 반영될 수 있도록 관리하는 것이 중요한 사안이라 할 수 있다.

### (1) 잔존 치질의 보존

치과기공물(보철)의 목적은 상실된 치아의 기능을 회복하는 것으로, 이를 위해 유지 및 저항형태의 한계 내에서 잔존 치질을 최대한 보존해야 한다. 불필요한 발치를 피하고 부러짐이 예견되는 치아는 예방조치해야 한다. 치과기공물(보철)을 장착 후 제2의 치아우식증이나 악구강계의 이상이 초래되어서는 안 된다.

### (2) 지지, 유지 및 안정

제작된 수복물은 저작, 발음, 심미기능의 회복은 물론이고 구강 내에서 교합평면에 수직 및 수평적 방향으로 안정성이 필요하다.

지지는 치주 조직방향으로 가해지는 힘에 저항하는 성질로 설계할 때 최적상태가 되도록 해야 하며, 이를 위해서는 인공치의 교합면 면적은 최소로 하고, 의치지지 조직에도 휴식을 부여해야 한다. 국소의치 보철에서는 교합면이나 설면에 주어지는 레스트와 레스트 시트가 지지 역할을 한다. 유지는 조직에서 탈락하려는 힘에 저항하는 성질로 가철식 치과기공물에서는 치아 결손부의 의치상이 조직과의 응착력, 응집력, 표면장력, 모세관 인력, 기계적 힘, 변연 봉쇄 및 대기압, 구강 및 안면근육과 밀접한 관계가 있다. 지대치에서는 치아삭제시 부여하는 핀홀(pinhole), 구(groove) 등과 치아 장축방향으로의 삭제 각도 등이 여기에 해당된다. 안정은 어떤 힘이 작용했을 때 동요되거나 위치의 변화없이 고유의 위치에 있으려는 성질로 가철식 국소의치 보철물에서는 잔존 치조제의 높이와 지대치를 감싸는 클래스프(clasp)의 암(arm)과 인접판(proximal plate) 등이 이러한 기능을 수행하는 장치가 된다.

### (3) 일반적인 요소

앞에서 언급된 구강 내에서 지녀야 할 2가지 중요한 기능적 요소 외에도 일반적으로 다음과 같은 다양한 요소들이 포함되어야 한다.

첫째. 적합성: 치과기공물은 환자의 구강에 정확하고 정밀하게 맞아야 한다. 이는 기능적으로 이상 없이 식사나 말하기와 같은 동작을 잘 할 수 있도록 하게 된다.

둘째. 내구성: 치과기공물은 충분한 강도를 유지하여 일상적인 압력에 견딜 수 있어야 한다. 치아를 대신하여 그 기능을 하게 되는 경우, 오랫동안 견딜 수 있는 장기적인 내구성이 필요하다.

셋째. 기능성: 치과기공물은 환자가 음식물을 씹거나 발음할 수 있도록 제작해야 한다. 이렇게 치과기공물에 부여된 기능적 설계를 통해 저작과 발음과 같은 기능을 유지할 수 있도록 한다.

넷째, 심미성: 치과기공물은 환자의 자연스러운 모습을 유지할 수 있도록 제작해야 한다. 특히 치아 관련 인레이, 크라운과 같은 장치의 경우, 주변 치아와 색과 모양 등이 일치하고 자연스러운 미소를 제공할 수 있어야 한다.

다섯째, 쾌적성: 환자가 치과기공물을 착용하면서 편안함을 유지할 수 있어야 한다. 치아의 대체 기공 물이 구강 내에서 제 위치에 있고, 부작용이나 불편함이 없어야 한다.

여섯째, 청결성: 치과기공물은 청소가 쉽고, 칫솔과 치약을 통한 구강 청결을 유지할 수 있어야 한다. 이런 점에서 치과기공물 자체뿐만 아니라 주변 치아와 구강 환경도 고려하여 제작해야 한다.

이러한 기능적인 요소들을 적용하고 설계하여 제작한 후, 구강 내에 장착되어야만 완전한 보철물로서 기능을 발휘할 수 있는 것이다.

## 3. 치과기공물의 종류

치과기공물은 치아 하나에서 치아전체에 걸친 결손을 인공물로 보충하고 형태와 아울러 기능의 회복을 꾀하는 장치로 최종 구강 안에 장착되면 이를 치과 보철물이라 한다. 치과기공물은 고정성 치과기공물(관교의치)과 가철성 치과기공물(국소의치 및 총의치)과 매식 및 악안면 치과기공물이 있다. 치과기공물은 형태, 구조, 기능 및 적응증 등에 따라 표 12-1과 같이 나눌 수 있다.

**[표 12-1] 치과기공물의 분류**

| 구 분 | 종 류 |
|---|---|
| 관교의치(Crown & bridge) 기공물 | 전부 피복관<br>(Full veneer/Complete veneer crown) |
| | 부분 피복관(Partial veneer crown) |
| | 교의치(Bridge) |
| 국소의치(부분상 의치; Partial denture) 기공물 | |
| 총의치(전부상 의치; Complete denture) 기공물 | |
| 임플란트 보철(Implant prothesis) 기공물 | |
| 악안면 보철(Maxillofacial prothesis /Obturator) 기공물 | |

## 1) 관교의치(crown & bridge) 기공물의 종류

### (1) 재료에 따른 분류

① 금속관(metal crown)

- 귀금속 합금(precious alloy)
- 반귀금속 합금(semi-precious alloy)
- 비귀금속 합금(non-precious alloy)

② 합성수지관(resin crown)

- 합성수지 자켓관(all resin)

③ 도재관(porcelain crown)

- 도재 자켓관(all porcelain)

④ 조합관(combination crown)

- 합성수지 전장 주조관 – 합성수지 전장(facing)+금속 주조물
- 도재 전장 주조관 – 도재 전장(facing)+금속 주조물
- 도재 용착 주조관(porcelain fused to metal crown, PFM) – 금속 주조물+도재 축성(porcelain build up)

### (2) 치관의 피개복 정도에 따른 분류

① 전부 피복치관(full veneer or complete veneer crown)

a. 치근 유지(합정)없는 전부 피복치관 보철 금속관 – Full veneer crown without dowel

가. 전부피복 금속 합금관(Full crown with gold alloy or other metal alloy)

- 전부 주조관 – 치관 전체를 주조법에 의하여 하나로 제작한 금속관
- 모리슨관 – 1871년 모리슨이 개발한 금속관으로, 교합면은 금속판으로 압인하고 나머지는 밴드로 하여 납착함
- 교합면 주조관 – 교합면은 주조하여 제작하고 측면은 밴드로 제작하여 납착한 금속관
- 무봉관 – 치관 전체를 하나의 금속판으로 압인 성형하여 만든 금속관
- S.P관 – 금속판을 이용해 캡과 밴드를 만들고 납착한 금속관
- 이중 치관 – 1903년 피소(Peeso)가 발표한 방법으로, 크라운이 원통형의 내관과 치관형태의 외관으로 구성되어 있다. 내관은 고정부, 외관은 가철부로 하며, 유지력이 강해 주로 어금니 부분에 사용한다.

나. 자켓관(jacket crown): 치관기공물의 일종으로 치관의 전 표면을 덮는 치관보철물이다. 도재 또는 아크릴 수지로만 제작한다.

- 도재 자켓관(porcelain jacket crown): 도재로 소성 성형한 치아의 전표면을 피복한 치관보철이다.
- 수지 자켓관(acrylic resin jaket crown): 수지를 사용한 전부피복으로서 아크릴 수지관(acrylic resin crown)이라고도 부른다.

다. 조합관(combination crown): 치과용 금속과 수지, 치과용 금속과 도재를 병용하여 제작된 인공 치관기공물

- 도재 전장 주조관(veneer gold(metal) alloy crown with porcelain): 전장재료를 도재로 하고 이장재료는 금합금으로 제작된 전부치관 보철
- 수지 전장 주조관(veneer gold(metal) alloy crown with acrylic resin): 전장재료를 수지로 하고 이장재료는 금합금으로 제작된 전부치관 보철
- 금속 결합 도재관(porcelain fused to gole(metal) alloy crown): 치형이나 모형에서 납원형을 얻어 합금으로 주조물을 얻은 후 이금관에 도재를 축조하여 결국은 도재와 합금을 화학적으로 유착시켜 얻는 기공물이다.

b. 치근 유지(합정) 전부 피복치관 – Full veneer crown with dowel(post)

가. 도재 전장 합정 치관(porcelain faced post crown): 치관부의 순면에 도치를 사용하여 자연치의 형태와 색에 조화되도록 하고, 금속의 설면판에 의하여 전장도치를 유지·가공한 치관보철로, 전치부, 소구치부에 응용될 때가 많다.

나. 수지 전장 합정 치관(resin faced post crown): 수지 전장치관보철에 합정을 포함하는 치관보철이다.

다. 도재관 합정 치관(all porcelain crown with dowel): 치과용 도재만을 이용하여 제작된 인공치관으로 합정을 포함하는 치관보철이다.

라. 수지관 합정 치관(all resin crown with dowel): 합정을 포함하고, 합성수지만을 이용하는 인공치관기공물이다. 주로 임시치관보철물로 이용된다.

② 부분 피복치관(partial veneer crown)

심미성이 높고 치아에서 치질을 제거하는 부위가 적으나, 적합성이 떨어지고 내구성이 낮다.

a. 1/2관(onlay) – 절단면이나 교합면에 비교적 광범위한 와동으로 인하여 일반적으로 인레이보다 넓은 범위로 교합면을 덮는 기공물.

b. 3/4관 – 부분 피복관의 일종으로 주로 유수치에 대한 지대치로 쓰이는데 단독의 치관보철이나 충전에도 응용된다. 치아의 순면 또는 협면을 제외한 다른 치면을 덮고 인접면부의 종구와 절연구에 의해 치아를 튼튼히 파지.

c. 7/8관 – 상악 제1대구치에서 심미성을 고려하는 경우 근심협측교두만을 노출시키고 나머지 부분을 전부 피개하는 인공치관기공물.

d. 핀레지 관(pin–ledge crown) – 부분 피복관의 일종으로서 전치부 유수치에 대한 지대장치로 쓰인다. 설면부와 지대측인접면을 덮는다. 3개의 핀, 즉 작은 못에 의하여 유지되며 금속이 외관으로 나타날 염려가 거의 없다. 심미적으로 가장 우수하며, 치질삭제량이 적고 지대로서의 유지력강대 등의 장점에 성형법이 대단히 간단하다. 전치부용 지대로서는 3/4관이 널리 응용되고 있다.

e. 맥보일 관(Macboyle crown) – MacBoyle(1921년)이 고안한 치관기공물의 한 종류이다. 3/4치관기공물과 유사하며 MOD, MOB, MOLD 인레이와도 비슷하다. 강한 유지력을 얻는데 유리하며 하악 4전치와 상악측절치에 적용하는 경우가 많다.

## 2) 총의치 기공물의 종류

### (1) 영구의치

모든 치아를 발거하고 잇몸이 완전히 치유된 후에 제작하는 의치 기공물.

### (2) 임시의치

영구 의치 기공물을 제작하기 전에 심미, 저작, 발음, 고경유지, 편리함, 인공물에 대한 적응력 등을 위하여 짧은 기간 동안 사용하는 의치기공물.

#### ① 즉시의치

자연치아를 발거한 즉시 장착하기 위하여 미리 제작한 총의치 기공물을 말한다. 대부분 치주질환 등으로 보존이 불가능한 전치부만 남아있을 경우에 제작한다.

#### ② 과도의치

임시형태의 가철성 국소의치 기공물로, 치아가 상실될 때마다 기존의치의 추가결손부위에 인공치와 의치상부를 추가한다. 모든 치아가 상실될 경우 임시의치가 된다.

(3) 치료의치

의치를 처음 장착하는 환자가 사용하는 의치 기공물. 의치에 점차 익숙해지게 하며, 구역질, 타액의 과다분비, 맛 감각의 감소를 회복하기 위해서 사용한다.

(4) 피개의치

치아와 점막 모두로부터 의치가 제 위치에서 탈락하지 않도록 하는 힘을 얻는 의치 기공물을 말한다. 일반적인 총의치는 구강내의 점막에서만 유지력과 지지력을 얻으나, 아직 남아있는 치아가 있을 경우, 관교의치를 제작하는 것과 유사한 방식으로 총의치를 고정시킬 수 있다. 이중치관, 어태치먼트, 자석 등을 이용한다.

(5) 매식의치

피개의치와 유사하다. 피개의치의 경우 남아있는 자연치를 이용하지만, 매식의치는 치아가 남아있지 않은 잇몸에 하부구조를 매식하여 그것을 이용한다.

(6) 복제의치

기존에 완성된 의치를 복제한 기공물을 말한다.

(7) 왁스(납) 의치

의치를 최종적으로 완성하기 이전, 인공치를 배열한 왁스 형태의 의치 기공물. 의치 의치 제작과정 중 심미성과 교합여부를 검사하기 위해서 일시적으로 사용하며, 실제로 환자가 왁스(납) 의치를 장시간 사용할 일은 없다.

### 3) 고정성 기공물의 종류

고정성 기공물의 제작 진행과정을 보면 치관 부위가 어떠한 요인 등으로 문제될 경우에 적용하는 인레이(inlay)와 치관(크라운)이 있으며, 인레이나 치관으로 회복시켜 준 지대치가 더 이상 쓸 수 없는 경우에 해당 지대치를 뽑은 후 적용해 주는 관 및 교의치 기공물이 있다.

(1) 인레이(inlay)

치관 부에 발생한 치아 우식 증, 교모 증, 마모 증, 침식 증, 외상 및 치내 치료 등에 의한 치아의 실질결손, 법랑질의 형성부전이나 형태 이상, 변색 등으로 인하여 형태적, 기능적, 심미적인 부분 결함이 생긴 부분을 인공적인 재료(금합금, 도재, 아말감, 초경질 레진 등)로 수복한 치과 기공물.

(2) 크라운(crown)

피개 범위에 따라 전부피개 주조관과 부분피개 주조관으로 구분. 전부피개 주조관은 치아의 임상적 치관을 모두 피개, 부분피개 주조관은 임상적 치관의 일부만을 피개(협측은 일반적으로 제외)한 치과기공물.

(3) 교의치(bridge)

교의치는 한 개 이상의 결손치를 수복하는 것으로 잔존치에 영구적으로 부착되는 치과기공물.

### 4) 가철성 기공물

가철성 기공물인 틀니로의 진행과정을 보면 관 및 교의치(crown & bridge)에서 이용되었던 지대치들 중 후방 치아에 문제가 발생되어 더 이상 교의치로 이용할 수 없는 경우에 클래스프를 잔존치아에 걸어 이용하게 되는 국소의치와 구강 내에 잔존 치아가 없는 무치악에 적용하는 총의치가 대표적이며, 구개열(구개파열) 환자와 같이 악골의 일부가 선천적으로 결손된 경우에 적용하는 악안면 기공물이 있다.

(1) 가철성 국소의치 기공물

인공치와 더불어 의치의 기저부인 의치상이 치열의 결여부에 삽입되는 형태로 장착 상태를 유지하도록 하기 위해 잔존치 가운데 특정의 치아를 선정한 후 여기에 금속 고리 형태의 굴곡된 와이어(wire)나 주조 클래스프를 설치해 이용하는 형태의 치과기공물을 가철성 국소의치 기공물이라 한다.

(2) 총의치 기공물

구강내에 잔존 치아가 없는 무치악에 적용되는 치과기공물로 의치상과 인공치만으로 구성되며, 환자 자신이 필요에 따라 수시로 착탈할 수 있는 기공물(보철물)을 총의치 기공물이라 한다.

(3) 이중관을 이용한 국소의치 기공물

인공치와 더불어 의치의 기저부인 의치상이 치열의 결여부에 삽입되는 형태로 장착 상태를 유지하도록 하기 위해 잔존치 가운데 특정의 치아를 선정한 후 여기에 내관과 외관을 만들어 유지력을 부여한 치과기공물을 일컬어 '이중관을 이용한 국소의치 기공물'이라고 한다.

#### (4) 임플란트 기공물

보철물의 지지와 유지를 개선시키기 위해 점막이나 골막 또는 치내 및 골내에 생체 친화적인 매식체를 넣어서 교합력을 부담함으로써 자연치아와 같은 역할과 기능을 할 수 있도록 하는 치과기공물이다.

#### (5) 악안면 기공물

구개열(구개파열) 환자와 같이 악골의 일부가 선천적으로 결손된 증례나 치과질환 또는 종양(종물) 등으로 인해 후천적으로 악골의 일부가 제거된 경우, 또는 교통사고나 전상 및 기타 외상 등으로 인해 악골이나 안면의 일부가 결손된 경우에 적용되는 것을 악안면 기공물이라 한다.

## 4. 치과기공물의 제작관리

### 1) 관교의치(crown and bridge) 기공물의 제작과정

#### (1) 개형인상채득(snap impression)

- 작업: 초기 진단 치료계획 수립 후 구강내 정보를 얻어 진단하기 위한 것으로 연구모형을 제작하기 위한 음형의 기록 채득
- 이유: Study model을 제작하기 위한 인상채득

#### (2) 연구모형(study model) 제작

- 이유
  - 개인 트레이(individual try) 제작: 구강 및 치아 인상 채득에 적합한 트레이 제작
  - 구강내의 정밀한 정보를 확인
  - 임시치관 보철(temporary crown) 제작
  - 교합확인

#### (3) 최종 인상(final impression)채득

- 작업: 작업 모형 제작 위해 개인 트레이를 이용한 정확한 인상채득

### (4) 작업모형 및 대합치열 모형(working model and opposing model) 제작

- 작업: 변연형성(die trimming), 치형 경화제(Die hardner) 도포
- 이유: 치과 기공물(보철물) 제작을 위한 작업
  교합기부착(악 운동 재현)

### (5) 모형부착(교합기에 부착, 교합재현 model mounting = articulating)

- 작업: 환자의 교합기록에 의한 부착
  임의부착(arbitrary mounting) – 중심교합, 교합 평면판에 준한 것, 모형의 정중선 일치 등
- 이유: 상하악 모형을 교합기(악 운동 재현)에 부착시키는 것으로 기능적 교합관계를 확인

### (6) 치형 다듬기(die trimming)

- 작업: 변연(margin) 확인, 치형 경화제(die hardner) 도포.

### (7) 납형(wax pattern) 제작

- 작업: 작업 모형에서 왁스를 이용하여 납형을 제작

### (8) 주입선 부착(spruing)

- 작업: 완성된 납형에 주입선 부착
- 이유: – 용융금속의 주입로 형성
  – 수축기포 방지효과(수축류 형성)

### (9) 매몰(investing)

- 작업: 원추대에 부착된 납형을 주조링 내에 위치시켜 주조링 내면을 내화재로 채우는 것
- 이유: – 팽창고려(경화팽창, 수화팽창, 열팽창 등)
  – 통기성 고려
- 방법: 적절한 방법 선택

### (10) 소환(burn out)

- 작업: 가열로 납형 제작에 사용된 왁스나 플라스틱, 습기·이물질 등을 제거
- 이유: 매몰재의 열팽창을 유도하는 것
- 주의: 과열(Over heat), 열부족(under heat)

### ⑾ 주조(casting)

• 작업: 용융된 금속을 주형 내에 주입시키고, 응고시키는 과정, 적합한 주조시기 선택

• 방법: – 금속 용융 기전 고려(전기, 가스, 전기 가스병용)
 – 방법 선택(압박, 원심, 진공)

### ⑿ 급랭(quenching)

• 작업: 주조된 귀금속 링을 찬물에 넣어 냉각시키는 것(연화 열처리)

### ⒀ 세척 및 산욕(cleaning and pickling)

• 작업: 주조체에 잔유물을 제거(실험실용 솔, 칫솔, 초음파 세척기, 모래분사기 등을 사용)

• 이유: 귀금속 주조체의 산화막 제거(산 용액에 주조체를 넣어 산화막을 제거)

### ⒁ 시적(trying on the die)

• 작업: 구강 내에서 기공물의 적합을 확인하기 위해 맞춰 보는 과정

• 이유: 치형 상에 시적 후, 변연, 접촉점, 교합 등을 체크

### ⒂ 연마(polishing and finishing)

• 작업: 치과기공물의 기능을 원활하게 재현하는 것으로 연마기구를 이용하여 기공물의 표면에 이물질이 부착되지 않게 하고 심미성을 높이고 최종 보철물로써 사용이 가능 하도록 필요한 기능을 구강 외에서 최종 확인하는 과정으로 재료의 특성을 고려하여 연마하며 일반적으로 연마제는 거친 것으로부터 고운 것을 사용하여 마무리한다.

### ⒃ 구강내 시적 및 합착(cementation)

• 작업: 연마가 끝난 후 최종적으로 구강내에 시적하여 교합과 기타의 관계를 확인한 후 구강내에 고정시키는 것

## 2) 금 합금 인레이(gold inlay) 기공물의 제작과정

※ 관교의치 기공물 제작과정 (1)~⒃과 동일

관교의치는 치관 전체 제작이거나 치관 두 개 이상을 합착하는 것이고 인레이 기공물의 제작은 한 개 치관의 일부분을 제작하는 것이다.

이에 따라 그 형태가 적으며 변연이 와동의 변연으로 와연이라 하며 그 접합에 있어서 정밀성을 요구한다. 일반적 제작과정은 관교의치 기공물 제작과 유사하다.

### 3) 금속도재관 기공물의(metal ceramic crown) 제작과정

※ 관교의치 기공물 주조체 제작과정과 동일 (1)~(13)하나 그 형태나 기능의 차이에 있어서 제작과정은 일반적으로 동일하다.

(1) 인상채득(impression)

(2) 연구모형제작(study cast)

(3) 개인트레이 제작(custom tray, individual tray)

(4) 개인트레이를 이용해 인상채득

(5) 작업 모형제작(working cast)

(6) 임시치관 제작(temporary crown)
- 작업: 영구 보철물 장착 전에 치관의 임시 기공물을 제작하는 것

(7) 치경연 다듬질(margin trimming)

(8) 금속구조물설계
- 작업: 치아의 기능을 재현하기 위하여 금속과 도재의 접합성, 교합압, 심미성을 고려한 설계를 구조물에 반영해야 하는 과정.

(9) 납형제작
- 작업: 왁스를 이용하여 제작 – 금속 부분을 치아의 형태 및 기능을 생각하고 도재의 축성과 결합을 고려하여 설계와 제작을 해야 한다.
- 방법: ① Sheet wax technique ② Dipping technique ③ Full wax contour technique 기타 방법 제시

### ⑽ 주입선 부착(spruing)

### ⑾ 매몰(investing)

### ⑿ 소환(burn out) 및 주조(casting)

### ⒀ 치형 및 모형에서의 적합검사

### ⒁ 금속구조물의 표면처리(metal grinding=metal trimming)

- 이유: 도재와 금속의 결합을 위하여 양질의 산화막을 형성하고 금속면의 기계적 결합 구조를 형성하며 열처리 및 연삭, 세정을 통하여 기포 발생을 억제시키고 도재가 결합하는데 가장 적절한 금속표면을 형성하기 위함
- 작업
  - 연삭: 주조체 표면에 남아있는 매몰재, 작은기포, 불안정한 산화막의 제거
  - 모래분사(Sand blasting):용착면에 부착된 연삭입자와 연삭과정에서 발생하는 오염물을 미세한 모래(sand)를 이용하여 제거
  - 세정: 금속 표면처리(Metal grinding)가 끝난 후 귀금속의 경우 불산을 이용해 금속면에 남아있는 연삭재의 미세한 입자나 조작자 손에 의한 유성물질을 제거하기 위한 것으로 증류수로 닦아낸다. Cr–Co계 합금일 경우 증류수에 넣어 끓이거나 초음파 세척한다.
  - 가스제거(Degassing): 산화막 조절(금속과 도재의 화학적 결합) 다량의 가스를 미리 제거 및 부수적인 효과로서 오염원을 태워서 없앰으로써 금속구조물의 표면에 기포 감소와 금속면을 밝게 하여 색조 재현에 유리하게 하는 과정. 도재보다 약 50F° 높은 온도에서 행한다.
  - 불투명 도재의 도포(Opaque application): 금속 하부 구조물(Metal substructure)의 투시 방지. 치은색(Gingival shade) 보충, 금속과 도재의 결합력 증가(산화막과 결합)

### ⒂ 도재구조물 제작

- 작업: 축성과 소성이 반복되는 과정
- 이유
  - Metal conditioner 도포 및 소성: 금속구조물의 치경연에 도포하여 금속색의 투시를 방지하고 금속과 도재의 결합을 견고히 하는 목적으로 사용
  - 불투명 도재의 축성 및 소성: 금속과 도재를 결합시켜주는 역할과 금속의 색을 차단하여 도재의 색을 자연스럽게 해주는 과정

– 전치부: 치경부색 도재의 축성, 상아질 도재의 축성, 법랑질 도재의 축성, 투명 도재의 축성
– 구치부: 특수색 도재의 축성, 상아질 도재의 축성, 법랑질 도재의 축성, 투명 도재의 축성

⒃ 외형수정

• 직업: 치관 외형의 수정

⒄ 착색 및 광택내기

• 작업
  – 자연치아와 색조가 일치하는지를 색조 표본과 대조하여 부적절한 부분의 색조를 변화시켜 적응성을 최대화하게 하는 과정으로 착색(stain) 처리과정이라 한다.
  – 도재관 표면을 활택하게 하고 착색 처리한다. 그러므로 치면 세균막의 침착을 방지, 도재관의 표면경도를 높여 내마모성을 증가시키고 심미성을 향상시키는 과정
  – 일반적으로 대기소성을 주로 한다.

⒅ 마무리와 광택내기(Finishing & polishing)

• 작업: 최종적인 다듬질과 마무리로써 대부분 금속 부위를 광택내기(polishing)한다.

### 4) 국소의치(partial denture) 기공물의 제작과정

(1) 진단과 치료계획

• 작업: 초기 시진 문진 촉진 등의 일반검사, 구강내외 방사선 검사 등을 통해 진단받은 후, 향후 치료계획을 수립

(2) 예비 인상채득

(3) 진단용 모형의 설계 및 구강형성

• 작업: 서베이어(Surveyor)와 색연필(color pencil)을 이용하여 조사 및 설계(surveying, design) 한다.

### (4) 2차 인상채득과 주모형 제작

• 작업: 예비인상 후, 연구모형을 이용해 개인트레이를 제작하여 2차 인상을 채득하여 작업 모형을 제작한다.

### (5) 지대치금관 제작

• 작업: 국소의치 유지장치와 이상적인 지대치의 형태를 위해 지대치를 주조금관으로 하는 경우 제작

### (6) 주모형의 설계(surveying, block out, relief)

• 작업
  - 국소의치 기공물을 설계한다.
  - 클래스프 암(Clasp arm)의 위치와 언더컷 양을 알아내고 지대치의 최대풍융선과 의치의 장착, 철거 시 방해가 되는 부분 등을 주모형에 표시하는 과정
  - 국소의치를 장착, 철거할 때 장애가 되는 치아 및 조직부의 언더컷을 메워서 없애주는 과정
  - 국소의치의 주연결장치가 조직과 직접 닿음으로써 받는 충격을 완화해주기 위한 부위와 수평 부연결장치 밑에 의치상 재료인 레진이 들어갈 부위에 공간을 부여해주는 과정

### (7) 주모형의 복제(duplicating)

• 작업: 주모형을 매몰재 모형으로 바꿔주는 것

### (8) 비즈 왁스(Beeswax) 처리

• 이유: 비즈 왁스를 이용하여 매몰재 모형의 표면강도증가, 왁스 구조물 조각 시 모형 표면에 왁스의 접착 용이

### (9) 금속구조물의 납형 제작(wax up)

• 작업: 주조를 위해 왁스로 국소의치 금속구조물의 형태를 조작하는 과정

### (10) 주입선 설치(spring)

• 작업: 주조시 용융된 금속을 소환된 주형까지 인도해 주는 길의 설치, 주입선을 표면에 부착

### ⑾ 매몰(1, 2차 매몰. investing)

• 작업

1차 – 주입선 설치까지 완료된 납형을 내화성 매몰재로 감싸는 것

2차 – 1차 매몰이 끝난 후(내화성 매몰재 모형) 내화성 매몰재와 모래(5:5)를 섞어 1차 매몰된 모형을 감싸주는 것

### ⑿ 소환(burn out)

• 작업: 1~2차 매몰이 끝난 링을 소환로나 기타 열 도가니에 넣어 왁스를 제거함으로 제작한 납형과 같은 주형 형성

### ⒀ 주조(casting)

• 작업: 합금을 용융해서 주형 속으로 주입하는 것

### ⒁ 세정, 산욕, 연마

• 작업 – 주조가 끝난 주조링에서 주조체를 분리시켜 매몰재 및 기타 이물질을 씻어내는 것
  – 금합금 주조체일 경우(산화막 제거), 염산이나 황산 등의 세척용액을 30초 정도 담가 산화막을 제거한다.
  – 주입선과 원하는 주조체를 제외하고 기타부분을 제거하여 주조 보철물의 기능을 재현하게 하는 것

### ⒂ 왁스(납)의치 제작

• 작업: 인공치아 배열, 치은형성 등의 완료된 왁스 의치로 온성과정을 진행하기 전에 환자의 구강내에서 교합관계나 기타 기능을 점검, 수정, 제작

### ⒃ 왁스(납) 의치의 매몰, 온성, 연마

• 작업 – 매몰은 왁스 의치상을 합성수지로 바꾸기 위해 치은형성이 완료된 왁스(납) 의치를 함(flask) 내에 고정물(석고)로 감싸 고정하는 과정
  – 온성은 주형 내에 레진을 주입시켜 레진을 중합(열, 대기)하는 것. (총의치기공학 제작과정 동일)
  – 연마란 의치의 제 기능을 재현하기 위한 기공 과정의 마무리 과정.

### ⒄ 구강내 장착(치료실)

## 5) 총의치(complete denture) 기공물의 제작과정

(1) 예비 인상채득(snap impression)
- 작업: 초기진단 치료계획 수립 후 구강내 조직의 상태를 채득.

(2) 연구모형 제작, 개인트레이 제작(study model, individual tray)
- 작업: 예비 인상에 석고를 부어 모형 제작
  연구모형 상에서 환자 개인에 맞도록 트레이 제작

(3) 최종 인상채득(final impression)
- 작업: 개인 트레이를 이용하여 2차 인상을 채득.

(4) 작업모형(working cast) 제작
- 작업: 최종 인상에서 기공물 제작을 위한 모형 제작

(5) 기초상 제작
- 작업: 교합제와 더불어 교합상을 이루고 구강 안에 시적하여 교합채득을 정확히 시행하기 위해 제작하는 임시형태의 의치상 제작

(6) 교합제 제작
- 작업: 상하악 악간관계의 기록과 인공치 배열을 목적으로 기초상의 치열이 위치하는 부위에 올려주는 궁형의 왁스 림(wax rim) 형성

(7) 교합기 부착
- 작업: 상하악 운동을 재현하기 위하여 상하악 모형을 교합기에 부착

(8) 인공치아 배열
- 작업: 결손된 자연치아의 대치물로써 치아의 기능을 재현하기 위한 적절한 위치에 인공치아를 식립

### ⑼ 치은형성

- 작업: 의치상에 상하악 치은형성, 상악구개부위 형성, 하악 설측부 형성

### ⑽ 의치상 후연 폐쇄(posterior palatal seal)

- 작업: 상악의치의 유지증가를 위하여 음압이 형성되게 상악 의치상 후연을 막는 작업

### ⑾ 매몰

- 작업: 인공치아의 배열과 치은형성이 끝나면 임시 의치상인 왁스 (납)의치를 레진으로 교체하기 위한 과정으로 왁스 의치를 함(flask)에 고정물(석고)로 감싸 고정하는 것

### ⑿ 왁스 제거 및 분리제 도포

- 작업: 60~70℃ 온수에 담가 상하힘 속의 왹스 및 기초싱을 제거
  의치상과 의치의 모형 분리가 잘 되게 하기 위하여 도포

### ⒀ 수지 혼합 및 전입

- 작업: 왁스 의치를 매몰한 후 매몰재의 경화를 확인한 다음, 함을 열고 왁스를 제거하여 형성된 주형 속으로 레진을 주입하는 과정

### ⒁ 레진의 온성(curing)

- 작업: 레진을 주입시키고 난 후 이상적 중합 온도로 가열하여 중합반응을 완성.

### ⒂ 의치의 추출(deflasking of denture)

- 작업: 함에서 분리하여 매몰재 석고와 주모형을 의치상으로부터 분리

### ⒃ 기공실 재부착(laboratory remounting)

① 교두사면(교합소면, 교두경사면)

작업: 추출된 주모형과 의치를 교합기에 재부착

② 선택삭제(selective grinding)

작업: 교합의 부조화나 오차를 수정하는 것

③ 자동삭제(milling)

작업: 구강내에서나 교합기상에서 상하의치의 교합면 간의 마모제를 넣고 마찰하게 하여 교합을 적절히 조절하게 하는 행위

⒄ 의치 다듬질 및 연마(trimming polishing)

• 작업
  - 의치의 제 기능을 재현하기 위한 마무리 과정으로 모형으로부터 중합된 의치를 분리한 후에 시행하며 레진 전입 시 상함과 하함 사이로 밀려나온 여분의 레진 등을 제거
  - 의치의 최종 형태가 갖추어지도록 형성
  - 다듬질 과정이 완료된 후에 의치의 형태를 변경시키지 않고 연마기구와 연마제를 이용하여 표면을 광택 연마 처리

⒅ 구강내 장착(치료실)

## 5. 치과기공용 기자재의 관리

최근 치과의료기술과 치과기공장비의 급속한 발전으로 장비의 사용법은 물론 사후관리에 대한 관심이 높아지고 있다. 치과기공에 이용되고 있는 기자재에는 크게 일반적인 재료와 기구, 기계장비로 분류할 수 있다. 최근에 국내외의 치과기공기술이 급속도로 발전함에 따라 치과기공물 제작에 사용되는 최신장비의 눈부신 발전이 이루어지고 있다. 주로 사용되는 기계장비에는 기공용 핸드피스, 진동기, 모형삭제기, 핀덱스, 전기조각도, 진공혼합기, 소환로, 주조기, 모래분사기, 도재 소성로, 증기세척기, 초음파세척기 등을 비롯한 기본 장비는 물론 최근에 급부상하고 있는 치과용 CAD/CAM은 치과기공작업에 중요한 역할을 담당하고 있다. 기공용 기자재는 치과기공기술의 발전과 함께 정밀 기공물을 제작할 수 있도록 작업의 효율성과 실용성을 극대화하기 위한 개발이 계속적으로 이루어지고 있지만, 술자인 치과기공사의 잘못된 조작과 소홀한 관리로 인해 기공물 제작의 오류와 함께 기공용 기자재의 수명을 단축하는 결과를 가져오고 있다.

정밀한 수작업과 기공용 기자재를 활용하여 얻어진 결과물인 치과기공물은 환자의 구강내에서 치아의 기능을 회복하는데 중요한 역할을 하고 있다. 고가의 최신 기자재들이 개발되

면서 치과기공물을 제작하는데 있어 치과기공사의 숙련된 기공기술을 바탕으로 기공용 기자재의 활용도에 따라 최종 기공물의 정밀도에 영향을 미치고 있다. 최근에는 기공과정을 최소로 하면서 최대한의 기능과 심미성을 재현할 수 있는 기공용 기자재들이 등장하고 있다. 기공용 기자재의 기능을 정확히 숙지하고 관리하는 것이 치과기공물의 정확도와 정밀성에 영향을 미치는 만큼 기공용 기자재의 특성을 제대로 파악하고 사용, 관리할 수 있어야 한다.

### 1) 기공용 핸드피스(micro handpiece)

#### (1) 용도

기공작업 과정에서 기공물의 절단, 삭제, 연마에 이용되며, 소형 직류 전동자 전동기를 핸드피스 속에 삽입시킨 것이며, 초기에 개발되었던 벨트용 모터와는 다르게 벨트가 필요 없으므로 동력의 손실도 적고 벨트가 방해가 되지 않는 이점을 가지고 있다. 회전수는 회전자의 전압을 바꾸어 조절할 수 있으며, 전기에너지를 운동에너지로 변환하여 회전력을 얻을 수 있는 모터가 내장되어 있다.

#### (2) 관리방법

높은 회전수와 오랜 사용으로 인해 핸드피스에 내장되어 있는 카본브러쉬의 마모로 인한 분진이 발생할 수 있으며, 카본브러쉬의 높은 마모 상태는 소음과 조작시 진동, 열을 함께 발생시키므로 정밀한 기공작업에 방해 요소를 제공하므로 주기적으로 교체·관리하는 것이 바람직하다.

### 2) 진동기(vibrator)

#### (1) 용도

모형을 제작하기 위한 모형재를 주입하거나 주조체를 얻기 위해 매몰재에 진동을 주어 모형재의 기포 발생을 방지하며 주입할 수 있다.

#### (2) 관리방법

진동기는 사용과정에서 고무매트에 혼합물의 오염이 발생될 수 있으므로 사용 후에는 깨끗하게 세척하여 보관해야 하며, 진동기의 본체와 고무매트 사이에 모형재가 묻게 되면 오작동의 원인이 된다. 올바른 사용법은 평평한 바닥에 진동기를 위치시키고 오염을 방지하기 위하여 고무매트에 얇은 비닐커버를 덮어주면 모형재의 오염을 방지하며, 진동기의 수명도 연장할 수 있다. 작업 시 과도한 진동은 작업에 부담을 줄 뿐 아니라 진동기의 수명을 단축 시킨다. 작업 후는 전기 스위치를 끄고 플러그를 제거한 후 보관한다.

### 3) 모형삭제기(model trimmer)

#### (1) 용도

기공물 제작을 위한 모형의 불필요한 부분이나 모형제작에 요구되는 각도나 형태 및 크기로 석고 모형의 기저면이나 측면을 삭제할 수 있다.

#### (2) 관리방법

물과 함께 절삭이 이루어지는 장비이므로 항상 전기로 인한 사고와 고속 회전으로 부주위한 사고에 주의하여야 한다. 모형을 삭제할 때에는 회전압보다 무리하게 힘을 주지 말아야 하며, 절삭할 때에는 반드시 물이 공급되고 있는지를 확인해야 한다. 작업 후에는 반드시 스위치를 꺼야 한다.

### 4) 핀덱스(pindex system)

#### (1) 용도

핀덱스 테이블에 모형을 올려놓고 레이저 빛과 미리 연필로 표시해 둔 점을 일치시켜 모형분리용 핀(dowel pin)의 식립 위치를 획득할 수 있는 기계이다. 그리고 센터트리머를 이용하여 핀(pin) 작업의 효율성을 높이기 위해 설(구개)면을 삭제할 수 있다.

#### (2) 관리방법

석고분진을 제거하기 위한 팬(fan)을 주기적으로 청소하여야 하며, 핀덱스 안에 남아 있는 석고 조각들을 수시로 제거하여 팬(fan)을 손상시키지 않도록 해야하며, 분진가루로 인한 핀덱스의 확인 및 방지와 작업자의 건강을 보장하고 이를 위해 작업자는 작업 시 꼭 마스크를 착용하여야 한다.

## 5) 전기조각도(electric a carving knife)

### (1) 용도

납형을 제작하기 위한 장비로서 전기를 이용하여 일정한 온도를 조각도에 유지시켜줌으로써 납형의 변형을 최소화하며, 빠른 속도로 치관의 형태를 제작할 수 있다.

### (2) 관리방법

전기조각도는 주변의 온도와 밀접한 영향을 줄 수 있으므로 술자에게 알맞은 온도를 상황에 따라 설정하고 조작할 시 무리한 힘을 전기조각도 팁에 주면 쉽게 손상이 되거나 부러질 수 있으므로 주의해야 한다. 전기 조각도의 팁은 뜨거우므로 주 작업하거나 또는 작업하지 않을 때 주의를 기울여야 하며 가능한 인화성 물질이나 비닐, 전선 등에 닿지 않도록 해야 한다. 근무시간이 종료되면 전기조각도의 전원을 차단하여 불필요한 전기의 소모나 수명을 단축시키기 않도록 주의해야 한다.

## 6) 진공혼합기(vacuum mixer)

### (1) 용도

치과 모형재료인 석고나 매몰재 등을 혼합할 때 사용하는 장비로서 혼합 시 진공상태를 부여하여 자동으로 혼합하여줌으로써 혼합물에 기포가 생성됨을 방지하여 준다. 석고나 매몰 재료 등은 수동 혼합 시 기포가 유입될 수 있는데, 이는 결국 치과기공물의 완성도를 좌우하게 된다.

### (2) 관리방법

사용 중에 본체를 흔들거나 움직이는 등의 충격을 가하지 말아야 하며, 믹싱 볼이나 교반 날개의 경우 세척 후 여분의 물이 있는 상태에서 사용을 하게 되면 혼합물에 혼수비에 영향을 미칠 수 있기 때문에 여분의 물은 항상 깨끗이 닦아준 뒤 사용하는 것이 좋다. 또한 믹싱볼의 shaft와 O-ring 부분은 정기적으로 윤활제를 발라줌으로써 관리를 하여주는 것이 좋다. 혼합 시 진공이 제대로 되는 지 계기를 꼭 확인 해야한다. 작업 후에 본체에 오일 누수가 없는지 확인하고 혼합 그릇은 반드시 깨끗이 닦아 건조하여 보관한다.

## 7) 소환로(ring furnace)

### (1) 용도

제작 완성된 납형을 매몰 후 금속으로 교체하기 위하여 납형의 공간을 얻기 위한 기계이다. 주조용 링(casting ring)을 소환 로에 넣고 매몰재의 열팽창계수를 고려하여 소환온도를 선택하여 가열함으로써 왁스를 태워 없애 공간을 부여해 줄 수 있다.

### (2) 관리방법

소환과정에서 발생되는 유해가스를 외부로 배출하기 위한 환기시설이 준비되어야 하며, 소환로 주변에 열로 인한 화재를 일으킬 수 있는 물건을 비치하지 말아야 한다. 주기적으로 물체를 간접적으로 가열하는 가마인 머플(muffle)의 상태를 점검하여 유지·보수해야만 장비의 수명도 연장할 수 있다. 특히 가열 후 실온으로 냉각할 때 노 입구의 문을 열어 급랭하는 것을 주의해야 한다. 문을 닫고 전기를 차단하여 자연적으로 식도록 두는 것이 좋다.

## 8) 주조기(casting machine)

### (1) 용도

치과용 주조금속인 귀금속 합금과 비귀금속 합금을 주형에 주입할 때 사용하는 기계이다. 원심력을 이용하는 원심주조기와 고주파를 이용하는 고주파주조기, 전기를 이용하는 전기주조기로 분류할 수 있으며, 대부분 모터와 스프링의 강력한 힘으로 원심력을 이용하여 주조하는 원심주조기가 일반적으로 많이 사용되고 있다.

### (2) 관리방법

원심주조기는 주조기 본체가 바닥에 단단히 고정되어 있어야 하며, 정기적으로 내부 스프링의 상태 및 너트의 상태를 확인하여 안전하게 사용할 수 있도록 해야 한다. 주조시에 술자는 보안경을 착용하여 주조과정에서 시력의 손상을 미연에 방지해야 한다. 사용 후 필요한 부품과 파손된 곳은 없는지 살펴야 하고 주조 시 링의 크기에 따라 사용되는 대응 추가 항상 적절 한지 확인하고 가동해야 한다. 항상 주조기 주변을 청결하게 유지하도록 한다.

## 9) 모래분사기(sand blaster)

### (1) 용도

주조된 주조체에 부착된 매몰재 입자나 산화막을 제거하기 위하여 사용되며, 금속도재관의 하부구조물과 도재의 결합력을 증가시키기 위하여 사용되고 있다.

### (2) 관리방법

주조체에 일정한 힘으로 모래를 분사하기 위해서는 노즐의 상태를 수시로 확인해야 하며, 모래분사기 안에 있는 모래(sand) 입자들의 잔류 덩어리를 사용 전에 제거해주고 주기적으로 모래 입자를 교체해 주는 것이 좋다. 사용 전에 파손된 곳은 없는지 살펴야하고 직접 손을 넣어야 하는 글러브 등을 자주 새것으로 교체하여 최적의 상태를 유지한다. 작동 시는 먼지가 비산하므로 배기상태 점검이나 마스크 착용은 필수이다.

## 10) 도재 소성로(porcelain furnace)

### (1) 용도

치과기공물을 제작 시에 축성된 치과용 도재를 열을 가하여 진공이나 대기상태에서 소성하기 위한 기계로서 환자 개개인의 치아의 색조(shade)를 나타내기 위해 사용되고 있다.

### (2) 관리방법

도재 소성로는 평평한 바닥에 위치해야 하며, 머플(muffle)에 열을 전달하여 소성과정을 거치기 때문에 주기적으로 온도를 체크해야 한다. 도재 소성을 위해 주변에 오염이 될 수 있는 시설과 격리하여 사용해야 하며, 작동 중간에 소성대의 움직임을 방해하지 않도록 주의해야 한다. 가열 후 실온으로 냉각할 때 노 입구의 문을 열어 급랭하는 것을 주의해야 한다. 작업 후 주변을 깨끗이 정리해야 한다.

## 11) 증기세척기(steam cleaner)

### (1) 용도

기공물과 작업모형 세척을 위하여 고압의 증기를 분사하여 이물질을 제거할 수 있는 기계로서 증기세척기는 물을 공급받을 수 있는 연결장치와 전기를 이용하여 물의 온도를 상승시킬 수 있는 시스템을 유지해야 한다.

### (2) 관리방법

증기세척기의 탱크를 청소하기 위해서는 증기압이 내려간 상태, 즉 물의 온도가 완전히 식은 상태에서 전원을 차단하고 주기적으로 탱크의 내부를 깨끗하게 관리하는 것이 좋다. 압력탱크의 안전 밸브는 정기적으로 검사해야 하며, 근무시간 이후나 오랫동안 작업을 하지 않을 때에는 전원 스위치를 빼놓는 것이 좋다. 조작할 시 핸드피스의 노즐 부분은 고온을 유지하고 있으므로 화상에 주의해야 한다.

## 12) 초음파세척기(ultrasonic cleaner)

### (1) 용도

치과기공물의 세척에 이용되는 기계로서 전기를 이용하여 초음파로 이물질을 제거할 수 있다. 미세한 구조에 부착되어 있는 이물질도 제거할 수 있는 특징을 가지고 있다.

### (2) 관리방법

치과기공물의 청결을 유지하기 위하여 초음파 세척기의 수조는 깨끗하게 관리되어야 하며, 수조의 물이 증발하여 부족하거나 오랜시간 작동을 하게 되면 과열로 인한 장비의 손상을 가져올 수 있다.

## 6. 감염관리

감염(感染)이란 병원체인 미생물이 동물이나 식물의 몸 안에 들어가 증식하는 것으로 감염 양상에 따라 외인성 감염과 내인성 감염으로 나누어진다. 자기 체내에 상주해 있던 미생물들에 의하여 스스로 감염되는 것이 내인성 감염이며, 환자나 병원 직원 등 사람에서 사람을 매개로 하는 경우와 또는 사람에서 진료용 기구나 기재 등 물품을 매개로 하여 일어나는 감염을 외인성 감염이라 하며 교차 감염(cross infection, 交叉感染)이라고도 한다.

치과 치료는 고속 절삭도구와 날카로운 기구, 주삿바늘 등을 일상적으로 사용하기 때문에 출혈이 동반되는 경우가 대부분이다. 이러한 치과 진료의 특성으로 인하여 치과 진료 인력(치과의사, 치과위생사, 치과기공사)과 환자들은 병원체에 의한 교차 감염의 가능성이 매우 높음에도 불구하고 치과 임상 영역에서 감염관리에 관한 인식부족이 감염 유발의 기회를 제공하였으며, 더 나아가 환자와 진료진, 환자와 환자 간의 교차 감염을 유발할 수도 있어 치과에서는 감염관리를 잘 해주어야 한다.

"감염 관리"는 감염성 질환을 관리, 통제하는 조치와 절차를 의미한다. 치과 기공물의 감염 관리의 목적은 질병의 전파를 최소화하는 것이다.

치과 기공실이나 기공소에서 필요한 감염 관리의 주요 원칙과 조치는 다음과 같다:

- 감염 예방 및 통제: 감염의 확산을 막기 위해 예방 조치가 중요하다. 이에는 개인위생, 예방 접종, 손 씻기, 마스크 착용 등이 포함될 수 있다.
- 감염자 격리 및 치료: 감염된 사람들을 격리하여 다른 사람들에게 전염되지 않도록 하고, 적절한 치료 및 관리를 제공하여 회복을 촉진한다.
- 접촉 추적: 감염자와 접촉한 사람들을 식별하고 관찰하여 전염병의 확산을 방지한다.
- 예방 조치: 필요한 예방 조치 및 안전 수칙을 교육하고 적용하여 감염병의 확산을 방지한다.
- 정보 제공: 정보를 제공하여 감염 예방 행동을 촉진하고, 오해와 불안을 줄이는 것도 중요하다.

특히 치과기공사의 경우 환자와 직접 접촉하지 않는다고 해서 감염방지의 관점에서 안전하다고 생각하고 있으나, 치과 진료실과 치과기공실에서의 교차 감염의 가능성은 치과 진료실과 치과기공실이 서로 다른 장소에 있음에도 불구하고 일반인에 비하여 교차 감염의 가능성이 높다(미국의 경우 치과기공사의 감염 경험율이 일반인의 3~6배이다). 그러므로 치과 진료 인력(치과의사, 치과위생사, 치과기공사)은 모든 환자가 교차 감염의 위험성이 있음을 인식하고 적절한 감염 관리를 통해 감염이 전파되는 것을 방지할 수 있도록 노력해야 한다.

치과 진료 인력에 대한 감염관리의 필요성으로 1978년 미국치과의사협회(ADA)에서는 치과기공실 감염관리 방안에 대한 지침을 처음 정립하였고, 치과 진료 인력과 환자들은 병원체에 의한 교차 감염의 가능성이 매우 높기 때문에 미국질병통제 및 예방센터(CDC)에서는 환자와 진료진, 진료진과 환자, 환자와 환자 간의 감염이 전파되는 것을 최소화하고자, 2003년 치과 진료 환경에서의 감염관리 지침을 발간하였다.

## 1) 치과기구의 감염관리

환자의 처치에 사용되는 품목(치과용 기구, 장비)은 사용 용도와 관련된 감염의 잠재적 위험성에 따라서 고위험기구, 준위험기구 및 비위험기구로 분류될 수 있으며, 필요한 개념에 따라서 적절할 소독방법에 의해 관리해야 한다.

### (1) 고 위험기구

연조직을 관통, 골과 접촉, 인체의 조직이나 혈관에 직접 접촉하는 기구. 감염이 전파될 수 있는 위험도가 높은 기구로 열에 의한 멸균과정이 필요 : 수술용 기구, 치주치료용 스케일러, 외과용 메스, 수술용 버

### (2) 중 위험기구

점막이나 손상이 있는 피부에 접촉하는 기구, 인체 조직을 뚫고 들어가지 않아서 감염이 전파될 수 있는 위험도가 낮은 기구로 열에 저항성 있는 기구는 열에 의한 멸균이 필요하고 열에 민감한 기구는 높은 수준의 소독이 필요 : 치과용 치경, 아말감 콘덴서, 재사용 가능한 인상용 트레이, 치과용 핸드피스

### (3) 저 위험기구

손상이 없는 피부와 접촉하는 기구. 감염이 전파될 수 있는 위험도가 최소인기구로 지질 바이러스와 세균, 곰팡이를 제거할 수 있는 저수준 소독이 필요: 방사선 관구, 혈압측정기, 안궁, 산소포화도 측정기

치과용 인상체, 기공물 그리고 기공물 제작에 사용되는 재료는 교차 감염의 잠재적인 원인이 될 수 있으므로 치과 진료인력, 환자, 감염원이 될 수 있는 진료실 내 환경에 노출되지 않도록 주의하여 다루어야 한다.

## 2) 치과기공실 감염관리

### (1) 개인 보호 장비 착용

치과기공실에서 소독되지 않은 물건들을 다루거나 접촉할 때는 적절한 개인 보호 장비(ex: 마스크, 일반 글러브와 내열성 글러브, 일반 가운과 방수용 가운, 보안경 등)를 착용한다.

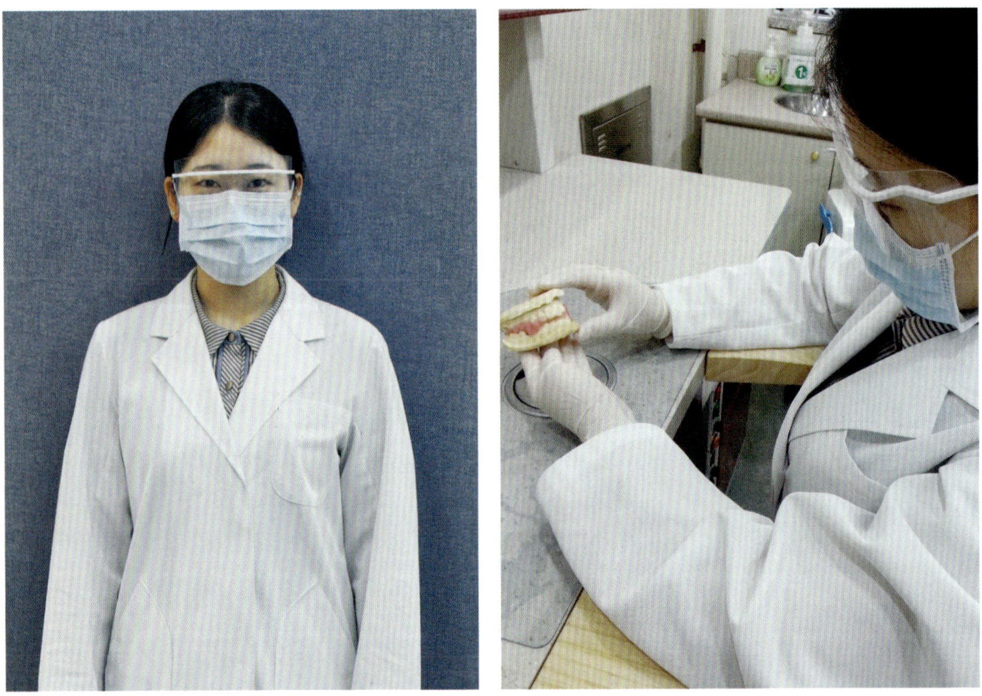

그림 12-3. 치과 기공실에서 개인 보호 장비 착용 예

### (2) N 95 마스크

산업계에서 사용되고 있는 마스크로, 감염예방의 유효성과 CDC 등이 추천하는 마스크이며 미국 NIOSHDML 규격 42CFR, Part48에 적합한 마스크 가운데 N 95클래스에 적합한 마스크가 N 95 마스크로 불리고 있다.

N 95는 감염 중의 물보라 핵을 흡입하지 않게 하기 위한 미립자용 마스크로 CDC의 "의료시설에 있어서의 결핵 감염방지의 가이드라인"에 적합한 것으로 명시하고, 숫자의 95 의미는 "0.3마이크로미터 이상의 공기 중의 미립자를 95% 이상" 여과한다는 해석이다.

■ 치과 기공실 N 95 마스크 착용

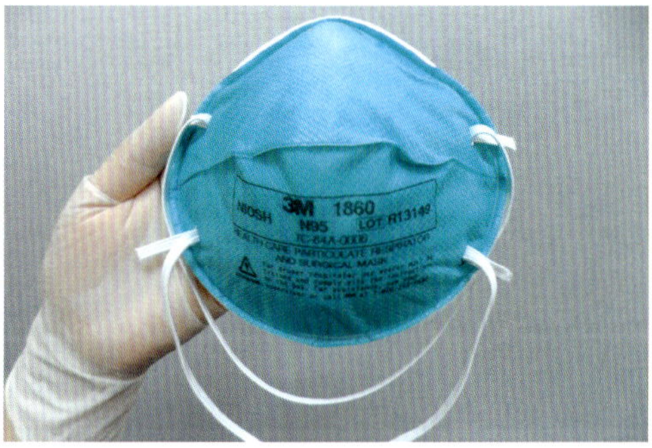

그림 12-4. N95(1880) 마스크

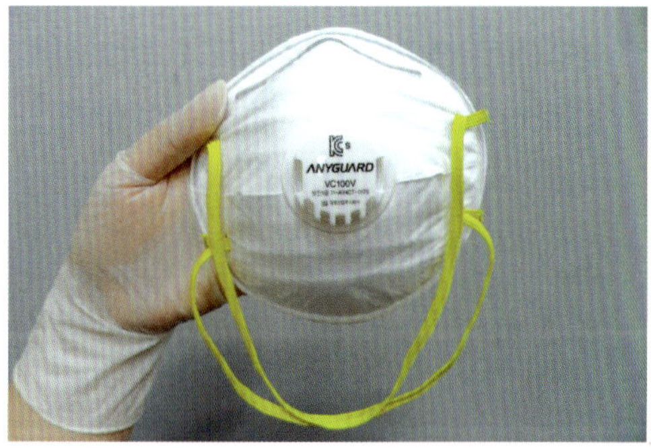

그림 12-5. 필터 마스크 부착형

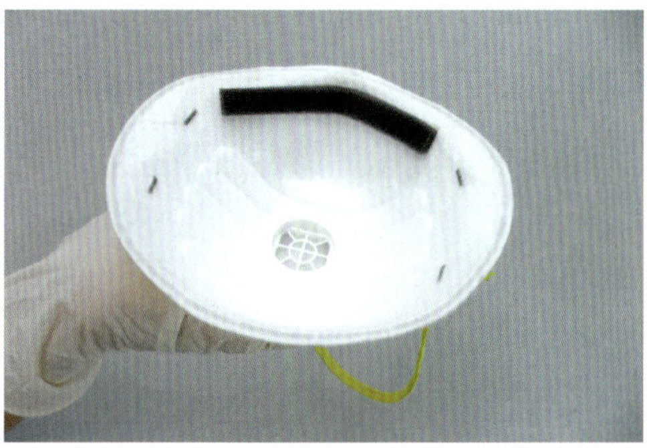
그림 12-6. 마스크 내부 필터

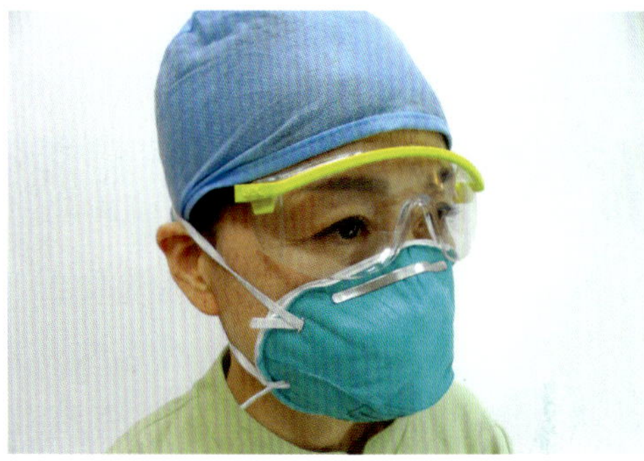
그림 12-7. N95(1880) 마스크

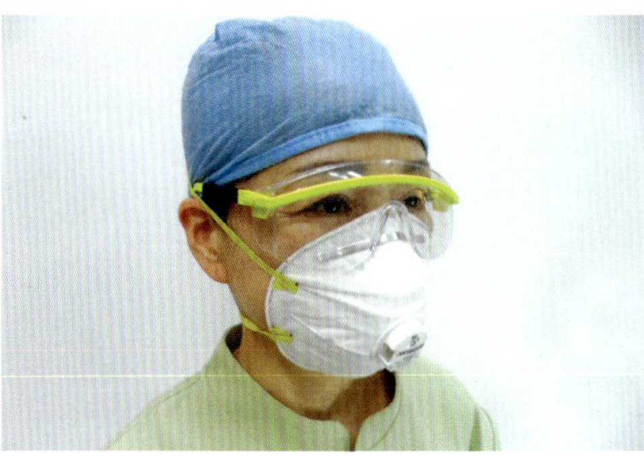
그림 12-8. 필터 마스크 착용

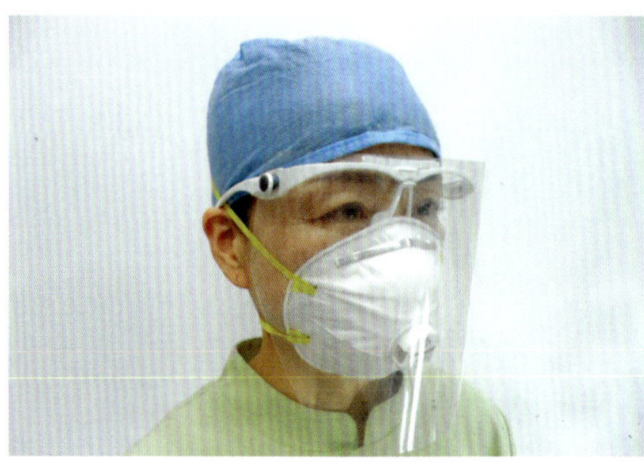
그림 12-9. 쉴드 및 필터 마스크 착용

### (3) 접수대

미국치과의사협회에서는 치과진료실과 치과기공실 간에 발생할 수 있는 교차 감염을 방지하기 위하여 기공실로 반입되는 인상체를 받는 구역과 기공작업이 이루어지는 구역, 제작된 기공물을 발송하는 구역으로 나누도록 하였다. 진료실에서 소독이 이루어진 인상체를 받아 기공물을 제작한 후, 제작된 기공물은 세척과 소독을 시행하여 다시 진료실로 보내는 감염관리 프로그램을 진행하도록 권고하였다.

### (4) 장비관리

① **내열성 기구 재료**: 금속인상트레이와 같은 내열성 기재는 세척하여 가열 멸균한다.

② **퍼미스**: 깨끗한 물과 1:10으로 희석한 표백제를 사용하거나 적합한 소독제와 함께 섞어서 사용하고 최소한 매일 갈아준다.

③ **레그휠**: 매일 세척하고 가압증기 멸균기로 멸균한다.

④ **선반**: 최소한 매일 세척하고 표면 소독해야 하며, 표면덮개를 사용하는 표면은 주기적으로 표면덮개를 교체해야 한다.

⑤ **버, 연마용 포인트, 기공용 칼**: 사용할 때마다 세척하고 가열멸균하며 자상을 피하기 위해 안전하게 보관한다.

⑥ **버너, 토치**: 사용 후 세척하고 안전하게 보관한다.

⑦ **산소/가스**: 업무 마감시간에 전원을 꺼준다.

⑧ **아크릴, 금속, 도재**: 고성능의 흡입장치와 공기정화 시스템을 구비하며 미세먼지가 발생하는 모든 기공과정은 진공/흡입 장치 근처에서 수행해야 한다.

⑨ **아크릴 모노머**: 모노머의 흡입을 줄이기 위해 적절한 통풍이나 공기 배출이 필요하다.

⑩ **기타 화학물질**: 화학물질에 노출됨으로써 나타날 수 있는 위험을 최소화하기 위해 화학물질의 안정성 기준에 준하는 설비를 갖추어야 한다.

## 3) 치과기공물의 감염관리

치과용 인상체, 기공물과 기공물의 제작에 사용되는 재료는 교차 감염의 잠재적인 원인이 될 수 있으므로 치과 진료 인력, 환자, 감염원이 될 수 있는 진료실 내 환경에 노출되지 않도록 주의하여 다루어야 한다.

### (1) 인상체의 감염관리

구강에서 제거한 인상체는 구강에서 빼내자마자 체어 사이드에서 바로 흐르는 물에 부드럽게 씻는다. 흐르는 물에 헹구는 것만으로도 많은 수의 미생물을 줄일 수 있다.

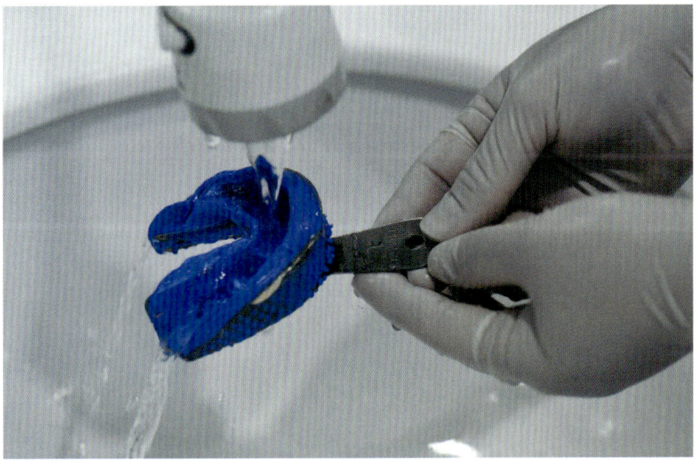

그림 12-10. 흐르는 물에 인상체를 소독한다

흐르는 물에 세척한 후 인상체의 감염관리는 주로 화학 소독제에 인상체를 침적시키거나 소독제를 분사하는 방법을 통해서 이루어진다. 침적법은 편의성과 인상체의 모든 면에 균일하게 화학 소독제가 접촉하여 소독의 효율성이 높기 때문에 체적 안정성이 우수한 폴리설파이드나 부가중합형 실리콘 인상재의 경우에는 주로 침적법을 사용한다.

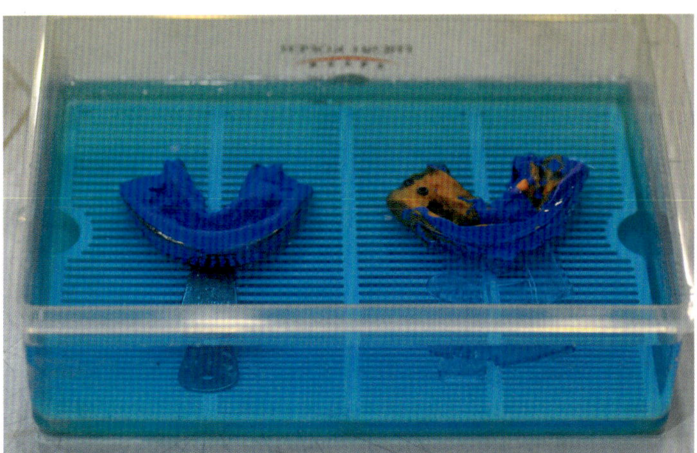

그림 12-11. 인상체를 소독제에 침수시킨다

그러나 친수성인 하이드로콜로이드 인상재와 폴리이써 인상재 재료같이 소독 용액에 의해서 체적 변화가 발생할 수 있는 인상재의 경우에는 소독제를 인상체에 분사한 후 추천되는 소독시간 동안 밀봉된 비닐봉투에 보관하여 소독을 시행할 수 있다(그림 12-10 & 그림 12-11). 소독제 분사법은 침적법에 비해 인상체의 체적 안정성에 영향을 주지 않는다는 장점이 있으나 소독제가 인상체의 내면에 균일하게 적용되기 어렵고, 치면세균막침착이 용이한 치간 사이와 같은 부위에서는 소독제가 효율적으로 작용하기 어렵다는 단점이 있다.

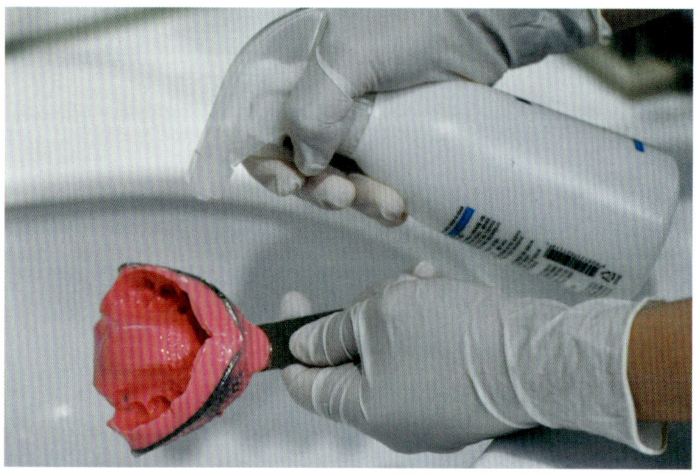

그림 12-12. 인상체를 밀봉 지퍼백에 넣기 전 소독제로 스프레이 한다.

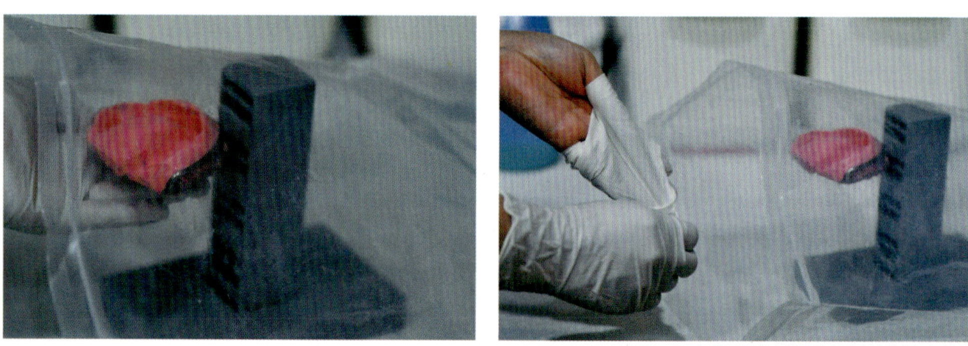

그림 12-13. 소독된 알지네이트 인상체를 지퍼백에 넣고 글러브를 벗고 지퍼백을 닫는다.

(2) 화학 소독제의 종류와 주의사항

인상체의 감염관리에 사용되는 화학 소독제와 주의사항은 다음과 같다.

① 염소계 화합물(chlorine compound)

염소계 화합물은 이산화염소(chlorinedioxide)와 차아염소산나트륨(sodium hypochlorite)으로 나뉜다. 치과에서 주로 사용하는 희석 농도는 0.5% 차아염소산나트륨이다. 가정에서 사용하는 염소계 표백제는 대부분 4% 차아염소산나트륨 또는 40,000 ppm 유리염소이기 때문에 1:8로 희석하면 된다. 가격이 저렴하지만 수용액이 저장 중 분해되어 염소가스를 발생하므로 장기간 보관하게 되면 살균제로서 효력이 상실되기 때문에 가급적 희석을 시행하면 24시간 이내에 사용해야 한다.

② 글루타알데하이드(glutaraldehyde)

2% 액상 글루타알데하이드는 살균력이 가장 우수하여 유기물이 존재하여도 살균력이 있으며 아포를 사멸시킬 수가 있다. 결핵균을 포함한 모든 그람 양성균과 그람 음성균, 진균, 바이러스(HBV, HIV 포함), 세균 포자 등에 대하여 높은 수준의 소독제와 멸균제로 사용할 수 있다. 글루타알데하이드에 의한 부작용으로 오심, 두통, 비출혈, 비염, 알러지성 접촉성 피부염, 천식 등의 호흡기 자극 등이 알려져 있다. 그러므로 소독과정에서 환기가 안 되는 장소에서 소독제를 다루어서는 안 되며, 뚜껑이 있는 용기에 소독제를 담아 공기 중의 노출 위험을 줄여야하고, 장갑과 보호안경과 같은 개인 보호 장비를 갖춘 상태에서 사용해야 한다.

③ 요오드와 아이오도퍼(iodine and iodophor)

미생물의 세포벽을 빠르게 투과하여 단백질과 핵산의 구조와 합성력을 저해시킴으로써 살균력을 갖는다. 살균범위는 넓지만 부식 방지 처리가 안 된 금속을 부식시키고 플라스틱 제품을 손상시키며, 인상재를 변색시키는 단점이 있다. 유기물에 의하여 살균 작용이 거의 영향을 받지 않지만 낮은 농도에서는 살균력이 현저하게 저하되기 때문에 최대의 소독 효과를 얻기 위해서는 제조사의 지시에 따른 희석비율을 정확히 지키는 것이 중요하다. 10% 용액은 창상치료나 침습적인 시술을 하기 전 피부준비에 사용한다. 2% 용액은 구강소독에 사용되며, 7.5% 베타스크럽은 수술실, 중환자실 등에서 의료진의 손 씻기에 사용한다.

### (3) 인상체 감염관리의 임상 적용

① 환자의 구강내에서 채득된 인상체는 흐르는 수돗물에 15초 이상 세척을 시행한다.

② 세척 후, 화학 소독제를 이용하여 인상체의 소독을 시행한다. 사용하는 화학 소독제의 적용시간, 적용방법(침적법, 분사법)을 제조사의 지시에 따라 시행한다. 소독과정이 끝나면 인상체 표면에 남아 있는 소독제를 제거하기 위해 흐르는 수돗물에 세척을 시행한다.

③ 모형제작을 위한 석고 주입을 시행한다. 즉시 석고 주입이 어려운 경우에는 100% 상대습도에서 인상체를 보관한다. 트레이용 받침대(tray stand)는 증기멸균이 가능하도록 금속제품을 사용한다. 일반 환자와 감염성 질환 환자에서 사용하는 100% 상대습도 통을 따로 사용하도록 한다. 모형제작이 치과기공소에서 이루어지는 경우 밀봉 가능한 합성수지 봉지 안에 인상체를 넣어 보내며, 환자의 병록번호, 이름, 소독방법과 소독시간을 기록한 라벨링을 시행한다. 감염성 질환 환자는 빨간색 라벨을 이용한다.

### (4) 기공물의 감염관리

기공물의 오염이 심하면 손소독제로 닦거나 초음파 세척기로 3분 동안 세척한 후, 기공물의 종류에 따라 일회용 플라스틱 컵 등에 염소계 화합물(chlorine compound), 글루타알데하이드(glutaraldehyde), 요오드와 아이오도퍼(iodine and iodophor) 등의 소독제에 담가 소독한다. 사용한 소독제는 교차 감염 방지를 위해 바로 버리며, 기공물은 환자의 구강에 넣기 전에 충분히(15초 이상) 물로 씻는다.

소독 적용시간은 소독제 제조사의 권장사항에 따라야 하며 글루탈알데히드 제품은 사용시 환기가 안 되는 장소에서 소독제를 다루어서는 안 되며, 공기 중의 노출을 피하기 위해 뚜껑이 달린 용기를 이용하고 장갑과 에이프런, 안면보호대, 적절한 환기 등의 예방지침을 지켜야한다.

### (5) 기타 기공물품의 감염관리

① 교합기, 안궁(Face bow): 요오드와 아이오도퍼(iodine and iodophor) 스프레이 법으로 소독하며, 바이트 포크는 재사용 전에 가열 멸균 소독한다.

② 색 표본(Shade guide): 요오드와 아이오도퍼(iodine and iodophor) 스프레이 법으로 소독한다. 여분의 소독제는 물이나 알콜로 닦아낸다.

③ 왁스 림(Wax rim), 왁스 기록(wax bite): 요오드와 아이오도퍼(iodine and iodophor) 스프레이 법으로 소독 한다.

④ 개인용 인상 트레이: 요오드와 아이오도퍼(iodine and iodophor), 차아염소산나트륨 (sodium hypochlorite)용액에 담그거나 스프레이법으로 소독한다.

⑤ 기성 인상 트레이: 세척 후 가열 멸균 소독한다.

⑥ 러버볼, 스파출라: 글루타알데하이드(glutaraldehyde), 요오드와 아이오도퍼(iodine and iodophor) 스프레이 법으로 소독한다.

⑦ 치아모형: 요오드와 아이오도퍼(iodine and iodophor) 스프레이 법으로 소독한다.

# 참고문헌


1. 강병우 외 10인, 공중보건학, 현문사, 2000.
2. 관교의치가공학연구회, 관교의치기공학, 대학서림, 2002.
3. 구성회 외 4인, 공중보건학, 고문사, 1994.
4. 기창덕 외 1인, 치의학용어사전, 아카데미, 2001.
5. 김광남 외 2인, 국소의치학(제3판), 지성출판사, 2000.
6. 김석균 역, 가정의치과학, 지성출판사, 1992.
7. 김설악 외, 공중구강보건학 제2판 대한나래출판사 2023.02.25 발행
8. 김종배 외, 공중구강보건학개론, 고문사, 2020.08.30 5판발행
9. 김여갑 외 3인, 임상중심의 치학개론, 나래출판사, 2001.
10. 김원태 외 2인, 가철성 치과교정기공학, 대학서림, 1997.
11. 김이겸 외 2인, 최신노인치과학, 정문문화사, 2000.
12. 김종배 외 13인, 임상예방치학(제3판), 고문사, 2000.
13. 김종배 외 1인, 공중구강보건학, 고문사, 1991.
14. 김종배 외 3인, 예방치학, 고문사, 1990.
15. 김종배 외 7인, 예방치학,고문사, 2005.
16. 김종배 외 5인, 임상예방치학(제2판), 이우문화사, 1998.
17. 김종배 외 16인, 임상예방치학(제4판),고문사, 2005.
18. 김종배, 공중구강보건학개론, 고문사, 1998.
19. 김종배, 치학개론, 고문사, 1989.
20. 김주환 외 3인, 구강보건학, 고문사, 1984.
21. 김화중 외 9인, 보건교육의 이론과 실제, 수문사, 1989.
22. 남용옥, 지역사회 구강보건활동, 청구문화사, 1996.
23. 뉴월드 한영 대사전, (주) 시사영어사, 1989.
24. 박기철 외 8인, 미래지향적인 예방치과학, 정문각, 1998.
25. 보건복지부, 2002년도 구강보건사업안내, 2002.
26. 보건복지부, 2007년도 구강보건사업계획, 2007.
27. 순천시 치과의사회, 시민구강보건, 보다 나은 미래를 향하여, 일월서각, 1995.
28. 신승철 외 16인, 구강의이해, 참윤퍼블리싱, 2006.

29. 신승철 외 16인, 치과 진료의 이해, 참윤퍼블리싱, 2006.
30. 신종우 외 12인, 치과기공학개론, 참윤 퍼블리싱, 2003.
31. 영한대사전, (주) 민중서관.
32. 예방치학 연구회, 현대 예방치학, 군자출판사, 2008.
33. 유봉현 외 1인 공역, 임상구강위생학, 고문사, 1991.
34. 유종덕 외 1인, 최신치아형태학, 고문사, 1992.
35. 유태종 외 3인, 최신식품위생학, 문운당, 1993.
36. 이동주, 可撤式 齒科矯正裝置(第四版), 명문출판사, 2002.
37. 이만섭, 치과위생사를 위한 치주과학, 도서출판 현대의학사, 1991.
38. 이승우 외 14인, 구강진단학(제5개정판), 신흥인터내셔날, 1996.
39. 이은숙, 치과위생학개론, 고문사, 1996.
40. 이한수, 한국치학사, 서울대학교출판부, 1988.
41. 임병철, 구강보건학, 청구문화사, 1999.
42. 장기완 외 3인, 구강보건교육학(개정판), 고문사, 1997.
43. 전라북도 수돗물 불소화 추진위원회(가)자료집, 작은 불소로 만드는 커다란 건치세상, 2001.
44. 정 학, Laminate Veneer의 임상, 명문출판사, 2001.
45. 정상주, 치과의료관리학, 도서출판의치학사, 1995.
46. 조민정 외 4인, 치면세마총론, 고문사, 2000.
47. 조한국, 구강병리학, 고문사, 1993.
48. 지제근 외 1인, 치의학용어해설 사전, 아카데미, 2003.
49. 치과교정기공학연구회, 대학서림, 2002.
50. 한국치과대학학생연합, 구강보건학, 2002.
51. 한택선, 보존수복기공학, 대학서림, 1994.
52. Hirosuke Sagawa외, 구강미생물학, 고문사, 1995.
53. Ronald E. Goldstein, DDS, Change your smile, Quintessence Publishing, 1997.
54. 김영복, 장비감염관리학, 명문출판사, 2014.
55. 2018 한국치과의료연감 치과의료정책연구원발행
치과의료정책연구원(hpikda.or.kr)
(http://www.hpikda.or.kr/3_publish/yearly/view.asp?id=88&page=1&search=&searchstr=).

# 학습문제 정답

## 1장 건강과 구강건강

1. 신체적 개념 – 심신의 개념 – 생활개념 – 다차원적 개념
2. 질병에 이환되어 있지 않고 허약하지 않은 상태만을 의미하는 것이 아니라 육체적, 정신적, 사회적으로 건전한 상태를 말한다.
3. 구강병을 예방하고 구강건강을 유지·증진시키는 원리와 방법을 연구·실천하는 학문으로 예방치학과 공중구강보건학으로 분류된다.
4. ① 구강병에 발생으로 인한 고통을 받지 않기 위하여
   ② 합리적인 건강생활을 위하여
   ③ 생활 시 장애가 없도록 하기 위하여
   ④ 경제적 부담을 적게 하기 위하여
5. 공동생활을 영위하고 있는 사람들이 조직적인 공동노력으로 구강건강을 유지·증진시키는 원리와 방법을 연구·실천하는 학문
6. ① 공동책임이 있는 사회에서 전개된다.
   ② 팀웍(team work)의 형태로 전개된다.
   ③ 예방사업을 위주로 한다.
   ④ 건강한 사람까지도 그 대상으로 한다.
   ⑤ 구강병 발생요인을 복합적으로 관리한다.
7. 대중(공중, 집단)
8. 개인과 가정을 상대로 구강병이 발생되지 않도록 예방하여 구강건강을 향상하고자 하는 학문
9. 개인과 가정
10. 예방치학
11. 구강보건 수준을 향상하기 위해 모든 구강보건진료(예방 진료, 치료, 재활조치)가 서로 협조적으로 조화를 이루어 보다 효율적인 구강건강 수준을 향상하는 진료형태
12. 공중구강보건학의 일부영역으로 지역사회 주민의 구강보건 의식을 개발하여 자발적이고 조직적인 공중 노력으로 포괄적 구강보건진료를 공급함으로써 지역사회의 구강보건 수준을 향상하고자 하는 학문

## 2장 구강병 발생원리와 과정

1. 치아우식증, 치주병
2. 치아우식증, 치주병, 부정교합
3. 숙주요인, 병원체요인, 환경요인
4. 치아성분, 치아위치, 치아형태, 치아배열, 타액의 유출량, 타액의 점조도, 타액 완충능, 감수성, 식균작용, 살균성 물질생산능력, 호르몬, 임신, 식성, 종족특성, 비특이성 보호작용

5. 세균, 병원성, 독력, 독소생산능력, 전염성, 전염방법, 병소의 위치, 증식력, 산, 침입력, 외계저항능력
6. 구강청결도, 지리, 기온, 기습, 공기, 토양성질, 식품종류, 영양소, 주거, 인구이동, 직업, 문화제도, 경제조건, 음료수불소농도
7. 구강병이 발생 시, 작용하는 요인과 요인이 작용하는 기전들을 규명하고 한 가지 이상의 요인을 제거하거나 요인들의 작용기전을 단절시키는 것.
8. 윤리적 관점, 경제적 측면 또는 보건학적 등의 관점에서 볼 때, 3차 예방보다는 2차 예방으로, 2차 예방보다는 1차 예방법으로 관리하는 것이 원칙이다.
9. 6단계 동적 순환과정에 따라 관리하는 제도를 계속 구강건 강관 리제도라고 한다.
10. 진찰(검사) → 진단 → 치료계획 → 치료비 영수 → 치료 → 평가
11. 6개월: 진찰 시 관찰하지 못한 인접면의 초기 우식병소가 있을 경우, 진찰 후 진행 확대되어 관찰이 가능하게 되는데 이는 대략 6개월 정도가 소요되기 때문이다.
12. 실태조사 → 분석 → 사업계획 → 재정조치 → 사업수행 → 사업평가
13. 12개월: 실태조사단계에서 발견되지 않았던 인접면의 초기우식병소가 12개월을 이상 방치될 경우 치수까지 진행될 수 있기 때문이다.
14. ① 치과의사와 환자가 계속관리일정을 속한다.
    ② 계속구강건강 관리카드 발부
    ③ 전화 또는 엽서를 이용하여 약속일을 재확인
    ④ 치과의사와 환자가 신뢰할 수 있는 인간관계를 형성

## 3장 **역학 및 구강역학**

1. 인간사회 집단을 대상으로 숙주, 병원체, 환경의 몇 가지 요인과 관련된 질병의 발생, 분포 및 경향의 양상을 관찰 분석하여 그 원인을 명백히 하고 그 원인을 탐구하여 그에 대한 예방대책을 세우게 하는 학문이라고 할 수 있다.
2. 구강병 발생에 영향을 미치는 요인과 요인들이 작용하는 기전을 찾아내고 원인을 규명함으로써 궁극적으로는 구강병을 예방할 수 있도록 대책을 수립하는데 기여하는 학문이다.
3. 어떤 지역에서 특정 질병이 오랫동안 계속적으로 발생하는 것을 말한다.
   ex) ① 불소농도가 높은 지역 – 반상치 발생, ② 하천, 강 부근지역 – 간디스토마 발생
4. 어떤 특정 국가에 다수의 지역에서 질병이 발생하거나 유행하여 많은 환자가 발생된 경우를 말한다.
   ex) ① 유행발생병 – 장티푸스, ② 외래 유행병 – 콜레라
5. 질병 발생지역이 일부지역에 국한되지 않고 전 세계적으로 발생하고 유행하는 질병발생 양태를 말한다. ex) 치아우식증, 치주병, 인플루엔자 등
6. 질병의 발생이 특정 지역으로 집중되는 것이 아니라 일부 한정된 지역에서 개별적·산발적으로 발생되는 양상을 말한다. ex) 렙토스피라증
7. 질병 발생이 수십 년에서 수백 년에 이르는 장기적인 주기를 가지고 유행하는 질병의 특성.
   ex) 장티푸스(30~40년), 인플루엔자(30년), 디프테리라(10~24년), 성홍열(10년)
8. 주기적 변화라고 하는데 질병 발생빈도가 수년을 주기로 반복적으로 발생하는 현상.
   ex) 인플루엔자 B형(4~6년), 인플루엔자 A형(2~3년), 일본뇌염(3~4년), 백일해(2~4년), 홍역(2~3년)

9. 질병발생 분포가 1년을 주기로 하여 계절마다 발생하기 때문에 계절적 변화라고 한다.
   ex) 소화기성 질환(여름에 발생), 급성호흡기 질환(겨울에 발생), 유행성 출혈열(6,11월 말)
10. 외국에서 전염병이 국내로 여러 경로를 통해 전염되어 돌발적으로 유행하는 경우
    ex) 수인성 전염병, 호흡기 질환, 외래 전염병, 콜레라
11. 질병이 발생하는 원인요소가 사회적인 환경요인에 의해서 영향을 받기 때문에 발생되는 질병의 유행이 달라지는 것. ex) 직업의 종류, 인구밀도, 교통사정, 사회문화, 경제제도, 의료혜택 등
12. 숙주요인의 생물학적 특성에 따라 질병의 유행양상이 달라지는 현상.
    ex) 연령별, 성별, 종족별

## 4장 **치아우식증 예방관리**

1. 치아경조직 질환으로써 치질 중 무기질이 탈회되고 유기질이 파괴되어 치아조직의 결손을 초래하는 질환으로 전 세계 인류들에게 가장 빈발하는 범발성 만성질환이다.
2. ① 완전히 치유되지 않고 후유증이 남는다.
   ② 범발성(pandemic) 질환이다.
   ③ 문화병이다.
   ④ 신생율은 연소자에게 높다.
   ⑤ 문화 수준과 정비례한다.
3. 치아우식증(dental caries)
4. 대도시>중소도시>산간지대>평야지대>어촌
5. 하악 제1대구치
6. 종족, 유전, 연령, 성별특성, 발육장애, 정서장애
7. 현대>일제강점기>철기시대>청동기시대>신석기시대
8. 함수탄소(당질)
9. 섭취하는 음식에 함유된 설탕의 성질과 상태에 따라서 치아우식증이 발생하는 정도에 차이가 나타나는 현상을 말한다.
10. 솔비톨, 자일리톨, 아스파탐, 전화당
11. ① 구강청정 작용　② 미각작용　③ 체내수분 균형유지
    ④ 음식물 연하를 쉽게 하도록 함　⑤ 치아와 구강점막 윤활작용
12. 설탕함유 식품을 많이 섭취한 사람들은 치아우식증 발생률이 높고 설탕이 첨가되지 않은 식품을 섭취한 사람들은 치아우식증 발생이 낮게 나타나는 현상.
13. 설탕소비량이 증가되면 치아우식증 발생이 증가되는 현상
14. 설탕이 많이 함유된 음식을 간식으로 자주 섭취하는 아동에서 유치의 우식경험률이 증가하는 현상
15. 설탕 대신 비우식성 당미제를 첨가한 식품을 섭취하는 사람들에게 치아우식증 발생빈도가 낮아지는 현상
16. 하악 제1대구치
17. 함수탄소, 탄수화물
18. 치아요인, 타액요인, 구강외 신체요인(전신적 요인)

19. 치아요인
20. 치아성분, 치아형태, 치아위치, 치아배열이상
21. 타액의 성분, 수소이온농도, 타액유출량, 타액점조도, 타액완충능, 타액의 항균작용
22. 구강청결도
23. 칫솔질
24. 타액점조도 감소, 타액 수소이온농도 감소, 타액 완충능 증가, 타액분비 증가
25. 구강관리를 소홀히 했기 때문에
26. 화학설
27. 화학세균설
28. W.D. Miller
29. 산생성 → 석회질 탈회 → 유기질 분해 → 치아우식증 발생
30. 불소도포 → 식이조절 → 치면세균막 관리 → 치면열구전색
31. 불소도포법 및 불소복용법
32. 식이조절법
33. 치면열구 전색법
34. 숙주요인 제거법, 병원체요인 제거법, 환경요인제거법
35. 식이조절법
36. 상수도수 불화법

## 5장 **치주질환 예방관리**

1. 치주병(periodontal disease)
2. 불결한 구강위생 상태
3. 치주질환
4. 치아총생, 치아상실, 외상성교합, 치아기능 부전, 악습관(이갈이)
5. 범발성질환, 남자>여자, 농촌인>도시인, 고령자>연소자, 흑인>백인
6. 영양장애 대사장애, 당뇨병, 요독증, 임신
7. 상악순측
8. 만성질환, 범발성 질환, 남자가 발병률이 더 높다. 발병률은 상악순측이 제일 높다. 유병률은 연령과 정비례한다.
9. 구강위생 불청결
10. 치태(plaque)
11. 도시화 정도, 교육 수준, 경제적 여건, 섭취식품 종류
12. 구강청결장애, 치면세균막형성, 치석형성, 치주병 발생
13. 구강위생관리법, 불량 치과 보철물 사용방지법
14. 칫솔질

15. 청정 작용, 마사지 작용
16. 혈액공급 원활, 상피의 각화, 감염성에 대한 저항성 향상
17. 하악전치 설면
18. 치석제거
19. 구강청결 정도
20. 고무원추, 이쑤시개, 치과용 푼사, 고무 원추, 치간 칫솔, 물 사출기

## 6장 부정교합 예방관리

1. 악안면 상·하악골 간 치아 등의 악구강계에 어떤 요인으로 인해 형태학적으로나 기능적으로 이상이 발생하여 비정상적인 교합상태를 말한다.
2. 치아우식증, 치주병, 부정교합
3. 유치의 조기탈락, 유치의 만기잔존, 악습관, 유전
4. 혼합치열기, 사춘기
5. ① 심미적으로 좋지 못하여 사회생활에 악영양을 미치기 때문에
   ② 발음과 저작력의 장애로 소화기관에 영향을 줄 수 있기 때문에
   ③ 구강청결에 장애가 되어 치주병을 발생시킬 수 있기 때문에
6. 상·하 치열궁의 근원심 관계가 정상이고 다른 치아에 이상이 있는 교합상태
7. 상악 제1대구치 협측교두정에 대해서 하악 제1대구치가 정상보다 원심으로 교합된 경우
8. 상악 제1대구치 협측교두정에 대해서 하악 제1대구치가 정상보다 근심으로 교합된 경우
9. ① 치아 크기와 악골의 크기 부조화로 발생
   ② 상·하악골 골격의 발육이상으로 발생
   ③ 근육의 긴장하는 양상으로 인해 발생
10. 유치 조기상실, 유치 만기잔존, 불량 악습관, 악골손상, 영구치 조기탈락, 불량 보철물 장착
11. 비폐쇄로 인한 구강호흡
12. 태어나면서부터 비정상적인 교합상태를 말하는데 사전에 예방할 수는 없다.
13. 후천성으로 발생된 부정교합으로 미리 예방하고 초기에 교정하여 정상교합으로 만들어주는 것이 중요하다.
14. 공간유지장치(space maintainer)와 공간확보장치(space regainer)를 이용하여 상실된 치아의 공간을 유지하고, 인접치가 경사되어 상실된 공간을 확보하여 부정교합을 치료하도록 해야 한다.
15. 영구치가 맹출(봉출)되는 적당한 시기에 유치를 발치하고 필요시 간격유지장치(space maintainer)나 공간확보장치(space regainer)착하여 영구치가 정확한 위치에 맹출(붕출)될 수 있도록 해 주어야 한다.
16. 손가락을 빨아먹는 습관, 비정상적인 연하습관, 비폐쇄로 인한 구호흡, 아기가 젖먹는 습관, 잠자는 습관, 손으로 턱을 받치는 습관
17. 각종 치과보철물은 정상적으로 잘 제작되었을 경우 제대로 기능을 발휘하겠지만 잘못 제작된 보철물을 사용할 경우 오히려 부정교합을 유발시킬 수 있으므로 정확한 보철물을 제작하여 장착해야 한다.

## 7장 기타 구강병 예방관리

1. 토순(cleft lip), 구개파열(cleft palate)
2. ① 인체 암 중 약 5%
   ② 남자가 여자보다 많이 발생한다.
   ③ 입술, 혀점막, 구치부 치은에 발생률이 높다.
   ④ 도시인들보다 농촌사람들이 발생률이 높다.
   ⑤ 40대 이상에서 발생률이 높다.
   ⑥ 유전적인 소인을 가지고 있다고 볼 수 있다.
3. 수술로 절제하는 방법, 방사선 치료법, 화학요법
4. 저작 시 치아와 치아가 맞닿아서 물리적으로 닳아서 없어지는 현상
5. 정제되지 않은 딱딱한 음식물이나 담배 등을 꽉꽉 오랫동안 씹는 사람이나 직업적으로 전치부나 구치부에 발생하는 경향이 있다.
6. 가급적이면 딱딱한 음식물을 불리거나 정제해서 먹고 담배나 음식물을 꽉꽉 씹는 버릇을 고쳐야 하며 직업적인 교모증은 방진마스크 등을 이용하여 예방을 해야 한다.
7. 인과 칼슘 등 영양소를 충분히 섭취하고 정기적인 구강검진으로 발생 전에 예방하는 것이 중요하다.
8. 치경부위가 이물질과 반복되는 마찰에 의해서 치아경조직이 마모되는 병리적 현상
9. 칫솔질 시 중간모 정도의 부드러운 칫솔을 이용하여 회전법(rolling method)으로 칫솔질하는 것이 발생을 줄일 수 있다. 세치제(치약)를 선택할 때도 마모력이 적당한 것을 고르는 것도 옳은 방법이다.
10. 일종의 법랑질 형성부전증으로 음료수에 불소이온농도가 다량으로 함유되어 있는 경우 치아표면에 황색 또는 백색 그리고 간혹 갈색반점이 불규칙하게 나타나는 것을 말하는데 만성 불소중독 치아라고도 한다.
11. 불소 과량섭취
12. 0.8~1.2 ppm
13. 1 ppm
14. 음료수 혼합법, 음료수 교체법, 불소흡수장치 이용법
15. 정상치아(0.0), 의문반상치아(0.5), 경미도 반상치아(1.0), 경도반상치아(2.0), 중등도 반상치아(3.0), 고도반상치아(4.0)
16. 직업에 따라 다양하게 발생되는 구강병을 말한다.
17. 치아마모, 치아우식증, 치아착색, 치주병
18. 목수, 양복재단사, 미용사, 여송연을 피우는 사람
19. 석공, 채석공
20. 전기도금사, 크롬철판 제조공장, 용접공, 염색 공장 등

## 8장 불소사용법

1. 불소복용법과 불소도포법이 있는데 불소복용법은 적당량을 여러 가지 방법으로 복용하는 방법이고 불소도포법은 치아에 직접 도포하여 치아우식증을 예방하는 방법이다.
2. 상수도수 불화법, 학교급수 불화법, 불소정제 복용법, 불소시럽 복용법, 식염 불화법, 우유 불화법, 소맥분 불화법
3. 전문가불소도포법, 자가불소도포법
4. 불화소다용액 도포법, 산성불화소다용액 도포법, 불화석용액 도포법, 불화석 치면세마제 도포, 불화석 복합사용법, 불화석 규산 질코니움 세마제 도포법
5. 불소용액 양치법, 불소세치제 도포법, 불소 겔 도포법
6. 상수도수 불화법
7. 상수도수 불화법
8. 0.8~1.2 pp
9. 1 ppm
10. 약 50 ~ 70%
11. 약 50%
12. 반상치 발생, 골경화증, 위장장애, 구토
13. 3,000~10,000 mg
14. 소변으로 배출된다(신장기능이 감퇴된 사람은 골조직에 침투될 수 있다.)
15. 불화소다, 규산불화소다, 불화규산, 불화규산 암모니아, 불화칼슘
16. 불화소다(불화나트륨)
17. 시간당 투입불화물 분말중량감시법
18. 포화불화물 용액투입법
19. 불화물 분말투입법
20. 상수도수를 공급받지 못한 학생들에게 학교급수를 불화하여 음용하도록 하는 방법이다.
21. 4.5배 고농도로 해야 한다.
22. 약 40%
23. 치면세마 → 치아분리 → 치면건조 → 치면에 도포
24. 30분 동안
25. 3, 7, 10, 13세 때 1주일 간격으로 4회씩 도포한다.
26. 2%
27. 40%
28. 1.23% 농도－70% 예방효과
29. 아동－8%, 성인－10%
30. 60%
31. 70%
32. 불소 겔 이용법(예방효과 약 75%)

33. 가정이나 학교에서 불소용액으로 양치하는 것을 말하는데 매일 1회 양치하는 경우 0.05% 용액을 사용하고 1주~2주에 1회씩 양치하는 경우 0.2% 용액을 사용한다. 양치 후 30분 동안은 음식 섭취를 해서는 안된다.
34. 25~50%
35. 불화소다 0.5 g(1일 1회 양치용), 불화소다 2 g(1~2주 1회 양치용), 증류수 1.000 ml, 감미료 및 향료(오렌지향 적당량)
36. 불화석
37. 불화석(아동은 65%, 성인은 50%)
38. 치관형성과정(3~8세 때)

## 9장 치면세균막(치태) 관리법_1

1. 치아표면, 보철물, 치석표면에 부착하는 부드럽고 형태가 일정치 않은 부정형의 부착물.
2. 치아표면에 형성된 세균성 치면세균막(치태)에 무기질이 침착되어 석회화된 상태
3. 치약을 발라서 치관(치아)을 닦고 잇몸(gingiva)을 마사지하기 위해 사용하는 구강위생제품이다.
4. 구강청결 유지, 치아우식증 및 치주병 예방, 심미증진 및 구취제거, 구강내 기분을 상쾌하게 하기 위함, 구강내 미생물 제거
5. 회전법(rolling method)
6. 횡마법(scrub brush method)
7. 전동칫솔질법
8. 음식물 섭취 직후
9. 개인특성, 부정치열의 유무, 결손치아 유무, 치주조직 건강상태, 상아질과 백악질 노출정도
10. 종마법(vertical method)
11. 묘원법(circular method)
12. 종마법(vertical method)
13. 차터스법(Charter's method)
14. 칫솔질을 하루에 3번, 식사 후 3분 이내, 3분 이상 해야 한다.
15. 칫솔질, 치간세정사질, 이쑤시개질, 치간쐐기질
16. 칫솔질(tooth brushing)
17. ① 강모단면이 수평이어야 한다.
    ② 강모가 가늘고 탄력성이 있어야 한다.
    ③ 모든 치면을 닦을 수 있도록 두부가 적어야 한다.
18. ① 청결한 장소에 보관
    ② 건조가 잘 되는 곳에 보관
    ③ 칫솔모가 서로 접촉되지 않도록 보관
19. ① 구강내 음식물 잔사 감소 ② 치태형성이나 축적지연
    ③ 구강내 세균수 감소 ④ 구강내 청결유지

20. 치아표면을 청결히 하기 위해서 칫솔질할 때 사용되는 보조제로써 치약이라고 부른다.
21. 고형세치제, 분말세치제, 크림세치제, 액상세치제
22. 크림세치제(호형세치제라고도 한다.)
23. 세마제(연마제), 세제, 습제, 결합제
24. 치아우식증 예방
25. 침투작용, 흡착작용, 부화작용, 분산작용
26. ① 독성이 없어야 한다. ② 부식작용이 없어야 한다. ③ 치아를 변색시키지 않아야 한다. ④ 다른 성분과 화학작용이 없어야 한다.
27. 고형세치제
28. 연마제
29. 액상세치제
30. 습제
31. 물

## 9장 치면세균막(치태) 관리법_2

1. 구강병을 예방할 목적으로 구강내의 자연치나 인공치에 부착된 치면세균막, 치석, 음식물 잔사, 치구, 외인성 색소를 물리적으로 제거하고 치면을 활택하게 하는 것을 말한다.
2. 구강을 청결히 해서 구강건강을 증진시키고 치주질환이 진행되는 것을 예방하는 데 있다.
3. ① 치면세균막이나 치석이 잘 형성되는 경우 – 3개월 주기로 한다.
   ② 일반적인 보통 사람들의 경우 – 6개월 주기로 한다.
   ③ 치면세균막이나 치석이 잘 형성되지 않는 경우 – 12개월을 주기로 한다.
4. 구두약속, 전화약속, 계속관리카드 이용
5. 성명, 주소, 연락처, 전화번호, 내원예정일
6. 치아표면에 부착된 치석이나 기타의 부착물을 제거하는 단계
7. 치아의 표면을 평활하게 연마하는 과정
8. 치아별 치석제거법, 부위별 치석제거법
9. 기구준비 → 치면에 착색제를 바르고 양치 → 치아를 면봉으로 분리 → 기구로 치아표면에 부착된 치석제거
10. 한 개의 치아에 부착된 치면부착물을 여러 가지 치석제거기구로 완전히 제거하는 방법이다.
11. 하나의 기구로 모든 치아에 부착되어 있는 치면부착물을 제거할 수 있는 한도까지 제거하고 다른 기구로 나머지 부착물을 제거하는 방법이다.
12. 고주파 전자파의 미세한 진동으로 치면부착물을 제거하는 기계로서 진동속도는 매 초당 25,000회이며 진동폭은 0.001 cm이다.
13. ① 치면과 치은손상이 적다. ② 치석제거와 표면활택을 동시에 할 수 있다. ③ 치은부위의 마사지 효과로 혈액순환을 돕는다. ④ 수동보다 시간이 절약된다.
14. 치석제거와 치근활택 또는 치아착색물 제거 후 마무리 단계로 거칠어진 치면의 활택과 심미성 등 완전한 효과를 얻기 위한 과정이다.

15. 치아표면에 외인성 착색물과 치면세균막을 제거하고 치면세마 후 거칠어진 치아표면을 활택하게 연마해 줌으로써 침착물들의 재부착을 방지하기 위함이다.
16. 수동연마, 엔진연마, 공기연마
17. 수동연마 – 가벼운 착색이나 국소적인 착색 제거 시 사용
18. 엔진연마 – 심한 착색이나 광범위한 착색 제거 시 사용
19. 공기연마 – 가벼운 치면세마와 연성부착물 제거 시 사용

## 9장 **치면세균막(치태) 관리법_3**

1. 구치부 교합면의 소와(pit) 및 열구에 치아우식증 발생률이 높으므로 미리 예방하기 위하여 치면열구전색제로 미리 채워서(충전) 치아우식증을 예방하는 방법이다.
2. 65~90%
3. ① 10대 초반 초등학생 ② 구강관리능력이 없는 사람의 열구와 소와
   ③ 치아우식증이 초기 발생된 치면열구와 소와
4. 치아우식증이 발생되지 않은 유구치, 소구치 및 대구치 교합면의 깊고 좁은 열구나 소와
5. ① 30대가 넘은 성인 ② 교모가 발생될 수 있는 노인
   ③ 많이 진행된 우식치아 ④ 소와나 열구가 충전치료되어 있는 치아
6. 자가중합법, 광중합법
7. 30~50% 인산용액
8. ① 법랑질에 손상을 주지 않아야 한다. ② 교합면 열구나 소와를 일률적으로 부식시켜야 한다.
   ③ 법랑질 표면에 전색제가 잘 부착되어야 한다.

## 10장 **치아우식증 활성검사법**

1. 개인의 특성을 고려하여 효율적으로 치아우식증 발생을 예방하기 위하여 검사하는 과정을 말한다.
2. 가장 큰 목적은 현재 진행되고 있는 치아우식증의 원인을 알아내고 치아우식증의 재발 방지를 위한 것이다(치아우식증 발생요인 규명, 발생요인 제거, 치아우식증 원인규명 및 예방).
3. ① 다발성 치아우식증 환자
   ② 치아우식증 병력이 있거나 현재 진행중인 우식 병소가 있는 사람
   ③ 현재 국소의치나 가공의치 또는 치열교정장치를 장착하고 있는 자
   ④ 구강보건교육에 반응(효과)이 나타나지 않는 자
4. 1단계 검사 6가지와 2단계 검사 2가지로 분류된다.
   ① 1단계 검사: 치면열구 세균막 수소이온농도 완충능 검사, 타액분비율 검사, 타액점조도 검사, 스나이더 검사, 타액 완충능 검사, 구강위생관리능력 검사
   ② 2단계 검사: 치면세균막 재형성률 검사, 구강내 포도당 잔류 검사
5. 약 70%
6. 약 50%
7. 치면열구 세균막의 수소이온농도를 측정하여 환자의 치아우식 감수성을 판정하기 위한 검사 방법이다.
8. 13.8 ml

9. 8.0 ml
10. 50%
11. 2~3배 증가(복용 후 약 15~20분 후)
12. ① 당질의 섭취를 제한한다.
    ② 필로칼핀을 복용시킨다.
    ③ 구강위생을 철저히 한다.
13. ① 유행성 이하선염 급성기 환자
    ② 매독환자 ③ 결핵환자
    ④ 다량의 방사선 조사를 받은 환자
14. 37℃
15. 스나이더 검사(snyder test)
16. 2 ml의 타액이 흐르는데 소요되는 시간(초)
    2 ml의 증류수가 흐르는데 소요되는 시간(초)
17. 타액내의 산생성균의 대사능력을 비색빕으로 결정히기 위해서 스나이더 검사를 한다.
18. bromocresol green(브롬크레졸 그린)
19. pH 4.8
20. 아침식사 전과 칫솔질 하기 전이 좋다. 그러나 시기를 놓쳤다면 점심이나 저녁 식전에 채취하는 것이 좋다.
21. 스나이더 검사에서 한천배지 색상이 청색에서 황색으로 변화되는데 24시간 배양에서 변화되면 고도 활성이라 하고 48시간 배양에서 변화되면 중등도 활성, 72시간 배양에서 변화되면 경도 활성, 72시간 배양에서도 변화되지 않으면 불활성이라고 한다.
22. 산을 첨가하여 발생될 수 있는 ph의 변화에 저항하는 능력을 검사하기 위함이다.
23. bromocresol green, bromocresol purple
24. 일반적으로 10방울을 평가기준으로 한다.
25. 치아우식증 증가
26. ① 환자에게 예고 없이 갑자기 칫솔질을 시킨다.
    ② 치 면세균막을 착색시킨다.
    ③ 칫솔질의 결과를 관찰하고 치면세균막을 평가하게 한다.
27. 구강위생관리능력 검사
28. ① 환자에게 예고 없이 갑자기 칫솔질을 시킨다.
    ② 치면세균막을 착색시킨다.
    ③ 칫솔질의 결과를 관찰하고 치면세균막을 평가하게 한다.
29. 치면에서 세균막을 모두 제거한 후 2일 동안에 세균막이 다시 형성되는 정도를 측정하는 방법
30. ① 치면을 깨끗하게 세마한다
    ② 치면세마 후 2일 동안 칫솔질을 금지하도록 한다.
    ③ 치면세균막을 착색시킨다.

④ 착색시킨 치면에 세균막을 관찰한다.
⑤ 치면세균막을 평가하고 구강위생관리방법을 교육한다.

31. 구강내에 체류되어 있는 포도당은 치아우식증에 직접적인 영향을 미치게 되므로 구강내 포도당 잔류 시간 검사는 캔디 반(1/2) 개를 먹인 다음 포도당이 구강내에 잔류하는 시간을 측 정하여 우식활성을 검사하는 방법으로 치아우식증을 예방하기 위해서이다.
32. Tes-tape
33. 15분(사람마다 다르지만 보통 10~15분 정도 소요된다.)

## 11장 **식품 및 영양소**

1. 구성 식품(1, 2군 식품), 조절 식품(3군 식품), 열량 식품(4, 5군 식품)
2. 보호 식품, 청정 식품, 우식성 식품
3. ① 1군 식품 – 단백질 – 구성 식품 ② 2군 식품 – 칼슘 – 구성 식품
③ 3군 식품 – 무기질 – 조절 식품 ④ 4군 식품 – 당질 – 열량 식품
⑤ 5군 식품 –지질 – 열량 식품
4. 구성 식품
5. 우식성 식품, 청정 식품, 보호 식품
6. 보호 식품
7. 생물의 성장과정과 생활을 계속 영위할 수 있도록 하는 물질로서 열량소와 조절소로 분류할 수 있다.
8. 단백질, 탄수화물, 지방, 무기질, 비타민
9. ① 신체의 열량 공급 ② 신체의 구성 ③ 생활기능 조절
10. 당질(당질은 함수탄소 또는 탄수화물과 동의어로 사용되며 단당류, 소당류 그리고 다당류로 분류된다.)
11. ① 당질함량이 적은 식품을 섭취해야 한다.
② 점착도가 낮은 식품을 섭취해야 한다.
③ 청정 식품을 섭취해야 한다.
12. ① 당질은 치아우식증을 일으키는 우식성 식품이다.
② 당질의 치아우식증을 일으키는 유발지수는 단당류가 다당류보다 더 크다.
③ 당질의 섭취량보다 물리적 성질이 더 영향을 미친다.
④ 당질의 섭취량보다 섭취 횟수가 더 영향을 미친다.
⑤ 당질의 섭취 빈도가 많을수록 치아우식증 발생이 증가된다.
13. 단당류(단당류의 대표적인 영양소는 포도당이며 과당, 갈락토오스 등이 있다.)
14. 식이조절
15. ① 불소도포 ② 치면열구전색 ③ 치면세균막 관리 ④ 식이조절
16. ① 10대 청소년층 모든 환자
② 다발성 치아우식증 환자
③ 치열교정 환자와 치료 대상 환자
④ 치아우식증 예방을 위하여 식이조절을 희망하는 환자

17. 일반인들보다 특이하게 치아우식증이 많이 발생되어 우식활성이 높은 사람을 다발성 치아우식증 환자라고 할 수 있다.

18. 식이조사 → 식이분석 → 식단상담 → 식단처방

19. 5일간

20. ① 치아형태상 우식증의 발생률이 높기 때문이다.
② 당질 식품을 분별없이 섭취하기 때문이다.
③ 치아우식증 발생률이 다른 연령층보다 더 높기 때문이다.

21. ① 치아우식병소 치면수를 확인
② 치아우식증을 발생시킨 잘못된 섭식 습관 지적
③ 환자의 불량 섭식 습관과 원인검토
④ 치아우식증 환자를 위한 식단처방 및 방향설정

22. ① 섭식식품의 섭취 횟수
② 섭식식품의 성상과 섭취량
③ 섭식식품의 물리적인 성질

23. ① 환자의 평소 식습관과 차이가 적어야 한다.
② 환자의 기호성과 식습관을 충분히 고려되어야 한다.
③ 환자에게 필요한 필수 영양소를 포함하여 식단이 처방되어야 한다.

24. ① 음식물 섭취 횟수는 1일 3회 정규 식사로 제한하고 간식은 가급적 먹지 않도록 한다.
② 보호 식품 중 단백질과 인이 많이 함유된 음식을 권장한다.
③ 우식성 식품인 함수탄소(당질) 섭취량은 총열량의 30~50%가 되도록 조절한다.
④ 점착성 식품인 건과일 및 캔디, 과자류 식품은 섭취를 금한다.
⑤ 청정 식품인 야채나 과일 등을 섭취하여 자정작 용이 잘 되도록 한다.

25. 30~50%(총 섭취 열량에서 감소시켜야 한다.)

26. ① 1단계 – 환자가 잘하고 있는 식습관 부분에 대해 칭찬을 한다.
② 2단계 – 환자가 기초식품군별로 식단을 개선하도록 도움을 준다.
③ 3단계 – 환자의 식단에서 우식성 식품을 제거하고 섭취시간을 설정해 준다.
④ 4단계 – 환자에게 간식은 비우식성 식품을 섭취하도록 처방한다.
⑤ 5단계 – 환자가 자신에게 알맞게 개선된 식단을 작성하여 실행할 수 있도록 한다.

# 찾아보기

## 한글

### ㄱ

## ㅅ

## ㅇ

## ㅈ

## ㅊ

## ㅋ

## ㅌ



## ㅍ



## ㅎ

# 치기공 전공 학생을 위한 **구강보건학**


| | |
|---|---|
| 인　　쇄 | 2024년 2월 22일 |
| 초판발행 | 2004년 2월 10일 |
| 개정2판 | 2021년 3월 2일 |
| 개정3판 | 2024년 2월 29일 |
| 저　　자 | 구강보건학연구회 |
| 발 행 인 | 안 영 택 |
| 편　　집 | 김 휘 라 |
| 교정·교열 | 이 해 봄 |
| 발 행 처 | 명문출판사 |
| 등　　록 | 제 6-0212호 |
| 주　　소 | 서울시 동대문구 답십리로63길 90 |
| 전　　화 | (02)2248-7586 |
| 팩　　스 | (02)2248-0598 |
| 홈페이지 | http://www.teethbook.co.kr |
| I S B N | 978-89-6808-158-3 |